ATLAS

of SUTURING

TECHNIQUES

注　意

　　医学是一门不断发展的学科，随着新的研究和临床经验等知识的不断拓宽，治疗方式和药物的改变也势在必行。作者和出版社已经对相关信息的来源进行了核对，这些信息的内容是完整的，并且符合出版时的相关标准。然而，鉴于存在难免的人为错误和医学学科的多变性，相关工作人员仅保证这本著作的信息在出版时是准确、完整的，不承担任何错误或遗漏的责任以及由本书内容引出的其他责任。我们欢迎读者们确认并改正本文所包含的信息内容及来源。特别建议读者们检查本文所涉及产品的信息，确认这些产品的推荐剂量、禁忌证等方面有无变化，这些建议对于新的和不常使用的药物尤为重要。

后浪

图解外科

缝合技术

[美]乔纳森·坎特 著

李大鹏 译

科学技术文献出版社
SCIENTIFIC AND TECHNICAL DOCUMENTATION PRESS
· 北京 ·

图书在版编目（CIP）数据

图解外科缝合技术 / （美）乔纳森·坎特（Jonathan Kantor）著；李大鹏译 . —北京：科学技术文献出版社，2021.11（2022.10 重印）

书名原文：Atlas of Suturing Techniques:Approaches to Surgical Wound, Laceration, and Cosmetic Repair

ISBN 978-7-5189-8265-3

Ⅰ . ①图… Ⅱ . ①乔… ②李… Ⅲ . ①外科手术—缝合术—图解 Ⅳ . ① R615-64

中国版本图书馆 CIP 数据核字（2021）第 171178 号

著作权合同登记号　图字：01-2021-3865

图解外科缝合技术

责任编辑：帅莎莎 袁婴婴	责任出版：张志平	责任校对：文浩
筹划出版：银杏树下	出版统筹：吴兴元	营销推广：ONEBOOK
装帧制造：墨白空间		

出 版 者　科学技术文献出版社
地　　址　北京市复兴路15号　邮编 100038
编 务 部　（010）58882938，58882087（传真）
发 行 部　（010）58882868，58882870（传真）
邮 购 部　（010）58882873
销 售 部　（010）64010019
官方网址　www.stdp.com.cn
发 行 者　科学技术文献出版社发行　全国各地新华书店经销
印 刷 者　天津图文方嘉印刷有限公司
版　　次　2021年11月第1版　2022年10月第2次印刷
开　　本　720×1000 1/16
字　　数　330 千
印　　张　27.5
书　　号　ISBN 978-7-5189-8265-3
定　　价　110.00 元

译者序

缝合是外科手术中最基本的技术操作，是每位外科医生的基本功。不同的解剖部位、组织特性及伤口条件，需要采取不同的缝合方法。缝合材料、方式的选择及缝合技术的优劣直接影响伤口的愈合和预后。在国内经典外科学著作《黄家驷外科学》及《实用外科学》中，介绍了 10 余种常用的缝合方式，基本可以满足基础的外科手术需要。但近年来随着外科专业的逐步细化，不同手术部位、手术目的进一步精准化，以及缝合材料的飞速发展，术者及患者对切口愈合的形态、功能及术后美观度等各方面要求都进一步提高，外科缝合的方法和技术也需要有更多的选择和发展。

本书译自宾夕法尼亚大学乔纳森·坎特（Jonathan Kantor）教授编写的 *Atlas of Suturing Techniques: Approaches to Surgical Wound, Laceration, and Cosmetic Repair*。全书分为 6 章，着重介绍了深部及浅表组织多达 70 余种缝合方法，并根据不同手术部位对缝合方法的选择做了详尽的对比和阐述。本书图文并茂，简单易懂，每一种缝合方式都有详尽的适应证、手术操作步骤、操作技巧、注意事项及该方式的优缺点讲解，且配有相应的示意图、术中拍摄图及操作视频，可以让读者对各种缝合技术有一个清晰、直观的认识，充分了解其临床应用，易于学习、操作。本书可以为外科医生尤其是对初入外科的医学生、住院医师在手术缝合方面提供全面、系统的指导和培训，也有助于高年资外科医师在处理不同类型的伤口时，作出最正确、使患者获益最大的选择。

在本书的翻译过程中，译者力求在忠实于原文的基础上，以流畅适读的方式进行表述。很多原著中的英文手术名称及术语在中文中并无相应的权威性或约定俗成的表述，译者尽量采用了最为接近原著含义的名称进行翻译，但受英文及语言表达水平的限制，译文中的疏漏和不足之处在所难免，也欢迎读者能悉心指出，不吝斧正。

最后，特别感谢后浪出版公司给予的这个机会，感谢曹月亮、刘小欢编辑在翻译期间及后期审校修订过程中给予的巨大支持和帮助！

李大鹏

2021 年 5 月

目　录

第 1 章

概　述

使用缝线或类似的材料缝合外科手术或创伤伤口已有数千年的历史，但直到 130 年前局部麻醉的引入，外科医生才能将他们的注意力由关注最快速的缝合技术转移到探索最有效的缝合方式。从 19 世纪末威廉·霍尔斯特德（William Halsted）推广了埋入式缝合技术，到当代文献中对缝合与组织处理的细节介绍，医师们的观念已经发生转变，越来越多的人认可对于任一单纯缝合不仅有多种可用的方法，而且不同的选择可能会影响临床结局。

尽可能地转移手术伤口的张力是缝合技术应用中的关键原则。事实上，坚持这一原则无论是在功能性还是在美观性方面都有着较好的预后。皮肤表层的张力会导致瘢痕形成增加，把这种张力转移到真皮深层甚至是筋膜上，并在缝合时保持深层张力，可使伤口在愈合后留下较小的瘢痕。

外科文献中充斥着各种各样的缝合技术名词，这些技术名词有着华丽的名称和复杂的缩写。虽然一些看上去很朗朗上口的技术名称和缩写有时很吸引人们的注意，但它们却很少能详细地介绍一项技术，或将这项技术置于其他基础或成熟研究方法的背景下。此外，这种现象亦增加了一种风险，即可能只是将现有的方法进行简单的改进、修饰，并重新命名，而成为所谓的新方法。这只会增加初学者和专家们的困惑，因为统一技术名词是提高技术水平并进一步改善预后的重要环节。本书将尽可能地使用描述性的名词命名缝合技术，这样，在一定程度上可用一项技术的名称来反映它的本质。此外，本书也将尽可能地在现有文献的背景下解释所涉及的技术，例如，"连续环状缝合"并没有告诉读者该技术的具体细节，但将其命名为"连续锁边水平褥式缝合"则可以在没有很多描述的情况下就让读者理解了这项缝合技术的方法。

为了保持一致性和建立一种有意义的具有可译性的命名法，技术的命名及重新命名被赋予了一定的自由，使它们具有更直观的意义。因此，例如在文献中所描述的"改进的尖端缝合法"指的是"改良的垂直褥式尖端缝合术"，其最初被命名为"垂直褥式尖端缝合术"，后又被称为"混合褥式尖端缝合术"。一旦读者了解了这些方法所采取的技术，那么不同名称的技术之间细微的差别就会变得显而易见。这一术语转变的目的并不是否定过去命名的人，而是为那些越来越熟悉各种不同缝合技术变化的人提供一种帮助。

本书中，我们会使用一些特定的术语。由于教学方法和术语存在显著的地区差异，因此有必要对这些术语进行解释说明。"进针"（bite）是指缝针穿过组织，因此可通过采用简单的进针（假设针足够大）来进行单纯间断缝合，即从一个伤口的边缘进入皮肤并从其对侧皮肤穿出；也可以通过两个独立的缝合来完成，两个缝合之间的过渡由在伤口边缘之间的出针和重新进针形成。以此类推，我们指的每一个"结"（throw）是指在器械打结时由围绕持针器的缝线环形成的半个单结。

缝合技术主要分为两部分：①用于深部组织，如真皮或筋膜；②用于皮肤外部的浅表结构。这些部分也可以简单地被区分为：①主要采用可吸收缝线的技术；②主要采用不可吸收缝线的技术。理想情况下，由于张力越向深部转移，深至真皮层和筋膜层，伤口愈合会越好，所有的缝合都应属于第一类。但在现实情况下，通常采用分层缝合的方式。

本书中使用的术语"经皮"（percutaneous）是指大部分埋入皮下但小部分穿过表皮的缝合技术。因此，经皮折返式真皮缝合是埋入式技术，在应用该技术时缝线短暂地穿出并重新进入皮肤。虽然这个术语已被普遍接受，但在文献，包括一些出版物中，该术语用于表示完全通过皮肤外部进行的技术，因此有必要澄清这一点。

所有缝合技术的基本原理都很简单：将伤口边缘精细地对合在一起，最好是在外翻的情况下，同时将张力从皮肤表面转移至深部。在伤口（包括所有由切除手术形成的伤口）存在张力的情况下修复更深的组织，无论是肌肉、筋膜，还是真皮深层，在这些组织中放置缝线，可以在最小的张力下闭合伤口。虽然单独用经皮缝合的方法来闭合伤口的操作最容易，例如单纯间断缝合，但这项技术是由穿过皮肤表层的缝线来维持缝合张力的，这样存在两个明显的缺点：①一旦拆线，伤口没有后续的支持，会导致伤口裂开的风险增加（如果缝线存留太久将会留下缝线痕迹）；②直接在伤口边缘进行高张力的缝合，所以瘢痕有蔓延的趋势，可能会更容易变成增生性瘢痕而影响美观。

将张力转移到真皮深层或筋膜层可以实现在最小的张力下缝合表皮和真皮浅层。由于瘢痕反应产生于张力，并随张力增加而加剧，这种缝合方法不仅可以闭合伤口，还可以达到减少瘢痕和美观的要求。

优秀的外科医生应该将注意力从简单地缝合伤口转移到设计缝合技术，从而最大限度地提高伤口愈合率，并尽可能地使伤口恢复至"正常"。例如，在伤口边缘留下的缝合材料可能会成为愈合的障碍，这可能被概念化为一种医源性结痂现象。对于大多数外科医生来说，清除伤口边缘结痂的重要性是显而易见的，因为大量痂皮的形成会机械性地封锁伤口中的组织愈合辅助因子，从而明显降低伤口愈合的速度，并最终影响伤口愈合的功能性和美观性。因此，埋入式缝合技术，如折返式缝合和由此引申出的类似缝合技术，使缝合材料在切口边缘的置入最小化，可能会带来更多的临床获益。由于切口之间没有缝合材料的影响，促进愈合的细胞可以不受阻碍地迁移，有助于伤口愈合。

在皮肤和软组织方面，外科手术的目标是使皮肤尽可能接近"正常"。显然每一个伤口愈合后都会留有瘢痕，在大多数情况下，伤口边缘应平滑且垂直于表面（某些特定的缝合方式，例如蝶形缝合，则需要一个斜边），必须尽可能无创地处理组织并注意彻底止血。在进行复杂的组织修复之前，必须深入了解解剖学、组织力学、筋膜力学、几何学以及其他因素。然而具体到每一项缝合技术，其基本原理都很简单。如果伤口被夹板或绷带固定在适当的位置，并用精心设计的缝合方法穿过真皮深层来闭合伤口，使伤口表面的张力达到最小，那么伤口愈合后将几乎察觉不到瘢痕。

由于人体不同部位的组织各不相同，不同部位对同一缝合技术的反应也不尽相同，因此针对不同部位的伤口应该选择哪一种适合的缝合方式是临床需要面临的现实问题，没有哪一项缝合技术可以用于任何情况。能够有效减少伤口表面张力的某些常用技术，例如折返式真皮缝合技术或埋入式垂直褥式缝合技术，几乎可以用于每个手术病例。其他诸如之前提及的滑轮式缝合技术，可能会被偶尔使用，而另一些方法如经皮连续缝合技术，则可能是大多数外科医生很少使用的方法。

在急诊科、急救中心或初级救护机构中，撕裂伤的处理方式多种多样。本书中描述的所有技术都可以用于任何创面的修复，从简单的撕裂伤到复杂多层次的撕裂伤。与手术切口人为造成的伤口相比，撕裂伤的处理可能与医源性切口修复稍有不同。第一，撕裂伤的创面通常需要妥善处理后再缝合，如适当的清创和冲洗。第二，类似于手术切口（不包括切除组织引起的局部组织缺失）的撕裂伤通常不涉及切除皮肤，不需要牵拉组织来缝合，伤口处于适度的张力状态。因此，只有在必要时才需要使用高张力缝合技术（如滑轮缝合）。第三，缝合撕裂伤时通常不会进行皮下游离，因此某些以游离真皮层为基础的缝合技术（如蝶形缝合）可能不太适合撕裂伤，但有些特殊的撕裂伤可能通过缝合时进行皮下游离来减少最终的闭合张力而获益。

许多医师仅用经表皮层的缝合技术缝合撕裂伤口，这样做的原因可能是为了便于操作，也可能是避免理论上可吸收缝线的污染来使感染风险最小化，还可能是认为只有存在显著张力的伤口才需要深层缝合。然而在实际操作中，缝合伤口的表面张力越小，愈合的瘢痕越小且越美观。深部缝合，例如埋入式垂直褥式缝合或折返式真皮缝合，既可以降低伤口表面的张力，又无须经皮肤表层（当作为单层缝合而无须增加经皮浅表缝合时），还可以避免拆线。其他在撕裂伤修复中经常使用的技术包括单纯间断缝合、单纯连续缝合、连续锁边缝合、深度校正单纯间断缝合、水平褥式缝合、连续皮内缝合和尖端缝合以及各种改良的方案。半埋入式水平或垂直褥式缝合偶尔也会在面部靠近头发的区域使用，因此无头发生长的切口不会因经皮缝合而损伤。所有对撕裂伤进行的缝合修复都可以使用各种不同的缝合技术，考虑到这些伤口在临床上存在各种变化的可能，娴熟地应用各种高级别缝合技术可以显著改善这种紧急情况下患者的预后。

手术是科学与艺术的结合，而本书的目的在于去除缝合技术描述中的艺术性，提取本质，并尽可能用最直接的方式去描述技巧。本书将一些基础的技术进行编目，简化分类，以帮助初学者或有经验的外科医生使用，希望有助于外科医师将重点放在发掘更多的技术手段来改善患者的预后上，因为患者永远是手术中最重要的核心。

第 2 章

外科器械包

在进行手术修复之前，认识、熟悉并正确选择合适的手术器械、缝线以及缝针，对手术操作大有益处。有组织的、细致的术前准备有助于外科缝合手术流畅、快速、完美地完成。进行皮肤和软组织手术的先决条件包括对外科解剖学的认识，基本的手术技巧，以及对组织运动和力学的理解。

采取合适的体位有助于为患者提供一个舒适的且符合人体工程学的手术环境。在可能的情况下，外科手术的部位应保持水平并位于外科医生最舒适的操作高度。术中使用外科环式固定架有利于保持患者处于正确的操作位置。不恰当的患者体位摆放或术前准备可能会延长手术时间，进而增加手术部位并发症的发生风险。

合适的外科器械对外科医生的操作至关重要，每一位经验丰富的外科医生都希望他们手中的手术器械能够完美地发挥作用，就像手的延伸一样，能精准地处理组织和外科操作中的方方面面。

用于皮肤和软组织重建的手术器械包可以是由四五种器械组成的一套简单的器械组，也可以是由几十种精密的外科器械组成的高度专业化的器械组。虽然较大的手术可能需要更为复杂的手术器械，但大多数简单的手术操作仅用数种独立器械就可以安全有效地完成。常见的外科手术器械包括手术刀；用于牢牢抓持缝针（也可用于打结）的持针器；用于安全地夹持组织的手术镊或手术钳；用于协助缝合过程中深层组织暴露或缝合时伤口边缘控制的皮肤拉钩；用于细致、准确地修剪皮肤和软组织的组织剪；用于修剪缝线的线剪。此外，还包括用于止血的电外科手术设备和纱布。无纺布因其具有优良的吸湿性能且不易散开的特点通常作为首选，而使用易散开的纱布则可能会增加在伤口中落入异物的风险。基本的手术器械包见图 2-1。

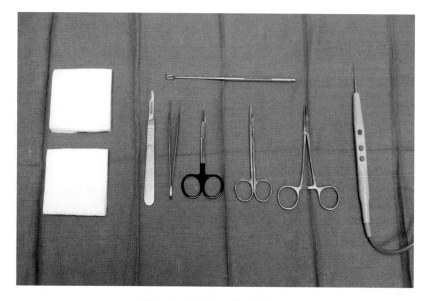

图 2-1　基本的手术器械包

目前，一些手术器械可能含有碳化钨涂层，虽然这种材料的成本较高，但相比大多数日常所使用的不锈钢材料更硬且更致密，可以延长手术器械的使用寿命。

一、手术刀片

大多数现代手术刀片是由不锈钢或碳钢材料制成的。不锈钢刀片较锋利，并且能够抵抗组织间反复切割摩擦导致的钝化。碳钢刀片虽然比不锈钢刀片更加锋利，但也更容易变钝。目前也有刀刃、刀柄一体化的一次性手术刀，手柄固定在刀刃上，多用于小范围的手术或高压蒸汽灭菌条件有限的情况下，但通常不用于常规外科手术中。

虽然有多种手术刀柄可供选择，但大多数皮肤和软组织的手术都是使用 3 号巴德 - 帕克（Bard-Parker）厚刀柄，它可以搭配使用各种手术刀片，包括 15 号刀片——目前在皮肤手术中最常使用的手术刀片。其他的手术刀柄包括 7 号刀柄（搭配与 3 号刀柄相同的刀片）、比弗（Beaver）刀柄（必须搭配使用特殊的刀片）。除了 15 号刀片外，较小的 15C 型号有时也被用于眼睑和耳部周围的精细切除（有些甚至可以用于面部所有解剖位置的切除）手术，而较大的 10 号刀片则用于更结实的真皮部位（如背部）的手术。尽管有多种刀片、刀柄规格可供选择，但最常使用的还是 3 号刀柄和 15 号刀片，它们几乎适用于所有皮肤和软组织的手术，且不会造成任何不良后果。

二、持针器

持针器是用来抓取和操作外科缝针和缝线的器械。持针器有着各种各样的型号，很多都是以著名的外科医生的姓名命名的，包括韦伯斯特（Webster）、哈尔西（Halsey）或马约 - 赫格（Mayo-Hegar）等。有些手术器械包内含有数组持针器，最简单的情况可能是，含有一个 4.75 英寸（1 英寸 =2.54 厘米）韦伯斯特持针器，用于抓持除了最大的 CP-2 缝针以外的所有型号的缝针，可能还含有一个 5 英寸的马约 - 赫格持针器，用于抓持更大型号的缝针。当使用持针器进行器械打结时，通常首选平滑钳口的持针器，因为选用锯齿状钳口的持针器尽管会增加抓持大号缝针的稳定性，但也可能会损坏所钳夹的缝线。

持针器通常只需要按压一格齿扣就足以锁定缝针，而过度按压持针器会使锁扣装置松动，导致日后使用过程中缝针的意外滑移。持针器的握持方式可以是掌握式，即通过手掌大鱼际推压的轻微压力锁定或释放持针器的齿扣，或者是拇指、无名指套入钳环内的方式，即以手指活动的力量来控制持针器的开闭，并控制其张开与合拢时的动作范围（图 2-2 至图 2-4）。当对面部等部位进行精细缝合时，可以用拇指、示指和中指握住持针器的体部，控制缝针在皮肤中的精细旋转，从而完成精确的缝合操作（图 2-5）。

当用持针器持针时，默认是用持针器的末端垂直地钳夹缝针、缝线接合处与针尖之间的后三分之一处的针体。夹持缝针时，可以通过轻按一下持针器微张的齿扣来锁紧缝针。缝合狭小的组织间隙时，可以在弧形针体的中间甚至略远侧的位置持针，这样进针相对较浅。而某些特定的缝合技术，如连续皮内缝合，可能需要持针器以特定的角度持针。

视频 2-1 持针器抓握的方法

（可通过 *www.AtlasofSuturingTechniques.com* 链接获取视频）

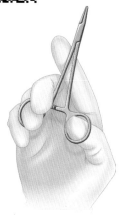

图 2-2 基本的持针器抓握位置，拇指和无名指套在钳环上

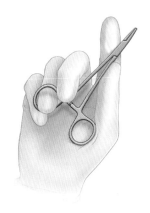

图 2-3 手掌抓握持针器，这是许多外科医生的常用姿势，无名指可以轻靠在持针器钳环内

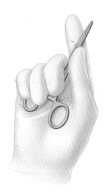

图 2-4 全手掌抓握持针器，没有手指放入持针器钳环内

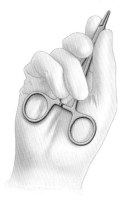

图 2-5 在进行精细缝合时持针器的抓握方法

视频 2-2　持针器夹持缝针的方法

（可通过 *www.AtlasofSuturingTechniques.com* 链接获取视频）

三、手术镊

　　手术镊用于简单的组织处理和操作，对于经验丰富的外科医生来说，手术镊是非惯用手在进行组织和伤口边缘处理时的一种精细且精确的"延伸"（图 2-6 和图 2-7）。

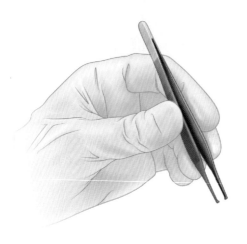

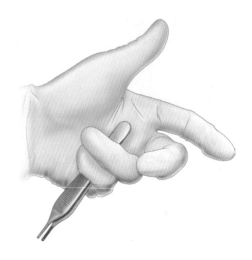

图 2-6　用镊子夹住组织或缝针

图 2-7　用手掌抓住镊子,使手指松开,以便抓取缝线和打结

　　手术镊经过多次迭代，发展出多种可用的类型。Bishop-Harmon 细齿镊，与其他缝合器械一起使用，可有效地进行鼻、唇、耳和眼睑等部位的精细缝合；而 Adson 有齿镊配合其他缝合器械可用于大多数皮肤和软组织的缝合。虽然有些手术器械包内含有多种手术镊，但是对于大多数的缝合来说，只要有 Adson 有齿镊

和其他缝合器械就足够了。Bishop-Harmon 细齿镊的细齿结构更类似于一套精细的
皮肤拉钩，对于小伤口的缝合来说是一个很好的补充。

视频 2-3　手术镊的操作方法
（可通过 *www.AtlasofSuturingTechniques.com* 链接获取视频）

四、皮肤拉钩

皮肤拉钩在成对使用时能够发挥最大的作用，手术助手可以借助皮肤拉钩对
伤口边缘进行牵引和提拉，为术者对更深的组织进行电灼、血管结扎和探查等操
作提供更清晰的视野。皮肤拉钩有多种类型可供选择，从单爪的 Frazier 皮肤拉钩
到更大的为牵拉较大组织而设计的多爪型拉钩。虽然器械包中可能会含有多种拉
钩，但最合理的方法是使用一套单爪的皮肤拉钩进行操作。双爪皮肤拉钩可能会
略微降低皮肤被刺伤的风险，因此也得到一些外科医生的喜爱。

五、组织剪

用于切割组织的手术剪要非常锋利。组织剪变钝不仅会对外科医生的操作造
成困扰，还会造成不必要的组织损伤，因为组织被挤压在剪刀的刀片之间可能形
成挤压伤。通常外科手术器械包中有多把不同用途的组织剪，例如用于精细组织
修剪的直或弯的脑膜剪，用于组织剪切和破坏的钝头解剖剪，以及用于更大范围
组织剪切的 Metzenbaum 解剖剪等。对于大多数的小型皮肤手术来说，最简单的
选择就是 4 英寸的脑膜剪。有的组织剪为超切刃（SuperCut edge）设计，异常锋利，
可用于精细的组织切割。这类超切边设计的组织剪的缺点是，除了用于切割组织，
其他任何用途都很容易使之变钝，因此，必须要绝对避免剪切缝线或将剪刀锋利
的边缘与其他手术器械摩擦。也有的组织剪同时有碳化钨涂层和超切边设计。

六、线剪

线剪要锋利，最重要的是应该区别于剪切组织的组织剪。由于手术助手的工作通常是剪线，有必要训练助手只用线剪的尖端来剪线。手术助手应该将注意力集中在即将要剪线的手术区域，如果手术助手习惯于用剪刀的中心而非尖端来剪线，那么可能会忽视剪刀尖端的位置而造成一些敏感部位的损伤，如眼角、角膜。对于大多数操作来说，一套 4 英寸的线剪就足够了。也可以使用带有线剪部件的持针器，这样外科医生就可以在不更换器械的前提下自行完成剪线操作。

七、止血钳

止血钳用于钳夹血管并协助进行缝线结扎（通常是大血管的首选）或电灼。有各种各样的小止血钳，既有弯止血钳，也有直止血钳，比如 Halsted 蚊式止血钳。某些情况下持针器也可以作为止血钳使用，但考虑到这些器械之间的价格成本差异（止血钳的价格通常较持针器略便宜），除非特殊情况，通常不建议如此使用。

第 3 章

缝合材料、打结和术后护理

缝线材料多种多样，各自有着不同的操作特性、组织相容性、可吸收性和成本。虽然人们对缝线的材料更为重视，但从取得最理想的手术效果方面来考虑，缝针比缝线更为重要。不同的生产厂家以及搭配不同材质缝线的缝针不尽相同，选择最合适的缝针来完成缝合至关重要。即使是最有经验的外科医生，如果对器械或缝针的选择不够理想，那么缝合效果也会受到影响。

常规用于皮肤和软组织重建的缝针为 3/8 弧，并且绝大多数为反三角针(reverse cutting needle)（图 3-1）。在某些特定情况下也存在一些例外，例如：半圆形的 P-2 型针，可用于狭窄伤口（如鼻部外伤）的缝合；三角针（cutting needle），其弧形针体的内侧边缘非常锋利，在进行鼻部创面缝合和重建时，可以通过针外侧的流道对菲薄的真皮层进行切割。

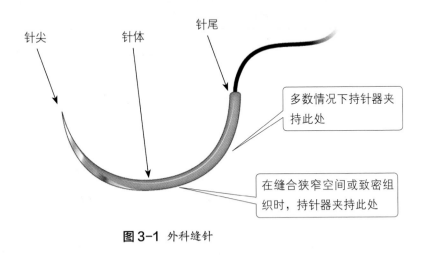

针尖　　　　针体　　　　针尾

多数情况下持针器夹持此处

在缝合狭窄空间或致密组织时，持针器夹持此处

图 3-1 外科缝针

目前最大的外科手术缝合材料制造厂商为爱惜康（Ethicon）和柯惠（Covidien）。美国国家药典（United States Pharmacopoeia, USP）规定了缝线的型号（"0"的数

字越多，缝线直径越小），对缝针的尺寸和构造也有相应的规范。外科医生需要充分了解不同厂家生产的不同规格的缝针、缝线之间的区别。通常在产品外包装上会标有缝针横截面图以方便使用者对不同厂家之间的产品进行比较。需要注意的是，柯惠的产品除了在其网站上公布外并没有特别标明反三角针，而是将传统三角针（conventional cutting needle）及反三角针均标注为三角针（表 3-1）。

表 3-1 爱惜康及柯惠常用反三角针的型号对比

爱惜康	柯惠
P-1	P-10
P-3	P-13
PS-1	P-14
PS-2	P-12
CP-2	GS-10
FS-1	C-14
FS-2	C-13
P-2	P-21

注：不同产品间的比较并不意味着等同，因为不同厂家以及同一厂家的不同部门之间生产的产品材质及品质亦有所不同，除 P-2/P-21 为 1/2 弧，其余产品均为 3/8 弧。

尽管缝针和缝线的搭配仅有有限的几种组合方式，但这些组合之间的差异在选择缝合方式时显得非常重要。因为传统三角针和反三角针的外形都是一个三角形的尖端，所以三角针的方向是用包装盒上的三角形向上（传统三角针）或向下（反三角针）来区分的。

不同的厂家用来制造缝针的材料也有很大的不同，有一些专门用于制造缝针的合金，这类合金制造出的缝针能够获得最大化的强度和耐久性。虽然爱惜康和柯惠的产品最常用于皮肤和软组织重建，但其他许多著名的公司也生产缝合材料，而且每个外科医生的偏好各有不同（表3-2）。

表3-2　爱惜康及柯惠常用型号的缝线比较

爱惜康	柯惠	适用范围
Vicryl（薇乔）	Polysorb（多股可吸收）	标准皮下缝合
Vicryl Rapide（快薇乔）	Velosorb Fast（快速可吸收）	由可快速吸收合成物制作，尤其适合皮瓣及无须拆线的皮肤缝合
Monocryl（单乔）	Biosyn（生物合成单股）	单股缝线，维持作用的时间短于Vicryl/Polysorb缝线
PDS Ⅰ/Ⅱ	Maxon	单股缝线，维持作用的时间长于Vicryl/Polysorb缝线
Prolene（普理灵）	Surgipro Ⅰ/Ⅱ	光滑的单股不可吸收缝线，尤其适用于需要拆线的连续皮内缝合
Ethilon	Monosof	标准不可吸收单股合成线，用于表皮的对合

注：该表内不同厂家相应产品的对应列举并不意味着完全等同，仅表明大致相似的缝线种类以及在缝合和皮肤重建方面的使用范围。

　　任何单股缝线，包括可吸收缝线，都可以用于皮肤及皮下组织缝合。因此，单股可吸收缝线可用于单纯的埋入式缝合或表皮缝合中。

　　缝线的许多特征是外科医生们所关注的，例如操作特性、形状记忆性、柔韧性、打结安全性、组织反应性等。不同缝线的操作特性有着细微的差别，大多数外科医生的选择都注重缝线的临床实用性。例如，尽管尼龙缝线的操作特性很好，但丝线显然更优于尼龙缝线。某些特定的材料，如肠线，可能会引起较高的组织反应性，但目前较常用的原料，如铬制肠线和快速可吸收肠线，通常不会导致显著的临床炎症反应。在大多数情况下，单股缝线在组织中的拉线阻力较小，适用于连续缝合技术，而多股缝线有着出色的操作特性和打结安全性，更适用于间断埋入式缝合。随着缝线材料的不断改进，不同缝合操作的临床结局之间的差别可能更多地与缝合技术有关，而不是材料的选择。

一、常用的可吸收缝线

1.Vicryl（polyglactin 910）

Vicryl，中文商品名薇乔，是皮肤和软组织重建中较为常用的缝线之一，是一种多股带涂层缝线，可在约 3 周内保持强度，在 3 个月内被完全吸收。Vicryl 具有很好的操作特性，并且只有轻微的组织反应性。最近，一种具有更快吸收性的 Vicryl 系列产品被开发出来，即 Vicryl Rapide（中文商品名快薇乔）。Vicryl Rapide 能够在 2 周内完全失去强度，在不需要拆除缝线的情况下，可以作为快速可吸收肠线的替代。目前市场上还有一种带有抗菌剂涂层的 Vicryl 系列产品。

2. Polysorb（乙交酯 - 丙交酯共聚物）

Polysorb（合成可吸收性外科缝线）是一种多股可吸收的缝线，类似于 Vicryl。相比于 Vicryl，Polysorb 有着类似的操作特性和打结安全性，同时稍加改善了初始抗拉强度。Polysorb 的吸收特性也与 Vicryl 相似，其系列产品 Velosorb Fast 也被开发作为 Vicryl Rapide 的替代品。

3. Monocryl（聚卡普隆）

Monocryl，中文商品名单乔，通常被认为是 Vicryl 的一种单股替代，也是一种较为流行的缝线选择。Monocryl 的价格比 Vicryl 更高，它有着优秀的操作特性，可在 1 个月内失去强度，而完全吸收需要 3~4 个月。和 Vicryl 一样，Monocryl 也有带抗菌剂涂层的产品可供选择。

4. Maxon（聚葡糖酸酯）

Maxon 是一种长效单股可吸收缝线。Maxon 在 3 周后开始失去部分强度，但需要 6 个月或更长时间才能完全吸收，因此其在需要长期保持强度的缝合手术中是一个很好的选择。Maxon 具有良好的操作特性，但由于吸收速度较慢，在使用此类有色缝线时需要充分考虑吸收时间，例如用于连续皮内缝合时，术后可能会在体表留下缝线痕迹。

5. Polydioxanone（PDS）

Polydioxanone Ⅰ和Ⅱ是长效单股可吸收缝线，在需要缝线长期保持强度时是很好的选择。PDS Ⅰ因其不太理想的操作特性而受到临床诟病，而 PDS Ⅱ是 PDS Ⅰ的升级产品，可长时间保持强度（在 5 周内保持 50% 的强度），被完全吸收可能需要超过 6 个月的时间。

6. Biosyn（glycomer 631）

Biosyn 是另一种单股可吸收缝线，具有很好的操作特性和出色的初始抗拉强度。Biosyn 可以至少在 3 周内保持强度，完全吸收则需要 4 个月。如果临床使用 Biosyn 进行浅表组织的缝合，那么也建议选择无色的类型。

7. Caprosyn（polyglytone 6211）

Caprosyn 是一种快速吸收的单股缝线，通常被视为 Monocryl 的替代物。Caprosyn 可在 8 周内被完全吸收，在术后 7~10 天保持抗拉强度。因此，Caprosyn 在低张力的缝合中是有用的，例如面部伤口的缝合。Caprosyn 的可快速降解特性是一个重要的优点。

8. 羊肠线（catgut）

普通的肠线材料为牛或羊的肠道，因此这是一种通过酶降解而不是水解来分解的可吸收缝线。铬制肠线作用更持久，而快速可吸收肠线经过热处理能够加快吸收速度。在实际应用中，当需要经皮缝合来使伤口边缘对合良好，但又不方便或无法进行拆线时，快速可吸收肠线可能是较好的选择。事实上，肠线相较其他的可吸收缝线会引起更强烈的组织反应性，并且在多次穿过组织后有破损的倾向（表 3-3）。

表 3-3　皮肤及组织重建中常用的缝线特性

缝线名称	种类	操作特性	组织反应性	50% 抗拉强度时间	完全吸收时间
可吸收缝线					
Vicryl(polyglactin 910)	多股，带涂层	很好	中等	21 天	75 天
Polysorb （乙交酯 – 丙交酯共聚物）	多股，带涂层	很好	中等	21 天	75 天
Monocryl（聚卡普隆）	单股	很好	中等	7 天	60 天
Maxon（聚葡糖酸酯）	单股	很好	中等	21 天	6 个月
PDS Ⅰ / Ⅱ (polydioxanone)	单股	好	中等	30 天	6 个月
Biosyn (glycomer 631)	单股	很好	中等	21 天	60 天
Caprosyn (polyglytone 6211)	单股	很好	中等	7 天	60 天
羊肠线	多股	很好	高	普通：7 天 铬制：10 天 快速吸收：5 天	普通：70 天 铬制：84 天 快速吸收：35 天
Vicryl Rapide	多股，带涂层	很好	中等	5 天	42 天
Velosorb Fast	多股	很好	中等	5 天	42 天
不可吸收缝线					
Monofilament Nylon （单丝尼龙）	单股	很好	低		
Prolene, Surgipro （聚丙烯）	单股	好	低		
Novafil (polybutester)	单股	很好	低		
丝线	多股	优秀	中等		

二、常用的不可吸收缝线

1. 尼龙线

尼龙线是一种常用的不可吸收缝线，能够提供较小程度的组织反应性和非常好的操作特性。虽然尼龙线对于大多数的缝合来说是一个很好的选择，但它不能像聚丙烯线那样非常平滑地穿过组织，所以如果需要用不可吸收缝线进行埋入式皮下缝合，后者才是首选。尼龙线有多股线也有单股线，多股编织缝线的操作特性稍好，而单股缝线平滑穿过组织的能力要优于多股编织缝线。

2. 聚丙烯线（prolene, surgipro）

聚丙烯线是一种可以平滑穿过组织的最小反应性缝线。聚丙烯线具有形状记忆性，使用起来比尼龙缝线更具有挑战性。进行表皮下缝合时，聚丙烯线是一个很好的选择，但要注意增加打结次数以防止滑脱。

3. Novafil（polybutester）

Novafil 是一种非常容易操作的缝线，并且具有很大的弹性。虽然不如其他材料应用广泛，但 Novafil 具有极好的柔韧性。Novafil 缝线的弹性能够适应组织肿胀的需求，同时维持伤口边缘的对合效果，因此适用于那些有严重伤口水肿的部位。

4. 丝线

丝线是组织反应性最大的不可吸收缝线，然而它也是缝合材料操作性的金标准。丝线天然的柔软性在唇部的缝合中很有用，因为合成缝线有损伤脆弱组织的倾向。但是，由于组织反应性的存在，丝线在其他大多数手术部位的应用中受到限制。

三、外科打结

在皮肤和软组织重建中，最常用的打结方法是器械打结，这是最快也是最节约缝线的方法。单手或双手打结的方法很少在皮肤手术缝合和重建中使用，这里不做详细讨论。

分清经皮缝合（拉紧缝线可能导致绞窄）和埋入式缝合（缝线放置的目的是直接对抗皮肤、肌肉或筋膜结构的张力）打结的区别是至关重要的。当进行深部组织缝合打结时，通常需要将缝线尽可能地拉紧，用一个稳定的结固定住。而对于经表皮缝合，由于缝合的目的是使伤口边缘对合在一起，所以必须使伤口表面的张力最小，缝线打结过紧将直接导致组织的绞窄、坏死，即使是最低程度也会留下缝线痕迹。实际上，对于真皮层的缝合应尽可能地拉紧缝线打结，而经皮缝合则应以最小的张力打结，在第一个结和第二个结之间保留一些松弛度，给预期的组织水肿提供一些额外的空间。

一般来说，大多数手术结都是方结（square knot），即两个结的方向相反，把结固定在位。有时会使用顺结（granny knot），即前两个打结的方向是相同的，这样可以使缝线收紧。打完顺结后再打一个方向相反的结是很重要的，因为这样打结一旦到位，就会固定住，不会再滑脱。每一次打结指的是一个半结，也就是两股缝线的完全扭转。因此，为了固定一个结，至少需要打两次，在实际应用中，大多数的多股编织缝线需要打 3 个结，而有较高滑脱风险的缝合可能需要打 4 个结。

放置缝线后，在开始器械打结时，必须用非惯用手握住缝线的前端。为了减少针刺伤的风险，左手拇指和示指抓住缝线的位置应该控制在距离针体弯部 6~10 cm 处，使缝针落在手掌下方。这样缝针是自由下垂的，并且处于无张力的状态，针刺伤发生的可能性很小。可以通过手腕的轻轻转动将多余的缝线缠绕在非惯用手上。有些外科医生也可能更习惯用非惯用手直接持针。

四、不可吸收缝线器械打结的技巧

视频 3-1 不可吸收缝线器械打结的技巧
（可通过 *www.AtlasofSuturingTechniques.com* 链接获取视频）

1. 左手拇指和示指抓住缝线的前端，距离缝针尾部约 6 cm。持针器位于缝线的两端之间，缝线的前端绕持针器两圈。该操作应该靠转动持针器来完成，而不是绕动持针器边上的缝线，这样精确度更高而且动作更便捷。

2. 使用持针器去抓缝线的尾端。

3. 双手向相反的方向牵拉，垂直于切口边缘，右手向左（缝线的前端）移动，左手向右（缝线的尾端）移动。这样会形成一个外科结，不易滑动。

4. 持针器松开缝线的尾端，接着置于两股缝线之间，从缝线前端的内侧绕一次。

5. 持针器抓住缝线尾端，双手再次向相反的方向牵拉，注意与前一个结的方向相反，线结就被固定住了。

6. 打第三个结（通常是最后一个结）的步骤重复上述1~3，但是持针器只需绕线一次。如有需要，则继续按上述步骤打额外的线结（图3-2至图3-11）。

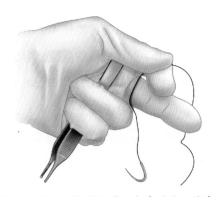

图3-2 打结时握住缝线，如有需要，缝线可以缠绕在左手上，注意缝针要保持无张力悬挂的状态

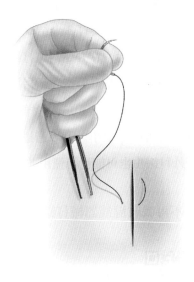

图3-3 打结时握住缝针

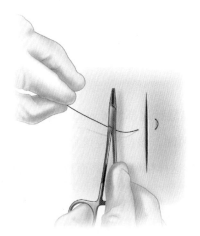

图3-4 不可吸收缝线的器械打结，第一步：持针器置于缝线两端之间

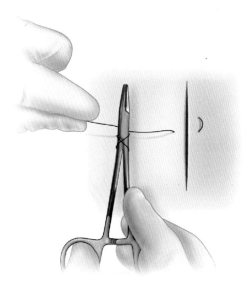

图 3-5 不可吸收缝线的器械打结，第二步：转动持针器使缝线绕持针器两圈

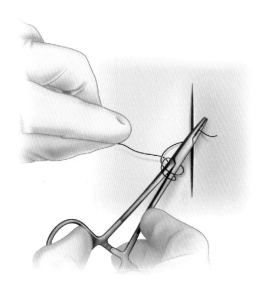

图 3-6 不可吸收缝线的器械打结，第三步：用持针器钳住缝线的尾端

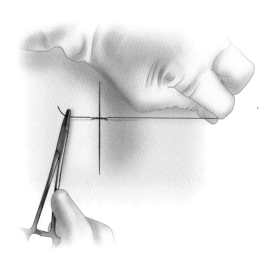

图 3-7 不可吸收缝线的器械打结，第四步：垂直于切口边缘，向相反方向牵拉缝线两端，使结平放

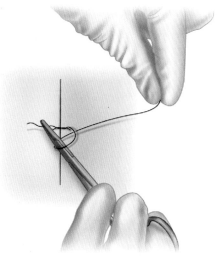

图 3-8 不可吸收缝线的器械打结，第五步：再次将持针器置于缝线两端之间，持针器绕缝线前端一次，并钳住尾端

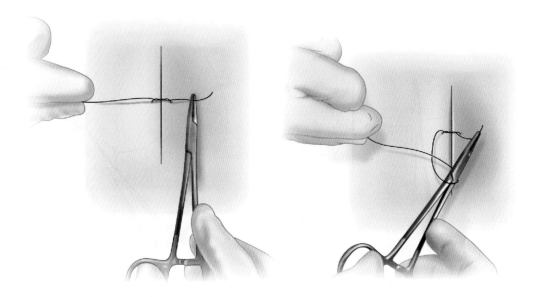

图 3-9 不可吸收缝线的器械打结,第六步:垂直于切口边缘,再次反方向牵拉缝线两端,注意与前一个线结的方向相反

图 3-10 不可吸收缝线的器械打结,第七步:第三个线结,再次重复前面的步骤,持针器置于缝线两端之间,绕缝线前端一次,并钳住尾端

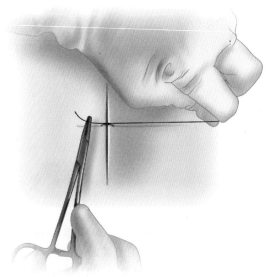

图 3-11 不可吸收缝线的器械打结,第八步:双手反方向牵拉缝线,拉紧线结。对大多数多股编织缝线来说,三个线结足够了,但是一些单股缝线可能需要打第四个结

五、埋入式缝合器械的打结技巧

视频 3-2 埋入式缝合器械的打结技巧

（可通过 *www.AtlasofSuturingTechniques.com* 链接获取视频）

1. 左手拇指和示指夹住缝线的前端，距离缝针尾部约 6 cm。持针器位于缝线的两端之间，缝线的前端绕持针器两圈。该操作应由转动持针器来完成，而不是绕动持针器边上的缝线，这样精度更高且动作更便捷。

2. 使用持针器去抓缝线的尾端。

3. 双手向相反的方向牵拉缝线，平行于切口边缘，右手向开始时缝线的前端移动，左手向缝线的尾端移动。这样会形成一个外科结，不易滑动。

4. 持针器松开缝线的尾端，接着置于两股缝线之间，从缝线前端的内侧绕一次。

5. 平行于伤口边缘，双手再次反方向牵拉缝线，注意与前一个结的方向相反，线结就被固定住了。

6. 打第三个结（通常是最后一个结）的步骤重复上述 1~3，但是持针器只需绕线一次。如有需要，则继续按上述步骤打额外的线结（图 3-12 至图 3-19）。

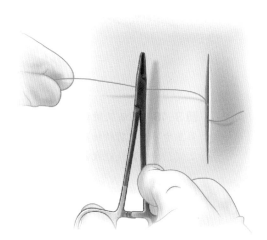

图 3-12 可吸收缝线的器械打结，第一步：持针器置于缝线的两端之间

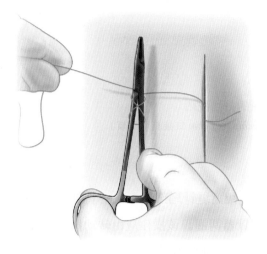

图 3-13 可吸收缝线的器械打结，第二步：转动持针器使缝线绕持针器两圈

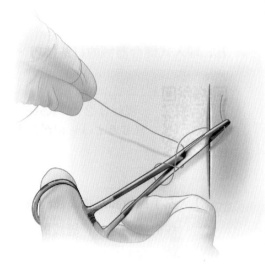

图 3-14 可吸收缝线的器械打结，第三步：用持针器钳住缝线的尾端

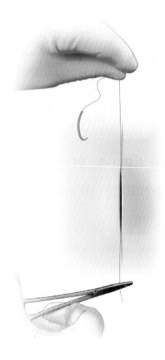

图 3-15 可吸收缝线的器械打结，第四步：平行于切口边缘，向相反方向牵拉缝线，使结平放

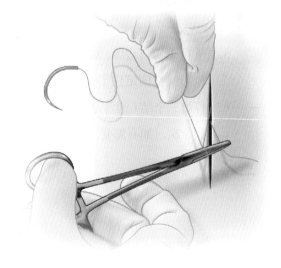

图 3-16 可吸收缝线的器械打结，第五步：再次将持针器置于缝线两端之间，持针器绕缝线前端一次，并钳住尾端

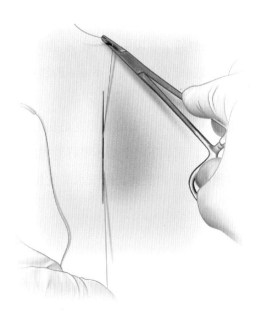

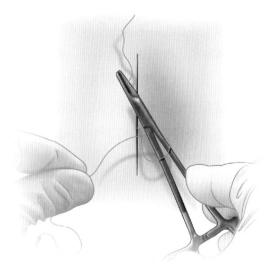

图 3-17 可吸收缝线的器械打结，第六步：平行于切口边缘，再次反方向牵拉缝线两端，注意与前一个线结的方向相反

图 3-18 可吸收缝线的器械打结，第七步：第三个线结，再次重复前面的步骤，持针器置于缝线两端之间，绕缝线前端一次，并钳住尾端

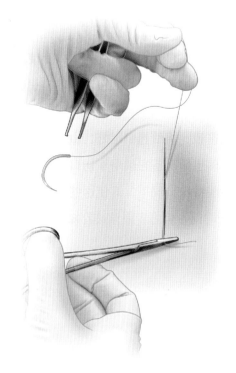

图 3-19 可吸收缝线的器械打结，第八步：双手反方向牵拉缝线，拉紧线结。对大多数多股编织缝线来说，三个线结足够了，但是一些单股缝线可能需要打第四个结

对于可吸收缝线，通常既可以在线结上方剪断缝线（多股编织缝线），也可以保留 1~2 mm 的线尾（单股缝线）。而不可吸收缝线通常需要留有 3~6 mm 的线尾，具体取决于外科医生的偏好、缝线的规格以及解剖位置。

当打结不可吸收的缝线时，如果伤口表面的张力很小，有时需要在最初的外科结和方结之间留有空隙。如果第一个结是外科结，那么下一个结不要打紧固定，而是与外科结之间留下 1~2 mm 的空间，这样因有预留的空间，组织水肿发生时缝线不会过度牵拉伤口边缘。

六、术后护理

缝合伤口后，外科医生必须决定使用最合适的敷料。一般来说，伤口在潮湿的环境中愈合得最好，因此封闭薄膜敷料是合适的。这种敷料也能够为新生伤口提供一层保护膜，以减少细菌定植的风险。大多数的外科伤口使用薄膜敷料就足够了，因为伤口边缘已被充分对合，通常情况下这些伤口的渗出不多。普通敷料可以放置至少 48 小时，而薄膜敷料可以放置一周或更长时间，对患者来说更加便利，因此薄膜敷料是大多数伤口的理想选择。

胶带有时被用来辅助固定伤口边缘，但实际上在已经缝合良好的伤口上使用胶带所获得的增益是最小的，而且这些胶条有时会被渗出的浆液覆盖，容易引起细菌定植。

拆线时机的把握更多地是一门艺术。一般来说，拆线越早越好。由于要尽量避免不可吸收缝线在伤口上保持明显的张力，理想情况下它仅用于伤口边缘对合的微调，多数可在术后 5 天左右被拆除。在某些特殊情况下，即使这些缝线带有明显的张力，也可能会被保留 7~14 天甚至更长时间，但患者应该被告知这样有留下明显缝线痕迹的风险。

第 4 章

深部组织的缝合技术：
筋膜与真皮

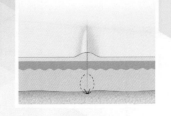

4.1 单纯埋入式真皮缝合

一、同义词

埋入式缝合（buried suture）；皮内缝合（subcuticular suture）。

视频 4-1　单纯埋入式真皮缝合

（可通过 *www.AtlasofSuturingTechniques.com* 链接获取视频）

二、应用范围

单纯埋入式真皮缝合(simple buried dermal suture)适用于有着轻度张力的部位，至今仍然是许多整形外科教科书所推荐的标准缝合技术。然而，随着其他的缝合技术，如埋入式垂直褥式缝合、折返式真皮缝合，变得越来越流行，在某种程度上传统的埋入式缝合已不再是皮肤外科和整形外科的主流技术。这种简单的技术有着广泛的应用，它可以用于面部和躯干部位的缝合，尤其是在需要进行组织内翻的部位，包括鼻唇沟以及沿对耳轮和脐部的部分区域，这些部位在修复时需要进行解剖学的内翻缝合。

三、缝合材料的选择

缝线的选择在很大程度上取决于缝合的位置。由于这项技术在切口边缘之间和真皮浅层残留了缝线，所以应谨慎地选择缝线的种类，尽量减少大规格缝线的使用。在面部和耳部应用这项技术可采用 5-0 可吸收缝线，而在肢体远端用 4-0 缝线就足够了。3-0 可吸收缝线在背部缝合中的应用效果也很好。通常不建议使用 2-0 缝线，以减少缝线排异（suture spitting）的风险。

四、操作步骤

1. 使用手术镊或拉钩牵拉暴露伤口边缘。

2. 暴露真皮层的同时，在距离切口边缘 2 mm 的真皮层下方垂直进针。

3. 第一次进针，沿缝针的弧度走行，并从切口边缘穿出。缝合范围取决于缝针的大小、真皮层的厚度、对组织外翻的需要和耐受性。缝针走行的轨迹相对于伤口表面的顶点应该在进针点与出针点之间。

4. 保持缝线处于放松、无张力的状态，放开第一次进针侧的真皮组织，然后用手术镊轻轻夹持对侧边缘的组织。

5. 第二次进针，从对侧切口边缘的真皮乳头层进针，沿缝针的弧度走行，避免累及表皮下层，否则可能导致缝合后表皮凹陷的发生。然后在距离伤口边缘约 2 mm 的真皮层下表面出针。第二次进针与第一次进针的操作形成镜像。

6. 器械打结固定缝线（图 4-1A 至图 4-1G）。

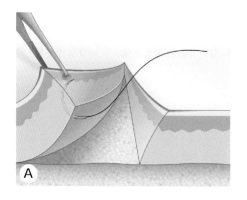

图 4-1A　单纯埋入式真皮缝合的第一个结，注意沿缝针的弧度走行，从切口边缘出针

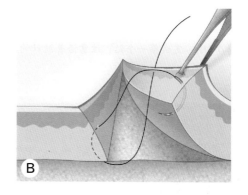

图 4-1B　从对侧切口边缘进针

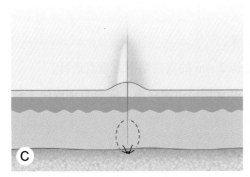

图 4-1C　剖面图显示了穿过真皮缝合的基本环形路线

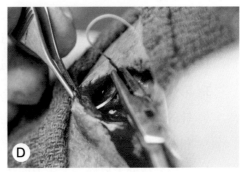

图 4-1D　开始打第一个结，注意缝针穿过真皮深层

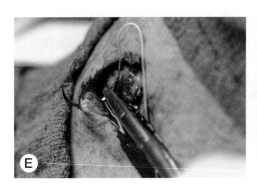

图 4-1E　完成第一个结，注意沿着缝针的弧度走行，从切口边缘出针

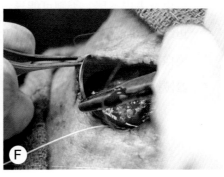

图 4-1F　开始打第二个结，从切口边缘进针

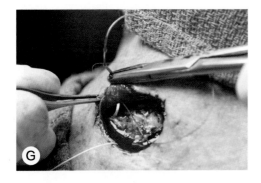

图 4-1G　完成第二个结，注意沿着缝针的弧度走行，从真皮深层出针

五、技巧与要点

单纯埋入式真皮缝合适用于需要轻微内翻的区域，如鼻唇沟。这项技术也可用于椭圆形切口的顶部，伤口边缘轻微的内翻可以通过将新形成的折角样突起拉向皮下组织来减少折角样突起形成的趋势。

操作完美的单纯埋入式真皮缝合与埋入式垂直褥式缝合的手术效果非常相似，因为缝合时顺着缝针的弧度走行会引起伤口边缘轻微的外翻。

六、缺点与注意事项

标准的埋入式真皮缝合虽然看似简单，但在实际操作中却很难正确地完成。与许多埋入式技术一样，在缝合的弧线顶点到达真皮 - 表皮交界处时，可能会发生表皮凹陷，在面部以及真皮层较薄的部位，应尽量避免这类问题的发生。同样，在富含皮脂腺的皮肤区域，如鼻部，凹陷可能长期存在，也需要谨慎操作。对于真皮层较厚的区域，随着可吸收缝线逐渐被吸收，较小程度的皮肤凹陷会随着时间的推移而逐渐消失。

考虑到单纯埋入式真皮缝合有形成伤口内翻的趋势，应避免在伤口内翻会引起特别问题的部位使用。伤口内翻的趋势意味着这项技术相比于其他技术更需要进行浅层缝合，因为经表皮缝合的目的就是实现伤口边缘的外翻。此外，在广泛应用这项技术之前也必须充分考虑患者舒适、方便以及功能性预后等方面的需要。

七、参考文献

STRAITH R E, LAWSON J M, HIPPS C J. The subcuticular suture. Postgrad Med, 1961, 29: 164-173.

4.2 折返式真皮缝合

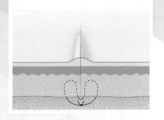

一、同义词

坎特（Kantor）缝合；折返式缝合（set-back suture）。

视频 4-2　折返式真皮缝合

（可通过 *www.AtlasofSuturingTechniques.com* 链接获取视频）

二、应用范围

折返式真皮缝合（set-back buried dermal suture）最适合用于有着明显张力的部位，尤其是背部、肩部和大腿部位，也可以用于包括面部中央、耳部等在内的几乎任何部位。在容易出现伤口内翻的部位，如脸颊和前额，也可以使用这项技术。这项技术相比埋入式垂直褥式缝合在操作上更容易，通常被新手外科医生、医学院学生和住院医生用作深层减压缝合的主要技术。

三、缝合材料的选择

缝线的选择在很大程度上取决于缝合的位置。尽管这项技术旨在缝合深层真皮并将缝线留在伤口表层下，但相比单纯埋入式缝合或埋入式垂直褥式缝合，外科医生可以选择使用更大规格的缝线。在背部应用这项技术可以使用 2-0 可吸收缝线，极少会出现并发症，因为较粗的缝线大部分被保留在了真皮层下方，所以缝线排异的现象并不常见；在四肢部位，可以使用 3-0 或 4-0 可吸收缝线；而在面部以及张力较小的部位，使用 5-0 可吸收缝线就足够了。

四、操作步骤

1. 使用手术镊或拉钩牵拉伤口边缘，充分暴露真皮下层。

2. 暴露真皮层的同时，在距离切口边缘 2~6 mm 的真皮层下方垂直进针。

3. 第一次进针，沿着缝针的弧度走行穿过真皮，在靠近切口边缘的位置出针。应注意缝合保持在真皮层内，以减少表皮凹陷的发生风险。缝针并非由切口边缘穿出，而是在距离切口边缘 1~4 mm 的位置穿出。缝合的范围取决于缝针的大小、真皮的厚度、对组织外翻的需要和耐受性。

4. 保持缝线处于放松、无张力的状态，放开第一次进针侧的真皮，然后用相同的方式轻轻夹持对侧边缘的组织，充分暴露真皮层下方。

5. 第二次进针，在距离切口边缘 1~6 mm 的真皮层下方进针。再次强调，缝合应该遵循缝针的弧度，避免累及表皮下层，否则可能导致缝合后表皮凹陷的发生。然后从进一步远离切口边缘处（距离伤口边缘 2~6 mm）出针。第二次进针与第一次进针的操作形成镜像。

6. 器械打结固定缝线（图 4-2A 至图 4-2H）。

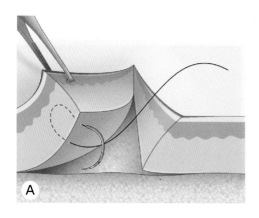 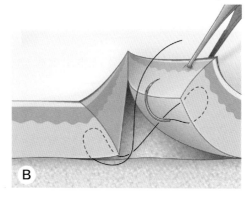

图 4-2A 从真皮层下方进针，在伤口边缘折返，再从真皮层下方出针

图 4-2B 在伤口对侧重复上述步骤

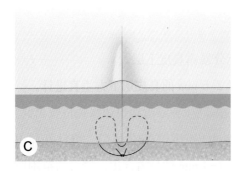

图4-2C 剖面图显示了缝线穿过真皮的路径和对伤口外翻的作用

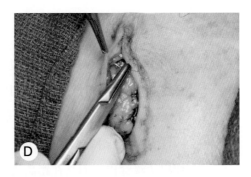

图4-2D 从真皮层下方进针

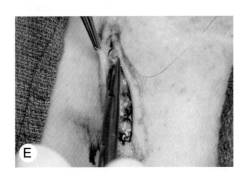

图4-2E 缝针在伤口边缘折返，从真皮层下方出针

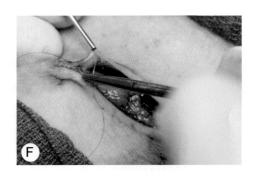

图4-2F 在对侧，缝针在伤口边缘折返进针

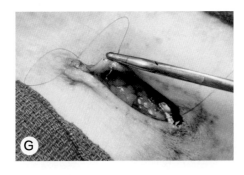

图4-2G 缝针穿过真皮，从伤口边缘折返出针

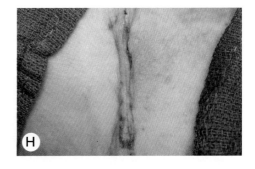

图4-2H 术后即刻的伤口外观，注意明显的伤口外翻，这种外翻现象会随着时间的推移而逐渐消失

五、技巧与要点

最近的一项随机双盲对照试验对折返式真皮缝合和埋入式垂直褥式缝合进行了比较，研究结果发现，折返式真皮缝合在伤口外翻方面的效果要优于埋入式垂直褥式缝合，而且医患双方一致认为折返式真皮缝合在术后伤口恢复美观性方面的效果更佳。

这项技术的一个主要优点是易于操作，因为在真皮层下方沿着缝针的弧度缝合，不需要改变缝合平面或是实现心形缝合，也无须保证出针点精确地落在真皮下层的内侧边缘，而这些是埋入式垂直褥式缝合所需要的。

因为整个缝合轨迹都位于真皮下，所以确保准确的缝合位置的前提是有一个充分暴露的平面。由于第一次进针在距离切口边缘 2~6 mm 的位置，因此充分地暴露真皮层是这项技术应用的先决条件。

当切除占位性病变（如囊肿或脂肪瘤）时，应用这项技术可以减少无效腔的形成。在这种情况下，第一针进一步退离切口边缘，缝合后将转化为一个更大的脊样隆起，同时使伤口中央部分的萎缩最小化，真皮层被拉紧，这样潜在的无效腔就转化为高度外翻的脊样隆起，这种外翻会随着时间的推移而逐渐消失。

最近的一项研究表明，采用折返式缝合技术和术后电子束照射联合治疗胸部瘢痕疙瘩的有效率接近 98%。该研究分析认为，伤口表面张力降低，再加上深层缝合以及缝线远离切口边缘，是达到这一显著疗效的重要原因。

六、缺点与注意事项

折返式真皮缝合会形成明显的伤口外翻，而伤口外翻程度可能取决于进针点与切口边缘的距离，有时这项技术引起的伤口外翻甚至要比埋入式垂直褥式缝合更加明显。应告知患者，术后短期内伤口处可见明显的脊样隆起。根据缝线材料和缝合密度的不同，这个脊样隆起可能会持续数周或数月。应该向患者解释该技术类似于放置皮下夹板，是有利于伤口愈合的，这样可以帮助患者建立合理的、现实的预期，从而减轻其对术后早期伤口外观不佳的焦虑。

外翻和张力过大的一个可能的并发症是脊样隆起太大而不能被深部缝合线支撑。这种情况下，伤口边缘反而可能会出现凹陷，导致在术后 1 周内出现一个中央凹陷、周边突出的脊样隆起，随着缝线逐渐被吸收，将产生一个明显凹陷的瘢痕线。避免这种情况发生的方法是折返缝合时不要超过伤口边缘几毫米以上，并且放置的缝线数量要足够多，使切口边缘得到充分支撑。

当缝合的弧线顶点到达真皮 – 表皮交界处时，偶尔会发生表皮凹陷，在面部以及真皮层较薄的部位，应尽量避免此类情况的发生。同样，在皮肤皮脂腺丰富的区域，如鼻部，凹陷可能长期存在，缝合时需要更加细致。在躯干或真皮层较厚的部位，随着可吸收缝线逐渐被吸收，较小程度的皮肤凹陷可能会随着时间的推移而逐渐消失。

七、参考文献

1. KANTOR J. The set-back buried dermal suture: an alternative to the buried vertical mattress for layered wound closure. J Am Acad Dermatol, 2010, 62(2): 351-353.

2. KANTOR J. The subcutaneous splint: a helpful analogy to explain postoperative wound eversion. JAMA Dermatol, 2014, 150(10): 1122.

3. TRUFANT J W, LEACH B C. Commentary: wound edge eversion:surgical dogma or diversion? J Am Acad Dermatol, 2015, 72: 681-682.

4. WANG A S, KLEINERMAN R, ARMSTRONG A W, et al. Setback versus buried vertical mattress suturing: results of a randomized blinded trial. J Am Acad Dermatol, 2015, 72: 674-680.

5. WANG L Z, DING J P, YANG M Y U, et al. Forty-five cases of chest keloids treated with subcutaneous super-tension-reduction suture combined with postoperative electron-beam irradiation. Dermatol Surg, 2014, 40: 1378-1384.

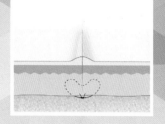

4.3 埋入式垂直褥式缝合

视频 4-3　埋入式垂直褥式缝合

（可通过 *www.AtlasofSuturingTechniques.com* 链接获取视频）

一、应用范围

埋入式垂直褥式缝合（buried vertical mattress suture）广泛用于皮肤科和整形外科的手术中，是大多数的外科医生所推荐的缝合技术，尤其适合闭合有着轻度至中度张力的伤口，常用于面部、四肢和躯干部位。这项技术需要改变缝合平面且穿过真皮乳头层，因此可能不太适用于缺乏弹性的皮肤。

二、缝合材料的选择

缝线的选择在很大程度上取决于缝合的位置，但由于缝线穿过真皮乳头层和切口边缘，应该选择适用于解剖位置的最小规格的缝线。在背部和肩部应用这项技术，可以选择 2-0 或 3-0 缝线。尽管理论上来说，使用较粗的 2-0 缝线，发生缝线排异与脓肿形成的风险更大。这需要与使用更大的 CP-2 缝针的获益进行权衡。使用 CP-2 缝针即使在最厚的真皮中也几乎不会弯曲，而 2-0 缝线在存在张力的情况下或有张力负荷的活动中也不太可能断裂。在四肢部位，可以使用 3-0 或 4-0 可吸收缝线，而在面部以及较小张力的区域，使用 5-0 可吸收缝线就足够了。

三、操作步骤

1. 使用手术镊或拉钩牵拉伤口边缘，充分暴露真皮下层。
2. 暴露真皮层的同时，在距离切口边缘 4 mm 的真皮层下方垂直进针。

3. 第一次进针，以 90° 角进针，穿入真皮层，接着通过转动腕部来转动持针器调整缝针的方向，使缝针在切口边缘穿出。这样可以使这一针的顶点位于真皮乳头层内，而出针点在真皮网状层。

4. 保持缝线处于放松、无张力的状态，放开第一次进针侧的真皮组织，然后用相同的方式轻轻夹持对侧边缘的组织，充分暴露真皮层下方。

5. 第二次进针，在切口边缘的真皮网状层进针，将缝针的角度调整为向上且侧向，使缝针的顶点位于真皮乳头层内。第二次进针与第一次进针的操作形成镜像。

6. 器械打结固定缝线（图 4-3A 至图 4-3H）。

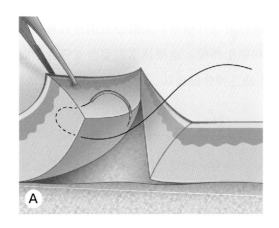

图 4-3A 从真皮层下方进针，随后缝针向上、向外移动，在切口边缘出针

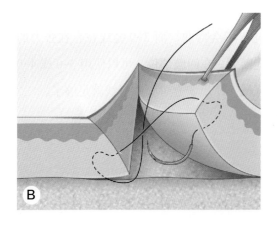

图 4-3B 从切口边缘进针，随后缝针向上且远离切口边缘的方向移动，在真皮深层出针

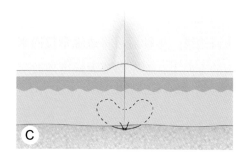

图 4-3C　剖面图显示了缝线穿过真皮层形成的心形路径

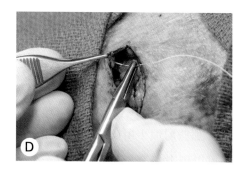

图 4-3D　从真皮层下方进针，随后缝针向上、向外移动

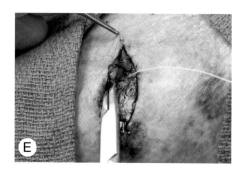

图 4-3E　从切口边缘出针

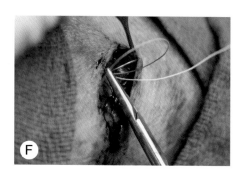

图 4-3F　从对侧切口边缘进针，随后缝针向上且远离伤口边缘的方向移动

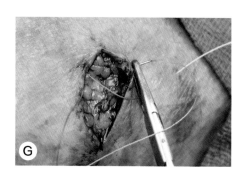

图 4-3G　旋转缝针并从真皮深层出针

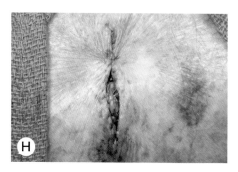

图 4-3H　在缺乏弹性的皮肤上实施了一次埋入式垂直褥式缝合后的伤口外观

四、技巧与要点

这项技术需要通过一定的练习才能掌握，但是一旦掌握了就可以较容易地操作。第一针也可以通过在进针时快速地牵拉伤口边缘、出针后再将边缘牵拉回来的方法实现，这种方法有助于引导缝针在正确的方向上，而不需要大幅度地改变持针器的方向。

那些习惯于用皮肤拉钩而不是手术镊的外科医生可能会采用类似的方法。拉钩可以用来在第一次进针的第一部分充分地牵拉皮肤边缘，然后在第一次进针的第二部分再将切口边缘拉向伤口的中心位置。这将使缝针沿着理想的心形路径走行，而不需要大幅度地转动持针器以调整缝针的方向。缝合时，主动操作部分（缝针和持针器，由惯用手握住）和被动操作部分（皮肤由手术镊或拉钩牵拉住）可能需要在三维空间中移动。因此，调整缝针在皮肤中的走行既可以通过惯用手操作缝针穿过皮肤的方式来实现，也可以通过用另一只非惯用手牵拉或操纵皮肤的方式来实现，或者可以将两种方式相结合。对有经验的外科医生来说，两种方式配合使用可以更优质、高效地完成埋入式垂直褥式缝合。

缝针走行轨迹的最高点应位于真皮乳头层，如果缝针走行的路径太浅，那么可能发生皮肤凹陷。在皮肤非常薄的部位（如眼睑）进行这种缝合，皮肤凹陷的发生几乎是不可避免的。尽管这种皮肤凹陷随着时间的推移可以消失，但如果可能的话，还应尽量避免，因为：①患者有时会对术后短期内的伤口外观产生忧虑；②皮肤凹陷意味着缝线的位置过于表浅，缝线排异的风险增大，这需要引起足够的警惕。

这项技术如果操作得当，伤口外翻和伤口边缘对合的情况都会非常理想，因此在整形外科和皮肤科医生中广受欢迎。操作完美的传统单纯埋入式真皮缝合与埋入式垂直褥式缝合非常相似，都是缝线沿着缝针的弧度走行，形成伤口边缘轻微的外翻。

五、缺点与注意事项

在有着明显张力的区域，如背部，应该谨慎地应用这项技术，以尽量减少缝针弯曲变形的风险，尤其是在使用较小型号的缝针（如 FS 和 PS）时。虽然应用这项技术后伤口边缘的外翻不像其他的缝合技术（如折返式真皮缝合）那样明显，但是在术后短期内仍然会留下一个小的脊样隆起。尽管这是在手术预期内的，但提醒患者注意这一结果仍然很重要，可以向患者解释该技术类似于放置皮下夹板，帮助患者建立合理的预期，从而减轻其对术后早期伤口外观不佳的焦虑。

六、参考文献

1.　STRAITH R E, LAWSON J M, HIPPS C J. The subcuticular suture. Postgrad Med, 1961, 29: 164-173.

2.　ZITELLI J A, MOY R L. Buried vertical mattress suture. J Dermatol Surg Oncol, 1989, 15(1): 17-19.

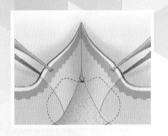

4.4 埋入式水平褥式缝合

一、同义词

完全埋入式水平褥式缝合（fully buried horizontal mattress suture）。

视频 4-4　埋入式水平褥式缝合

（可通过 *www.AtlasofSuturingTechniques.com* 链接获取视频）

二、应用范围

埋入式水平褥式缝合(buried horizontal mattress suture)是一项特定的缝合技术，可用于闭合狭窄的伤口，或在有限的空间内操作持针器，以及其他需要应用埋入式缝合的情况。它可以用于各种位置，包括头皮、耳部和小腿等。这一技术的应用可以带来充分的伤口外翻，根据进针的距离以及切口边缘是否为内斜角切开，而形成适度的伤口边缘对合。

三、缝合材料的选择

缝线的选择取决于外科医生的偏好和缝合的位置。虽然缝线被保留在真皮的下表面，但它穿过了真皮乳头层中部，因此应该选择使用能够提供足够抗拉强度的最小规格的缝线。同时，线结被保留在真皮网状层，位置仍然相对较浅，选择缝线时需加以关注。

这项技术很少用于真皮层较厚和张力较高的区域，如胸部和背部。在四肢部位应用这项技术，可以使用 4-0 可吸收缝线；在面部和较小张力下的部位，使用 5-0 可吸收缝线就足够了。如果有必要，3-0 缝线可用于下肢远端，但仍应谨慎，因为使用较粗的缝线更容易发生缝线排异或异物反应。

四、操作步骤

1. 使用手术镊或拉钩牵拉伤口边缘，充分暴露真皮下层。

2. 在牵拉真皮层的同时，缝针平行于切口线，在靠近切口外侧的真皮层下表面进针。

3. 第一次进针，轻压缝针进入真皮乳头层，然后释放压力，从真皮层下表面出针。

4. 保持缝线处于放松、无张力的状态，释放第一次进针侧的真皮组织，然后用相同的方式轻轻夹持对侧边缘的组织，充分暴露真皮层下方。

5. 第二次进针，在对侧真皮层的下表面进针，如果需要，可以采用反手技术，完成一个对称的缝合线环，使缝针从伤口对侧与初始进针点对应的位置穿出。

6. 器械打结固定缝线（图 4-4A 至图 4-4F）。

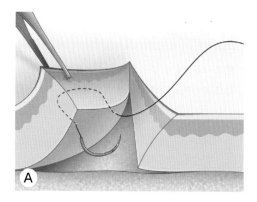

图 4-4A　从真皮层进针，平行于切口边缘走行

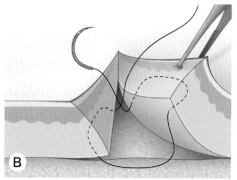

图 4-4B　在对侧伤口边缘以反向步骤操作

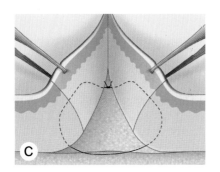

图 4-4C 埋入式水平褥式缝合的操作示意

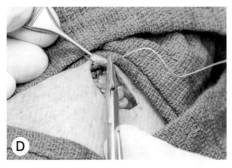

图 4-4D 缝针穿入真皮层，在伤口边缘略微回移，并沿着平行于伤口边缘的方向走行

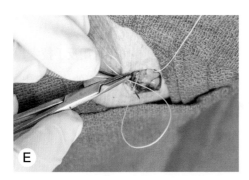

图 4-4E 在对侧伤口边缘以反向步骤操作

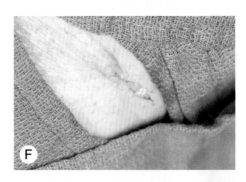

图 4-4F 完成了一次埋入式水平褥式缝合后的伤口外观，注意明显的伤口边缘外翻

五、技巧与要点

　　埋入式水平褥式缝合适用于狭窄或浅表伤口的缝合，如头皮和胫骨部位。在较大伤口的缝合过程中，若两个缝合点之间没有足够的空间再进行埋入式垂直褥式缝合时，也可以应用这项技术，在两个缝合点之间再增加一个缝合点，从而更好地闭合伤口。

　　与埋入式垂直褥式缝合一样，这项技术也可以在第一次进针时快速地牵拉伤口边缘，然后在缝针到达最高点时再将伤口边缘牵拉回来。虽然与垂直褥式缝合相反，该技术中缝针的方向是与切口线平行的，但这同样有助于引导缝针在正确的方向上，而不需要大幅度地转动持针器来改变方向。

　　也可以用执笔的方式抓握持针器，使用手术镊牵拉真皮层来获得更好的视野，然后再旋转缝针通过真皮层。

与其他埋入式缝合技术一样，缝针走行轨迹的最高点应该在真皮乳头层或更深处，如果进针的位置太浅，可能会发生皮肤凹陷。

六、缺点与注意事项

这项技术并不适用于所有的部位，在真皮层较厚的部位以及存在中度或以上张力的部位应避免使用，如背部和肩部。在这些部位，当没有足够的空间进行折返式真皮缝合或埋入式垂直褥式缝合时，可以在已埋入的缝线之间使用埋入式水平褥式缝合来额外增加缝线。

虽然埋入式水平褥式缝合后的伤口外翻程度并不像其他技术（如折返式真皮缝合）那样明显，但是在术后短期内仍然可能留有一个小的脊样隆起。尽管这样的情况是在手术预期内的，但仍要提醒患者注意这一现象，并向患者解释该技术类似于放置皮下夹板，帮助患者建立合理的、现实的手术预期，从而减轻患者对术后早期伤口外观不佳的焦虑。

伤口边缘坏死被认为是水平方向缝合的一个潜在风险，但在临床实践中，这种情况很少发生。通常这种并发症发生在传统的过紧的经皮水平褥式缝合中，而不是埋入式缝合中。因为它可能是由切口边缘被过度束紧所引起的，而这种情况通常不会出现在埋入式缝合中。

这项技术最初的描述与蝶形缝合有一些相似之处，应该注意的是，埋入式水平褥式缝合是传统水平褥式缝合的埋入式版本，进针点和出针点都应该在接近伤口边缘的真皮层的下表面，而蝶形缝合的进针点和出针点在切口边缘与真皮层下表面的连接处，缝针的弧形针体在对角线上。

七、参考文献

ALAM M, GOLDBERG L H. Utility of fully buried horizontal mattress sutures. J Am Acad Dermatol, 2004, 50(1): 73-76.

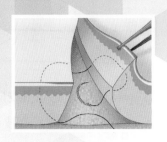

4.5 蝶形缝合

视频 4-5　蝶形缝合
（可通过 *www.AtlasofSuturingTechniques.com* 链接获取视频）

一、应用范围

蝶形缝合（butterfly suture）是一项埋入式缝合技术，适用于存在中度至明显张力的伤口，尤其适合真皮层较厚和需要缓解明显张力的部位，如躯干和肩部。

二、缝合材料的选择

缝线的选择取决于外科医生的偏好和缝合的位置。这项技术是为躯干部位存在明显张力的伤口而设计的，通常使用 3-0 缝线。有时为了避免更小的缝针发生弯曲也可以使用 2-0 缝线。蝶形缝合的线结需要埋在切口线上真皮层的底部，因此有发生缝线排异的风险。使用单股可吸收缝线（如 PDS 缝线）被认为比使用多股编织可吸收缝线能够带来更好的预后。

三、操作步骤

1. 理想情况下，蝶形缝合要求伤口边缘有向内侧倾斜的反向斜面，伤口中心的表皮层悬于真皮层之上。
2. 使用手术镊或拉钩牵拉伤口边缘，充分暴露真皮下层。
3. 牵拉暴露真皮层的同时，在切口边缘底部与被游离的真皮层底部的连接处，将缝针刺入真皮层下表面。以执笔的方式抓握持针器，垂直于切口边缘，而缝针以倾斜的角度被固定在持针器上，以便于缝合。

4. 第一针，轻压缝针，使其横向且向上移动，形成一个水平的缝合环，剖面示意图类似于蝴蝶的翅膀。然后在与进针点相同的平面上，沿着缝针的弧度走行，从真皮下层出针。

5. 保持缝线处于放松、无张力的状态，释放第一次进针侧的真皮组织，然后用相同的方式轻轻夹持对侧边缘的组织，充分暴露真皮层下方。

6. 第二针，在对侧真皮层下方进针，如果需要，可以使用反手技术，完成一个对称的缝合线环，使缝针从伤口对侧与初始进针点对应的位置穿出。

7. 器械打结固定缝线（图 4-5A 至图 4-5E）。

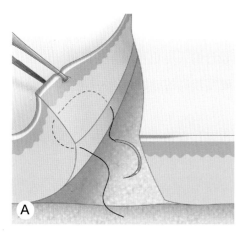

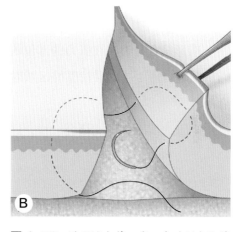

图 4-5A 蝶形缝合第一步，以执笔的方式抓握持针器，缝针平行于切口边缘，以约 45° 角进针，因此当缝针到达顶点时，更多的浅层真皮可以被缝入，形成伤口外翻

图 4-5B 蝶形缝合第二步，在对侧实施第一步的镜像操作

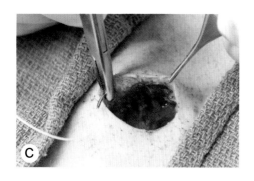

图 4-5C 蝶形缝合第一步，以执笔的方式抓握持针器，缝针平行于切口边缘，以约 45° 角进针，因此当缝针到达顶点时，更多的浅层真皮可以被缝入，形成伤口外翻

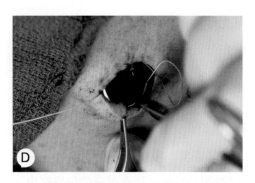

图4-5D 蝶形缝合第二步，在对侧实施第一步的镜像操作

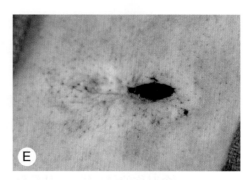

图4-5E 术后即刻的伤口外观，注意显著的伤口外翻

四、技巧与要点

蝶形缝合是为存在张力的部位的缝合而设计的，但也可用于任何解剖位置。当试图缝合背部真皮层较厚的区域时，使用硬度较高的缝针可能有助于降低缝针弯曲的风险。

与埋入式垂直褥式缝合一样，这项技术也可以在第一次进针时快速地牵拉伤口边缘，然后在缝针到达最高点时再将伤口边缘牵拉回来。虽然与埋入式垂直褥式缝合中所使用的垂直的方式不同，该技术中缝针的走行方向是平行于切口边缘的，并且在相对于纵轴的对角线上，但这同样有助于引导缝针在正确的方向上，而不需要大幅度地转动持针器来改变方向。

与大多数缝合技术一样，缝针走行轨迹的最高点应该在真皮乳头层或更深处，如果进针的位置太浅，可能会导致皮肤凹陷的发生。这项技术的独特之处在于，它沿着伤口轴线缝合了一大块真皮组织，理论上增加了每次缝合的稳健性，并且使缝针向着伤口边缘向上和向外的对角线的方向移动，促进了伤口外翻。

蝶形缝合的支持者主张使用一种长效的不可吸收的单股缝线（如PDS缝线），它能够在较长的一段时间内保持强度，因此特别适合在高张力的伤口缝合中使用。

和埋入式水平褥式缝合一样，蝶形缝合的优势是每一针都需要缝合相对宽大的真皮。在皮肤缺乏弹性的部位，每一针的缝合中缝进较宽的真皮可降低撕裂的风险，这种风险在实施埋入式垂直缝合时可能会发生。蝶形缝合的另一个好处是，每一个完整的缝合都是水平方向的，因此缝合一定长度的伤口需要的缝合次数更少。

五、缺点与注意事项

对伤口边缘进行斜面处理意味着这项技术的应用需要一定的预先规划。然而，斜面处理也可用于其他技术，因为这可能有助于伤口边缘的对合，但理论上也存在伤口挛缩的风险，可能导致伤口小程度的裂开。如果在蝶形缝合中不对伤口边缘进行斜面处理，会有少量的真皮悬吊在切口边缘，妨碍对合。在这种情况下，可以用手术剪或刀片修剪悬垂的真皮，以使伤口边缘的愈合不受阻碍。

一些作者对水平方向缝合可能引起的伤口边缘坏死提出了担忧。蝶形缝合的支持者则认为伤口边缘坏死并不能被视为该技术的并发症，坏死通常只在水平褥式缝合位置过浅时才会出现，而不会出现在其他埋入式缝合中。因为它可能是由切口边缘被过度束紧引起的，而这种情况通常不会出现在埋入式缝合中。

蝶形缝合应该避免在眼睑部位使用，因为在真皮层较薄、张力较小的部位，明显的切口外翻可能不会随着时间的推移而消失。同样，在需要内翻的部位，如鼻唇沟，也应避免使用。

考虑到这项技术带来的明显的伤口外翻，在术后短期内可能留下一个小的脊样隆起，虽然这样的情况是在手术预期内的，但仍要提醒患者注意这一现象，并向患者解释该技术类似于放置皮下夹板，帮助患者建立合理的、现实的预期，从而减轻其对术后早期伤口外观不佳的焦虑。

六、参考文献

BREUNINGER H, KEILBACH J, HAAF U. Intracutaneous butterfly suture with absorbable synthetic suture material. Technique, tissue reactions, and results. J Dermatol Surg Oncol, 1993, 19(7): 607-610.

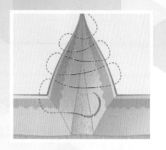

4.6 连续皮内缝合

视频 4-6　连续皮内缝合

（可通过 *www.AtlasofSuturingTechniques.com* 链接获取视频）

一、应用范围

连续皮内缝合（running subcuticular suture）是一种表皮对合技术，适用于张力最小或无张力的伤口。这项技术几乎不会在没有深层真皮缝合的情况下应用，因为它的强度仅仅来自轻微的表皮对合，在存在明显张力的情况下，其应用效果更差。连续皮内缝合的应用也取决于是否存在一个相对高强度的真皮层，这是因为它本质上是一种皮内技术，不会从表皮中获得任何支持力量。在皮肤缺乏弹性或真皮层较薄的部位（如眼睑）应避免应用该技术。

二、缝合材料的选择

与其他技术一样，任何解剖位置的缝合都应选择尽可能细的缝线。无论解剖位置如何，设计连续皮内缝合技术的目的都不是维持伤口的张力，它的用途仅限于轻微的表皮对合，因此通常选择 5-0 或 6-0 缝线。根据手术需要的不同，应用这项技术时可以选择可吸收或不可吸收缝线。如果使用不可吸收缝线，最好选择单股缝线，以减少拆线时的摩擦力。由于该技术在真皮浅层会留下大量的缝线，如果使用可吸收缝线，那么单股缝线同样是最好的选择，能够减少感染和异物反应的发生风险。

三、操作步骤

1. 在伤口的最右角远端处进针，与切口线平行，从距离顶点 2~5 mm 的位置开始缝合。缝针从切口顶点的外侧穿过，直接穿过表皮，在伤口的内部、顶点的中间出针。注意，可以根据完成缝合所用的技术对第一针的方式进行调整，下文将详细介绍。

2. 缝线的尾端位于切口顶点外侧且在切口外，轻轻牵拉伤口边缘，缝针刺入伤口远缘的真皮，连续的行针轨迹与切口线平行。缝针和缝线应该在均匀的深度通过真皮。缝合的范围取决于缝针的大小，但为了降低组织坏死的发生风险，可能要谨慎地限制每次进针的距离。缝针从与进针点到切口边缘等距离的一点穿出真皮。

3. 然后用手术钳持针，同时松开持针器。当缝针随手术钳从组织中穿出时，再次用持针器以正确的方式持针，在对侧的切口边缘重复上述步骤。

4. 将缝线拉直，牵拉暴露对侧切口边缘的皮肤，在真皮层进针，重复同样的动作。应略微靠近（相对于缝合线开始处的伤口顶点）出针点进针，从而对缝线的蛇形走向引入小程度的回溯，这将有助于减少组织皱缩的风险。

5. 在切口对侧重复同样的操作，直至伤口末端。到达终点时，从切口线方向上的切口内部进针，从切口顶点外侧出针（图 4-6A 至图 4-6J）。

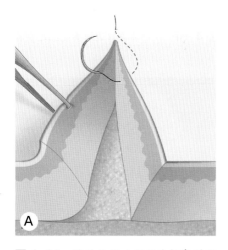

图 4-6A　缝针从伤口顶点外部穿到伤口内部，旋转穿过真皮浅层

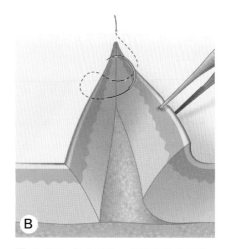

图 4-6B　在对侧伤口边缘重复此步骤

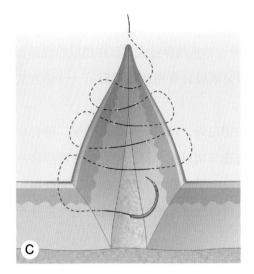

图4-6C 连续皮内缝合的操作示意

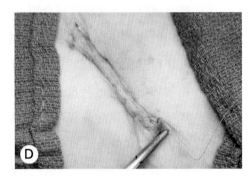

图4-6D 缝针从伤口顶点外部穿到伤口内部

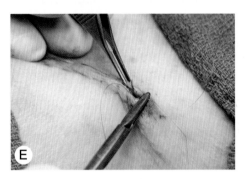

图4-6E 在一侧的切口边缘旋转缝针穿过真皮浅层

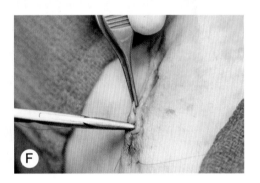

图4-6F 在对侧伤口边缘重复上述步骤

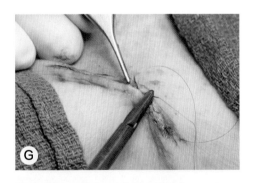

图4-6G 沿着伤口的走行交替缝合

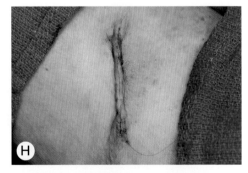

图4-6H 术后即刻的伤口外观,缝线的前端和尾端仍可见

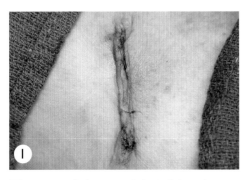

图 4-6I 缝线在伤口上方打结的术后外观

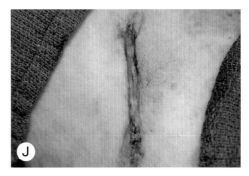

图 4-6J 在表皮上修剪过缝线之后的外观

四、技巧与要点

　　合理的体位有助于外科医生高效、舒适地完成皮内缝合。大多数外科医生接受的操作训练都是在手术部位平坦并垂直于他们的身体的情况下完成的。由于与皮内缝合相关的操作角度为 90°，所以外科医生身体（两肩连线）平行于切口线站立可能对缝合是有帮助的。这样有利于外科医生从右到左流畅地操作，而不需要扭动肩部或手腕。

　　关于这项技术的一个经典难题是如何开始和完成缝合，解决这一问题有多个可供选择的方法，一些可用的方法列举如下。

　　1. 紧贴表皮将缝线的末端剪断：这种方法对于医生和患者来说都是最方便的，并且能够使留下缝线痕迹的风险最小化。然而，由于缝线的末端没有以任何方式固定住，在面对压力时难以支撑表皮处于原位。如果使用单股可吸收缝线，情况更是如此，因为这种缝线很容易穿过真皮，而且在张力最大的部位会自然地滑脱。

　　2. 留下一根长的（3~6 cm）线尾后剪断缝线末端：可以用胶布、组织胶或外科胶带将缝线末端固定住，以减少随时间推移而增加的滑脱风险。如果使用单股不可吸收缝线，这种方法是最合适的，因为这种缝线可能被留置 6 周或更长时间。如果缝线尾端没有被固定在合适的位置，可能会引起伤口顶端外侧缝线出口位置的皮肤发炎。

　　3. 在连续缝合皮下线环的两端各进行一个埋入式真皮缝合或折返式真皮缝

合打结：第一个真皮缝合打结打在远端，在打结处或略高于打结处剪断缝线的末端。随后进行连续皮内缝合，在另一端打一个类似的结。在这种情况下，第一次和最后一次的缝合不是在伤口外面开始和结束的，而是在切口两端的真皮层（如前所述）。

4.在伤口的上方将缝线的两端打结系在一起：这需要在缝合开始时就预留足够的尾线，在缝合完成后也要保留足够的缝线，这样蝴蝶结就可以打在靠近伤口中心的位置。与此方法相关的风险包括：缝线出伤口处的尖端扭转引起的组织损伤，以及由敷料移动或患者疏忽导致的带出或拉出松散的线结。

如果尝试在操作时缝合更少的皮肤，有时可能会导致表皮在伤口边缘聚拢时出现卷曲。为了避免这种情况，可以使每一次缝合的真皮位置相对于伤口顶端稍微向后，以更宽的"U"形轨迹缝合在真皮上，呈波形。缝合时要注意细节，放置足够数量的缝线可以有效地降低表皮卷曲的发生风险。

流畅的操作技术对于有效且高效地完成连续皮内缝合至关重要。一些作者主张调整持针器持针的角度，从传统的90°提高到135°，来提高外科医生的舒适度，减少手术中身体扭转的需要，尽管只需略微调整外科医生的身体位置就可以避免这种改变。

五、缺点与注意事项

虽然连续皮内缝合的主要优势是完全皮内缝合，但这也可能是一个最大的缺点。这项技术导致大量的异物以连续的方式留在真皮中，虽然在皮肤较厚的部位（如背部），这可能不是主要的问题，但在其他的解剖位置，大量的缝线留置可能会引起感染或异物反应，甚至缝线本身会形成一种物理屏障，影响伤口的顺利愈合——本质上是一种医源性结痂现象。

连续皮内缝合的另一个缺点是，如果使用不可吸收缝线，在一段时间后拆线，会留下缝合的针道。该技术的一个好处是允许缝线留置数周或数月，但是这也意味着拆除长期留置的缝线后存在一个理论上的风险，即缝线拆除后留下一个潜在的线道空间，尽管这个空间又细又长。再次强调的是，选择使用合理的、最细的缝线可以降低这种风险。

如果使用不可吸收缝线，应考虑到最终需要拆除缝线。单股不可吸收缝线的拆除是通过对缝线的游离端进行轻柔、连续地牵拉来完成的，因此必须将连续缝合的长度保持在合理的最大值范围内，以避免在牵拉缝线进行拆除时发生断裂。针对较长的切口，使用不可吸收缝线进行缝合时，可在每隔 4 cm 左右的位置加一个单独的单纯间断缝合，这样在拆线时能够提供一个可以剪断和拉出缝线的位置。

如果选择使用缓慢吸收的缝线，应考虑使用未染色的缝线，因为根据缝线放置的深度和表皮缺乏弹性的程度，缝线有时仍然能在体表可见。

根据深部缝线的放置位置，将表皮边缘往内拉时，有可能会导致一些轻微的内翻，尤其是在用一个固定的结将缝线的末端固定住时，这种情况格外严重。

六、参考文献

1. AHMED A M, ORENGO I. Surgical pearl: alternate method of loading needle to facilitate subcuticular suturing. J Am Acad Dermatol, 2007, 56(5 suppl): S105-S106.

2. BICKEL K D, GIBBS N F, CUNNINGHAM B B. The subcuticular "spider" stitch: a simple solution to suture breakage and patient discomfort in long incisions. Pediatr Dermatol, 1998, 15(6): 480-481.

3. CLAY F S, WALSH C A, WALSH S R. Staples vs subcuticular sutures for skin closure at cesarean delivery: a meta analysis of randomized controlled trials. Am J Obstet Gynecol, 2011, 204(5): 378-383.

4. FIGUEROA D, JAUK V C, SZYCHOWSKI J M, et al. Surgical staples compared with subcuticular suture for skin closure after cesarean delivery: a randomized controlled trial. Obstet Gynecol, 2013, 121(1): 33-38.

5. GENDERS R E, HAMMINGA E A, KUKUTSCH N A. Securing the subcuticular running suture. Dermatol Surg, 2012, 38(10): 1722-1724.

6. LAZAR H L, MCCANN J, FITZGERALD C A, et al. Adhesive strips versus subcuticular suture for mediansternotomy wound closure. J Card Surg, 2011, 26(4): 344-347.

7. MASHHADI S A, LOH C Y. A knotless method of securing the subcuticular suture. Aesthet Surg J, 2011, 31(5): 594-595.

8.   MCKINLEY L H, DORTON D W. Modified intermediate running subcuticular technique with nonabsorbable suture. Dermatol Surg, 2012, 38(6): 924-925.

9.   ONWUANYI O N, EVBUOMWAN I. Skin closure during appendicectomy: a controlled clinical trial of subcuticular and interrupted transdermal suture techniques. J R Coll Surg Edinb, 1990, 35(6): 353-355.

10.   RETZLAFF K, AGARWAL S, SONG D H, et al. The four-step subcuticular suture technique. Plast Reconstr Surg, 2010, 126(1): 50e-51e.

11.   SANDERS R J. Subcuticular skin closure–description of technique. J Dermatol Surg, 1975, 1(4): 61-64.

12.   TUULI M G, RAMPERSAD R M, CARBONE J F, et al. Staples compared with subcuticular suture for skin closure after cesarean delivery: a systematic review and meta-analysis. Obstet Gynecol, 2011, 117(3): 682-690.

13.   WATTS G T. Modified subcuticular skin suture. Br J Plast Surg, 1956, 9(1): 83-84.

14.   WILLIAMS I M, WRIGHT D D, HICKMAN J. Subcuticular wound closure: alternative method of securing the suture. Br J Surg, 1994, 81(9): 1312.

4.7 返回式连续皮内缝合

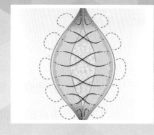

一、同义词

返回式皮内缝合（backing out subcuticular suture）。

视频 4-7　返回式连续皮内缝合

（可通过 *www.AtlasofSuturingTechniques.com* 链接获取视频）

二、应用范围

返回式连续皮内缝合（backing out running subcuticular suture）是一种表皮对合技术，适用于血液供应良好部位的轻微或无张力的伤口。这项技术几乎不会在没有深层真皮缝合的情况下使用，因为它的强度仅仅来自于轻微的表皮对合，在存在显著张力的情况下应用是无效的。

三、缝合材料的选择

与其他技术一样，任何解剖位置的缝合都应选择尽可能细的缝线。由于设计返回式连续皮内缝合技术的目的并不是维持伤口的张力，而是仅限于轻微的表皮对合，所以选择使用 5-0 或 6-0 缝线通常是足够的。这一点特别重要，因为在应用这项技术时大量的缝线被保留在了原位。在需要拆线的缝合中，最好是选择单股缝线，将摩擦系数降到最低。

四、操作步骤

1.　在伤口的最右角远端处进针，与切口线平行，从距离伤口顶点 2~5 mm 的位置开始缝合。缝针从切口顶点的外侧穿入，直接穿过皮肤，在伤口的内部、顶点的中间出针。

2. 缝线的尾端位于切口顶点外侧且在切口外，轻轻牵拉伤口边缘，缝针刺入伤口远缘的真皮，连续的行针轨迹与切口线平行。缝针与缝线应该在均匀的深度通过真皮。缝合的范围取决于缝针的大小，但为了降低组织坏死的风险，可能要谨慎地限制每一针的距离。缝针从与进针点到切口边缘等距离的一点穿出真皮。

3. 然后用手术钳持针，同时松开持针器。当缝针随手术钳从组织中穿出时，再次用持针器以正确的方式持针，在对侧的切口边缘重复上述步骤。

4. 将缝线拉直，牵拉暴露对侧切口边缘的皮肤，在真皮层进针，重复同样的动作。应略微靠近（相对于缝合线开始处的伤口顶点）出针点进针，从而对缝线的蛇形走向引入小程度的回溯。

5. 在对侧切口重复同样的操作，直至伤口末端。到达终点时，从切口线方向上的切口内部进针，在切口顶点外侧出针。

6. 在伤口的顶点和缝线的出口点之间插入一小卷凡士林纱布（或一个牙科敷料卷），然后再将缝针重新插入到凡士林纱布和伤口顶点之间，固定住纱布并在伤口内部穿出。

7. 向相反的方向移动，然后重复步骤1~5，缝线在真皮浅层交替呈蛇形蜿蜒，如果需要，可以使用反手技术。

8. 在缝合开始的顶点外侧出针后，在缝线两端之间再次放置一小卷凡士林纱布，然后将缝线打结（图 4-7A 至图 4-7J）。

五、技巧与要点

这是一项特定的缝合技术，因为在缝合时增加第二排表皮下缝线可能并不会显著提高伤口的安全性，却会使最终需要拆线的缝线数量增加 1 倍。

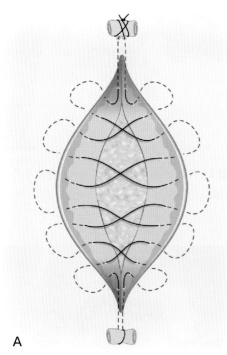

图 4-7A　返回式连续皮内缝合的操作示意

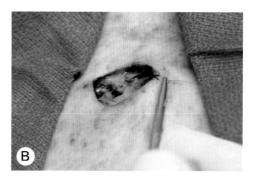

图 4-7B　从伤口顶点外部向伤口内部进针

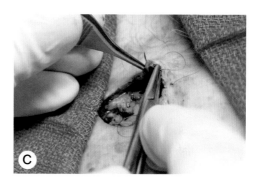

图 4-7C　沿真皮浅层进针，平行于伤口边缘走行

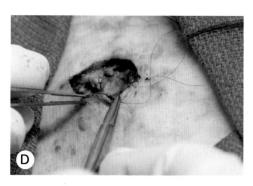

图 4-7D　在对侧伤口边缘连续重复上述步骤

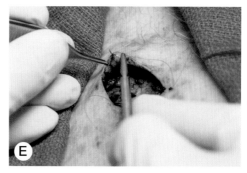

图 4-7E　沿着伤口继续缝合

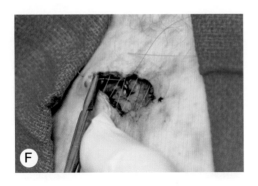

图 4-7F 当到达对侧伤口的顶点时，缝针从顶点外侧的真皮深层直接向外穿出皮肤

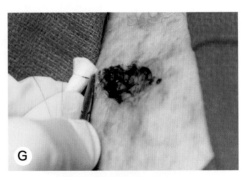

图 4-7G 反手持针时可以放一小卷纱布用以支撑

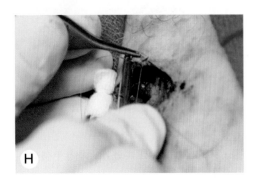

图 4-7H 在相反方向，缝针沿着真皮浅层向伤口顶点走行

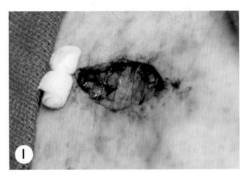

图 4-7I 当缝针到达最初的伤口顶点时，再次从被游离的真皮顶点的内侧进针，从最初的进针点的内侧出针

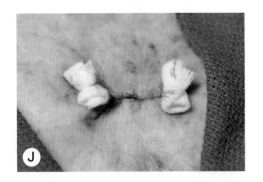

图 4-7J 放另一小卷纱布用于固定，将缝线打结。注意伤口中心的小间隙，此处的张力最大

与标准连续皮内缝合一样，合理的体位有助于外科医生高效、舒适地完成返回式连续皮内缝合。大多数外科医生接受的操作训练都是在手术部位平坦且垂直于他们的身体的情况下完成的。由于与皮内缝合有关的操作为 90°，所以外科医生的身体（两肩连线）平行于切口线站立可能对缝合是有帮助的。这样有利于外科医生从右到左流畅地操作，而不需要转动肩部或手腕。

由于这项技术要求外科医生在缝合的后半部分向相反的方向进行操作，所以当回到原来的伤口顶点时，使用反手缝合技术可能更好。尽管采用反手技术能够为操作提供便利，但这也可能会大大增加完成缝合所需要的时间。

与标准的连续皮内缝合方法一样，流畅的操作技术对于有效且高效地完成返回式连续皮内缝合至关重要。一些作者主张调整持针器持针的角度，从传统的 90° 调整到 135°，来提高外科医生的舒适度，减少手术中身体扭转的需要，尽管只需略微调整外科医生的身体位置就可以避免这种改变。

六、缺点与注意事项

虽然返回式连续皮内缝合被定义为一种双向的皮内缝合技术，但是额外增加一排缝线对提高伤口的安全性几乎没有帮助，因为整条缝线是用一个线结固定的。因此，不建议将这项技术作为单独使用的缝合方法，最好是将它与更深层的缝合技术联合使用。

这项技术的应用导致大量的异物（缝线）在真皮内以连续的方式存留——大致是标准连续缝合的两倍。虽然在真皮层较厚的部位（如背部），这并不是一个主要的问题，但在其他解剖位置，大量的缝线留置可能引起感染或异物反应，甚至缝线本身会形成一种物理屏障，影响伤口的顺利愈合——本质上是一种医源性结痂现象。

在返回式连续皮内缝合中增加额外的一排皮内缝线的这一做法，进一步引起了人们对伤口边缘组织绞窄的忧虑，理论上这与紧密地放置皮内缝线有关。因此，这项技术应该用于血供充足的部位，如面部。

拆除长期留置的缝线存在一个理论上的风险，即拆线后会形成一个潜在的线道空间，尽管这是一个细长的空间。这种理论上的风险（返回式连续皮内缝合的风险比标准的皮内缝合更高）可以通过使用最细的缝线来降低。

有时会有一种趋势，即伤口的两端发展成明显的折角状，因为缝线绕圈系在伤口两端侧面的纱布上时产生了张力，减少缝线上的张力有助于降低这种潜在趋势发生的可能性。

七、参考文献

HUANG L. The backing out subcuticular suture. Br J Oral Maxillofac Surg, 2011, 49(5): e22-e23.

4.8 经皮垂直褥式缝合

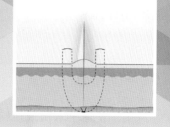

一、同义词

哈尼克－马里尼（Haneke-Marini）缝合；改良垂直褥式缝合（modified buried vertical mattress suture）。

视频 4-8　经皮垂直褥式缝合

（可通过 *www.AtlasofSuturingTechniques.com* 链接获取视频）

二、应用范围

设计经皮垂直褥式缝合（percutaneous vertical mattress suture）的目的在于显著缓解伤口的张力，同时实现在相对狭窄的空间内轻松地完成缝合。这项技术最适合用于真皮层较厚的部位，也可以用于必须行减张缝合（tension-relieving sutures）而进针又有一定困难的情况下。一些作者主张将它作为标准埋入式缝合的替代，并作为一种易于实现的埋入式垂直褥式缝合的替代。而另一些人则主张将其作为一项特定的缝合技术，专门用于对完全埋入式缝合来说更有挑战性的部位。

三、缝合材料的选择

缝线的选择在很大程度上取决于缝合的位置。由于缝线多次穿过表皮层，所以应选择适用于解剖位置最小规格的缝线。在背部和肩部应用这项技术，可以使用 2-0 或 3-0 可吸收缝线，尽管理论上，2-0 可吸收缝线更粗，发生缝线排异或脓肿形成的风险更大，特别是在缝线完全从表皮层穿出的情况下；在四肢部位，可以使用 3-0 或 4-0 可吸收缝线；在面部和张力较小的区域，使用 5-0 可吸收缝线就足够了。

四、操作步骤

1. 使用手术镊或拉钩牵拉暴露伤口边缘。在存在明显张力的部位，或者无法充分暴露视野时，可以不牵拉皮肤，在盲视下进针。

2. 在距离切口边缘 4 mm 的真皮层下方垂直进针。

3. 第一次进针，从被游离的真皮层下方进针，完全穿过真皮层，从进针点上方的表皮层直接出针。

4. 通过反手技术重新用持针器持针，从出针点的针孔或出针点内侧进针穿过表皮，浅浅地缝合一针，从切口边缘的侧面边缘出针。

5. 再次以反手的方式持针，在对侧伤口边缘进针，该进针点与第一次进针侧出针点的深度相同。缝针再次以镜像对称的路径穿过真皮，并从距离伤口边缘约 4 mm 处出针。或者，这一步可以与前面的步骤结合，可以持针在初始侧切口边缘出针后，直接在对侧切口边缘进针。

6. 以标准的方式持针，在出针点的针孔或出针点外侧进针，沿着较深的路线走行，从真皮层的下表面进入伤口被游离的空间。

7. 器械打结固定缝线（图 4-8A 至图 4-8K）。

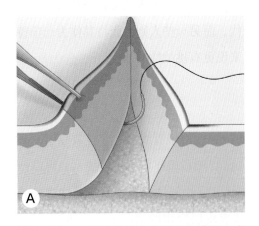

图 4-8A 从被游离的真皮层下方进针，直接向上穿过皮肤出针

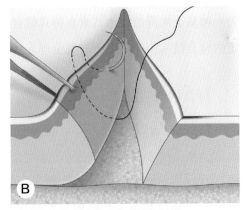

图 4-8B 从相对于伤口边缘出针点的内侧进针，或者直接从出针点的针孔进针，穿过真皮浅层，在伤口边缘出针

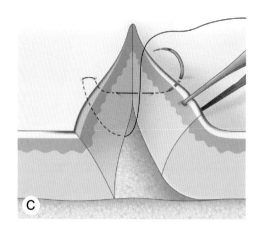

图 4-8C 再次沿着表浅的路线，从对侧伤口边缘进针

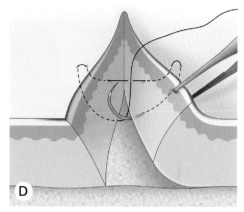

图 4-8D 再次通过出针点的针孔或出针点外侧进针，沿着较深的路线，从真皮层下方出针

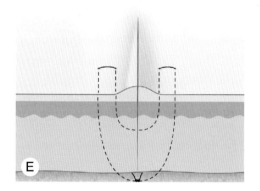

图 4-8E 经皮垂直褥式缝合的剖面操作示意

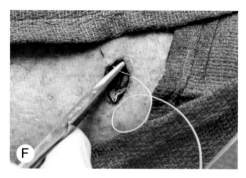

图 4-8F 从被游离的真皮层下方进针，直接向上穿过皮肤出针

图 4-8G 从相对于伤口边缘出针点的内侧进针，穿过真皮浅层，从伤口边缘出针

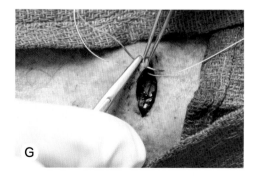

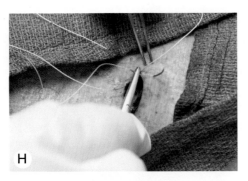

图4-8H 从对侧伤口边缘进针

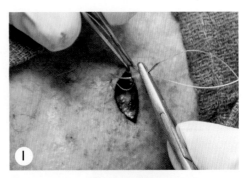

图4-8I 再次通过出针点的针孔或出针点外侧进针，沿着较深的路线，从真皮层下方出针

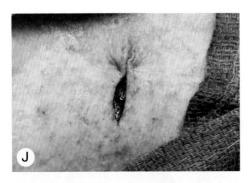

图4-8J 缝合一针后的伤口外观。注意局部会有小的凹陷，但这一凹陷会随着缝线的吸收而消失

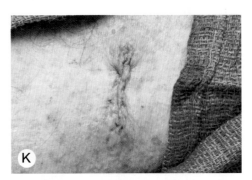

图4-8K 缝合多针后的伤口外观

五、技巧与要点

经皮垂直褥式缝合非常适用于传统的埋入式缝合因空间有限而操作困难的部位，如头皮和小腿等部位。即使是在使用小的1/2弧圆针且经过充分扩创的情况下，也很难将缝针插入到这些解剖位置的真皮层下方。当需要在两个相对紧密的缝线之间放置额外的缝线的情况下，或是在伤口边缘不可能完全收缩的部位，这项技术也可能是有用的。

这项技术还可以用于很难暴露真皮层下方的情况下，因为该技术几乎可以在盲视下进针。轻轻抓起皮肤，拉紧，缝针进入游离的真皮下方再从皮肤外部穿出，这些操作可以凭感觉来完成，因此这项技术也非常适合头皮部位的缝合，头皮部位极低的皮肤弹性可能会阻碍伤口真皮层下方视野的完全暴露。

当需要在完整性没有被破坏的组织区域进行埋入式缝合时，也可以使用该技术。初始缝合从真皮层下方进针这一步，可以通过在盲视下将缝针滑过表层脂肪再从真皮层下侧进针的方式来完成。

六、缺点与注意事项

由于缝线需要多次穿过皮肤，可能导致皮肤凹陷的发生。应告知患者这种现象是在手术预期内的，并且会随着时间的推移而消失，通过出针点的针孔重新进针可能有助于减少明显的皮肤凹陷的发生，但这也增加了缝线被缝针切割的风险。

第一个单结打在距离切口边缘较远的位置，可能会引起过度外翻。过度外翻的主要缺点是真皮会突出切口边缘，阻碍表皮层边缘的对合，导致最终的瘢痕略微变宽。这个问题可以通过仔细地将真皮层切成斜面来解决，这样可以使表皮边缘的对合不受阻碍。

七、参考文献

1. MARINI L. The Haneke-Marini suture: not a "new"technique. Dermatol Surg, 1995, 21(9): 819-820.

2. SADICK N S, D'AMELIO D L, WEINSTEIN C. The modified buried vertical mattress suture. A new technique o buried absorbable wound closure associated with excellent cosmesis or wounds under tension. J Dermatol Surg Oncol, 1994, 20(11): 735-739.

3. SEE A, SMITH H R. Partially buried horizontal mattress suture: modification of the Haneke-Marini suture. Dermatol Surg, 2004, 30(12 pt 1): 1491-1492.

4. VINCIULLO C, BEKHOR P, SINCLAIR P, et al. Credit where credit is due. The Haneke-Marini suture: not a "new" technique. DermatolSurg, 1995, 21(9): 819.

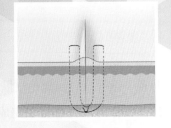

4.9 经皮折返式真皮缝合

一、同义词

经皮坎特缝合（percutaneous Kantor suture）。

视频 4-9　经皮折返式真皮缝合
（可通过 *www.AtlasofSuturingTechniques.com* 链接获取视频）

二、应用范围

经皮折返式真皮缝合（percutaneous set-back dermal suture）主要是为缝合狭窄的伤口而设计的。在一些解剖部位，如头皮和小腿，皮肤缺乏足够的弹性，无法有效地观察伤口的下表面，从而无法进行标准的折返式真皮缝合。理论上，这项技术也可以用于其他部位。然而在实践中，如果条件允许的话，仍然推荐使用标准的埋入式折返真皮缝合来实现更好的伤口边缘对合。

三、缝合材料的选择

在头皮部位，偶尔存在中度至重度张力的区域，最好是使用 3-0 或 4-0 可吸收缝线，以实现伤口的稳定闭合。在小腿部位，也可以使用 3-0 或 4-0 可吸收缝线，因为这个区域有时存在明显的张力。与其他缝合技术一样，最好是使用最小规格的缝线来实现充分的张力缝合。

四、操作步骤

1. 如果可能，使用手术镊或拉钩牵拉切口边缘，但充分暴露真皮层下方不是必需的。

2.　轻轻牵拉皮肤边缘，在距离切口边缘 2~4 mm 的真皮层下方垂直进针。

3.　第一次进针，缝针穿过真皮，直接穿入表皮，从距离切口边缘 2~4 mm 的表皮穿出。

4.　以反手的方式用持针器重新持针，在出针点内侧垂直进针。缝针从被游离的真皮层下表面穿出，进入真皮下层和更深的皮下组织之间的间隙，出针点在进针点的内侧。

5.　然后再次以反手的方式重新持针，并在对侧距离切口边缘 2~4 mm 的真皮下表面进针。根据缝针的大小和伤口的宽度，这一步可以与前面的步骤结合，避免重新持针。缝针穿过真皮，从距离切口边缘 2~4 mm 的表皮穿出。

6.　然后以标准的方式重新持针，在出针点外侧的表皮垂直进针，从被游离的真皮层下表面出针。

7.　器械打结固定缝线（图 4-9A 至图 4-9K）。

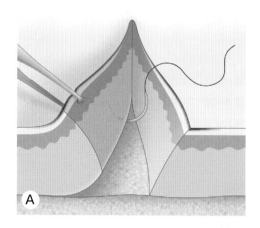

图 4-9A　从被游离的真皮层下方进针，直接向上穿出皮肤

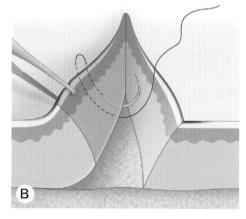

图 4-9B　以反手的方式持针，在出针点内侧进针，从被游离的真皮层下方出针

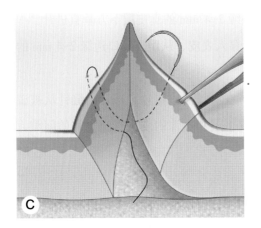

图4-9C 从对侧真皮层下方进针，穿过皮肤出针

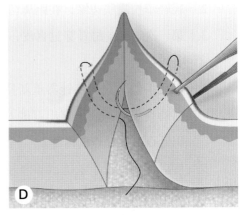

图4-9D 在出针点外侧再次进针，从被游离的区域出针

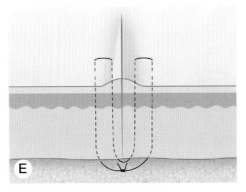

图4-9E 经皮折返式真皮缝合的剖面操作示意

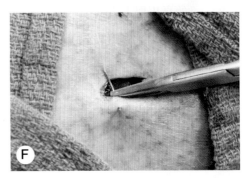

图4-9F 从被游离的真皮层下方进针，直接向上穿出皮肤

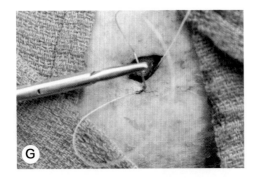

图4-9G 以反手的方式持针，在出针点内侧重新进针

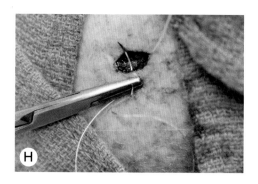

图 4-9H　从被游离的真皮层下表面出针，可以看到缝针的弧形弯曲部分朝向伤口的中心

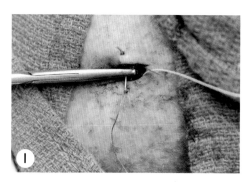

图 4-9I　从对侧真皮层下方进针，穿过皮肤出针

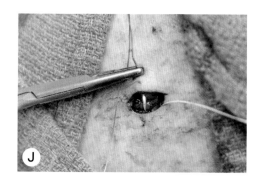

图 4-9J　在出针点外侧进针，从被游离的区域出针

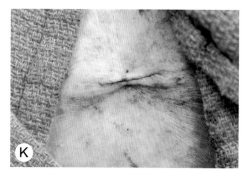

图 4-9K　术后即刻的伤口外观，注意明显的伤口外翻

五、技巧与要点

经皮折返式真皮缝合的主要优点是易于操作，缝针以 90° 角穿过表皮和真皮，操作中不需要像其他技术那样改变缝合平面或是实现心形缝合，也不需要保证出针点正好位于真皮下层的内侧边缘。

这项技术也适用于无法完全显露的部位，因为该技术在不需要真皮下表面被充分暴露的情况下就可以实现有效的缝合，可以在盲视下进行。

相较于其他的经皮缝合技术，经皮折返式真皮缝合有一个重要的理论优势——伤口边缘之间没有留下缝线，因为即使是可吸收的缝线也可能成为伤口愈合的物理障碍，这是经皮折返式真皮缝合与标准折返式真皮缝合技术所共有的一个非常重要的优点。

该技术也可以用于为已经实现大面积缝合的伤口放置额外的缝线。在这种情况下，可能没有足够的空间来实施传统的埋入式垂直褥式缝合，因为进针的空间是有限的，而且在已放置缝线的前提下，伤口边缘的暴露程度是有限的。而在这些情况下，可以轻松地完成经皮折返式真皮缝合操作。

六、缺点与注意事项

经皮折返式真皮缝合可导致明显的伤口外翻，而且外翻程度可能比标准的折返式真皮缝合更为明显。这一明显的外翻可能会导致伤口边缘的表皮部分分离，由于真皮层被缝合聚集在一起，表皮边缘可能不像标准折返式真皮缝合技术那样对合完好。这种情况有两种可能的解决方法：①加用真皮浅层连续或间断缝合可能会更好地对合表皮边缘；②可以采用将伤口切成向内的斜面（类似在蝶形缝合中所应用的），或者在原组织缺损的基础上以向内的斜角切开真皮层，这样即使表皮边缘存在明显的外翻，也可以慢慢地愈合。一般来说，许多外科医生倾向于采用两层缝合法，经皮缝合是一项操作简单的缝合方案，不需要预先设计斜角，但也可以将这两种方法结合起来应用。

应告知患者，术后短期内可能形成明显的脊样隆起，根据缝线材料与缝合密度的不同，脊样隆起可能会持续数周或数月，并向患者解释该技术类似于放置皮下夹板，这样可以帮助患者建立合理的、现实的预期，从而减轻患者对术后早期伤口外观不佳的焦虑。

由于缝线多次穿过表皮，术后可能会发生表皮凹陷，但随着可吸收缝线逐渐被吸收，较小程度的凹陷会随着时间的推移而消失，应告知患者这是一种可能发生的情况，并不是长期的临床结果。

应用该技术时缝线需要多次穿过表皮，理论上来说，与完全埋入真皮下的缝合方法相比，其发生感染的风险更大。严格执行无菌技术操作可能有助于减少这一理论上的风险，而且事实上应用该技术发生感染的概率并不高于其他的缝合技术。

七、参考文献

KANTOR J. The percutaneous set-back dermal suture. J Am Acad Dermatol, 2015, 72(2): e61-e62.

4.10 经皮水平褥式缝合

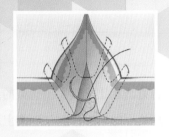

一、同义词

埋入式水平褥式缝合（buried horizontal mattress suture）。

视频 4-10　经皮水平褥式缝合

（可通过 *www.AtlasofSuturingTechniques.com* 链接获取视频）

二、应用范围

与其他经皮缝合技术一样，经皮水平褥式缝合（percutaneous horizontal mattress suture）的设计是为了缓解张力，同时允许在相对狭窄的空间内轻松地完成缝合。这项技术最适合用于真皮层较厚的部位，但若必须要进行减张缝合或进针有难度时，也可以在其他部位使用。

三、缝合材料的选择

缝线的选择在很大程度上取决于缝合的位置。由于缝线多次穿过表皮，应选择适用于解剖位置的最小规格的缝线。在背部和肩部应用这项技术，可以选择 2-0 或 3-0 缝线，尽管从理论上来说，使用 2-0 缝线发生缝线排异或脓肿形成的风险更大，特别是在缝线需要完全穿出表皮的情况下；在四肢部位，可以使用 3-0 或 4-0 可吸收缝线；在面部和张力较小的部位，使用 5-0 可吸收缝线就足够了。

四、操作步骤

1. 使用手术镊或拉钩牵拉暴露伤口边缘。在存在明显张力或无法充分暴露伤口的部位，可以在盲视下进针。

2. 缝针的方向垂直于切口线，从距离切口边缘 4 mm 处进针，进入真皮下层。

3. 第一次进针，从游离的真皮层下方穿过，完全穿过真皮层，穿出皮肤。

4. 用持针器重新持针，在出针点的针孔或出针点远侧进针，穿过表皮，缝针的方向平行于切口线，浅浅地缝合一针，使缝合保持在真皮浅层，再从远离进针点的切口同侧出针。

5. 再次持针，然后从出针点的针孔或出针点内侧进针，缝针的方向垂直于切口线，穿过皮肤全层，从被游离的真皮层下表面穿出。

6. 重新持针，从对侧切口边缘被游离的真皮层下表面进针，从表皮出针。这一步可与前一步骤结合，可以持针在初始侧切口边缘出针后，直接在对侧切口边缘进针。

7. 重新持针，在出针点的针孔或出针点附近重新进针，缝针的方向平行于切口线，但是与步骤 4 的方向相反，沿着表浅的路径走行，从靠近进针点的切口线一侧出针。

8. 再次以标准的方式持针，从出针点的针孔或出针点内侧进针，缝针垂直于切口线的方向，从被游离的真皮层下表面穿出。

9. 器械打结固定缝线（图 4-10A 至图 4-10J）。

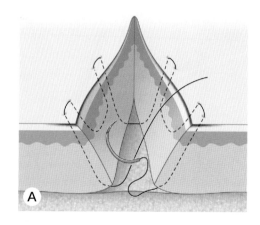

图 4-10A　经皮水平褥式缝合的操作示意

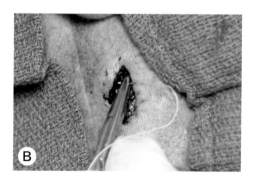

图 4-10B　经皮水平褥式缝合的第一步，注意缝针从被游离的真皮层下表面穿入，直接向上，从伤口边缘折返穿出

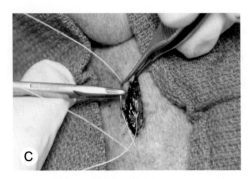

图 4-10C 从出针点附近(或出针点的针孔)再次进针,平行于伤口边缘

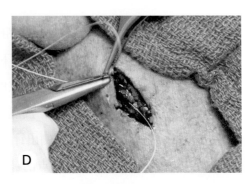

图 4-10D 缝针沿着真皮浅层走行,从与进针点至伤口边缘等距离的一点穿出

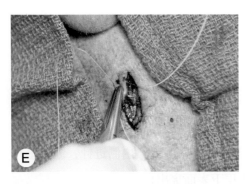

图 4-10E 从出针点附近(或出针点的针孔)再次进针,缝针垂直于伤口边缘,使其横跨伤口

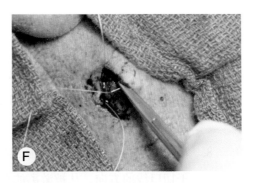

图 4-10F 沿着被游离的真皮层下表面,从对侧伤口边缘进针,直接向上,再次在伤口边缘折返出针

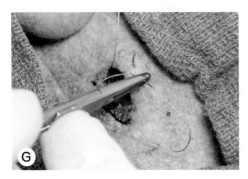

图 4-10G 直接从出针点附近(或出针点的针孔)再次进针,缝针平行于伤口边缘,朝向最初进针点的方向

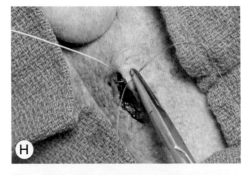

图 4-10H 从出针点附近(或出针点的针孔)再次进针,缝针垂直于伤口边缘,在伤口的开放空间穿出

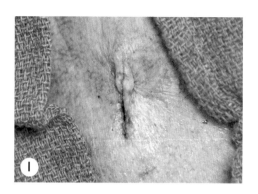

图 4-10I 缝合一针后的伤口外观

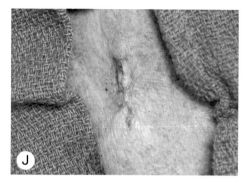

图 4-10J 最终的伤口外观，注意明显的伤口外翻

五、技巧与要点

经皮水平褥式缝合最适合用于因操作空间有限（如头皮和小腿等部位）而实施传统的埋入式缝合有困难的部位。在这些部位，即使是使用小的 1/2 弧圆针且经过较大范围的扩创后，从真皮下表面进针仍然很困难。

这项技术也可以用于很难暴露真皮层下方的情况下，因为该技术几乎可以在盲视下进针。轻轻抓持皮肤，拉紧，缝针进入游离的真皮下方再从皮肤外部穿出，这些操作可以凭感觉来实现，因此也可以用于头皮部位的缝合，头皮部位极低的皮肤弹性可能会阻碍伤口真皮下方视野的完全暴露。耳部是另一个适用的部位，因为耳轮上真皮层较薄且弹性有限，难以实施传统的垂直埋入式缝合。

六、缺点与注意事项

由于缝线需要多次穿过表皮，可能会导致局部表皮凹陷。应告知患者这种情况是在手术预期内的，而且凹陷将随着时间的推移而逐渐消失，但仍有一定的色素异常沉着的可能。通过出针点的针孔重新进针可能有助于降低明显的表皮凹陷的发生风险。

第一个单结打在距离切口边缘较远的位置，可能会引起过度外翻。过度外翻的主要缺点是真皮会突出切口边缘，阻碍表皮边缘对合，导致最终的瘢痕略微变宽。

这个问题可以很容易地通过将真皮层仔细地切成斜面来解决，这样可以使表皮边缘的对合不受阻碍。

理论上，水平方向放置的缝线可能会增加表皮边缘坏死的风险，因为缝线可能压迫供应伤口边缘的小血管。但在实际操作中，只要缝合范围不是太大，缝线打结也不过紧，这种现象很少会出现。

七、参考文献

1. EPSTEIN E. The buried horizontal mattress suture. Cutis, 1979, 24(1): 104-106.
2. SEE A, SMITH H R. Partially buried horizontal mattress suture: modification of the Haneke-Marini suture. Dermatol Surg, 2004, 30(12 pt 1): 1491-1492.

4.11 连续埋入式真皮缝合

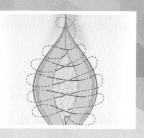

视频 4-11　连续埋入式真皮缝合

（可通过 *www.AtlasofSuturingTechniques.com* 链接获取视频）

一、应用范围

连续埋入式真皮缝合（running buried dermal suture）是一种混合技术，它结合了能够缓解张力但不经皮的经典埋入式缝合与能够快速完成缝合但缺乏弹性的皮内连续缝合的特点。这是一项特定的技术，因为"连续"本质上意味着任何位置的缝合达不到标准都可能导致伤口裂开。因此，除非绝对必要，这种方法不应作为多数伤口缝合中独立应用的技术。

二、缝合材料的选择

缝线的选择在很大程度上取决于缝合位置，应选择适合解剖位置的最小规格的缝线。在背部和肩部应用这项技术，使用 3-0 缝线是有效的，但是如果伤口存在明显的张力，这项技术不适合作为主要的缝合方式；在四肢部位，可以使用 3-0 或 4-0 可吸收缝线；在面部和其他张力较小的部位，使用 5-0 可吸收缝线就足够了。

三、操作步骤

1. 使用手术镊或拉钩牵拉暴露伤口边缘。
2. 牵拉暴露真皮层的同时，在距离伤口边缘 2 mm 的真皮层下方垂直进针。
3. 第一针，顺着缝针的弧度走行，并从切口边缘出针。缝合的范围取决于缝针的规格、真皮的厚度，以及对伤口外翻的需求和耐受程度。缝针走行轨迹相对于切口表面的顶点应当位于进针点与出针点之间。

4. 保持缝线处于放松、无张力的状态，释放第一次进针侧的真皮，然后用相同的方式轻轻夹持暴露对侧伤口边缘的组织。

5. 第二针，在切口边缘真皮乳头层进针，沿着缝针的弧度走行，避免累及表皮下层，否则可能导致表皮凹陷的发生，然后在距离伤口边缘约 2 mm 的真皮层下方出针。第二次进针与对侧第一次进针的操作形成镜像。

6. 第一个锚定缝合通过器械打结固定。

7. 然后朝着术者近端的方向依次重复步骤 2~5，其间不需要额外打结，直至完成目标的缝合线环数。

8. 器械打结固定缝线。最后的固定结是由倒数第二针留下的一个线环与最后一针的缝线游离端打结而成的，接着剪断缝线末端（图 4-11A 至图 4-11F）。

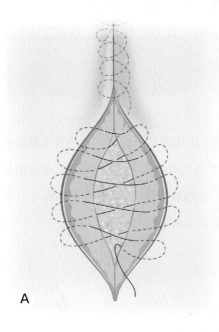

A

图 4-11A 连续埋入式真皮缝合的操作示意

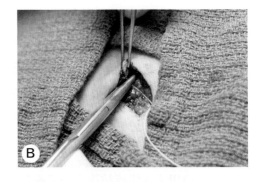

图 4-11B 连续埋入式真皮缝合的第一个锚定线结。从真皮深层进针，沿着缝针的弧度走行，在伤口边缘出针

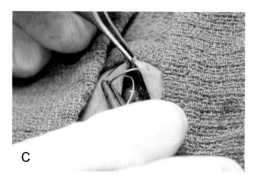

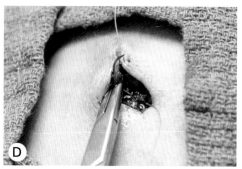

图4-11C 从对侧切口边缘进针，沿着缝针的弧度走行，从真皮深层出针，打结固定

图4-11D 沿着缝针的弧度走行，进行第一个连续缝合

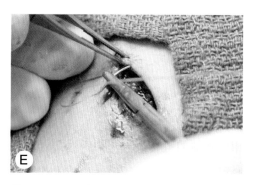

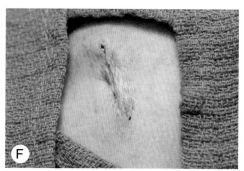

图4-11E 沿着伤口的走行完成连续缝合

图4-11F 术后即刻的伤口外观

四、技巧与要点

连续埋入式真皮缝合可以作为一种改良的绞式或滑轮缝合，多个缝合环有助于减少单一缝合环的张力，并可以实现在明显张力下的伤口缝合。因为每一针不需要打结，所以务必要保证第一个结和最后一个结牢固。

考虑到缝线理论上有断裂的可能性，这项技术最好是用于分层缝合中，要么是在已经实施深层间断埋入式缝合的表层进行，要么是在已经实施表层埋入式缝合的更深层进行。

如果使用多股编织可吸收缝线，线环之间的摩擦力可使每一针的缝线固定在位，但在拉线的时候应该小心仔细，因为摩擦力可能会阻碍拉线过程。类似的，如果使用单股缝线，拉线过程会更轻松，但在打结前将缝线固定牢靠可能会变得更加困难。

相较于伤口的两端，缝线更靠近伤口中心，其优势更明显，因为伤口中心的张力是最大的，这样可能会在伤口中心形成更明显的滑轮效应。

考虑到线结破坏的问题，应尽可能牢牢固定住第一个结以及连续缝合线环末端的最后一个结。这可以通过打结时更加小心、多打一个完整的结、多缝几针或预留更长的线尾来实现。另一种方法是在最后的线结处增加一个用于加固的缠结，这同样可以提供额外的安全性。

五、缺点与注意事项

这项技术通常不应该用作单独的缝合技术，因为缝合中没有额外的支撑。当一个伤口的张力较小（可能不需要间断埋入式缝合）时，或者作为一种滑轮效应将伤口边缘对合在一起时，它可能是一种有效的缝合方法。

与标准的埋入式缝合一样，这项技术相较其他的缝合技术（如折返式真皮缝合或埋入式垂直褥式缝合）形成伤口外翻的程度更小。因此，后两种技术连续缝合的改良形式往往比连续埋入式真皮缝合更可取，因为伤口外翻对长期的美容效果有益。

六、参考文献

1. FTAIHA Z, SNOW S N. The buried running dermal subcutaneous suture technique. J Dermatol Surg Oncol, 1989, 15(3): 264-266.
2. SKARIA A M. The buried running dermal subcutaneous suture with a tacking knot. Dermatol Surg, 2002, 28(8): 739-741.

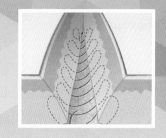

4.12 连续折返式真皮缝合

一、同义词

连续坎特缝合（running Kantor suture）；连续折返式缝合（running set-back suture）。

视频 4-12　连续折返式真皮缝合

（可通过 *www.AtlasofSuturingTechniques.com* 链接获取视频）

二、应用范围

连续折返式真皮缝合（running set-back dermal suture）最适合在轻度至中度张力的部位应用。这是一项连续缝合技术，可以快速地进行多次埋入式缝合。它可以用于各种解剖位置，包括面部、颈部和四肢部位，虽然有时也可以在躯干部位应用，但间断折返式缝合可能更为合适。作为一项连续缝合技术，该技术可能存在较高的伤口裂开风险，因为在缝合过程中任何一处的缝线断裂都可能导致整个缝合的失败。因此，该技术通常是与其他的缝合技术同时使用，而不是作为独立应用的缝合方法。

三、缝合材料的选择

缝线的选择在很大程度上取决于缝合的位置。由于这项技术是用来缝合深层真皮的，缝线位于伤口表面以下，外科医生可以选择使用比连续单纯或连续埋入式垂直褥式缝合规格更大的缝线。在四肢部位应用这项技术，可以使用 3-0 或 4-0 可吸收缝线，在面部和张力较小的部位，5-0 可吸收缝线就足够了。虽然该技术可能并不常规用于背部，但必要时也可以使用 2-0 可吸收缝线，并且很少有并发症的发生，因为较粗的缝线大部分被保留在了真皮下方，极少会发生缝线排异现象。

使用多股编织缝线可以使其更好地固定在合适的位置，但这也会阻碍拉线过程，因此缝线的每一个线环都应该被充分拉紧。使用单股可吸收缝线可能会使拉线过程更轻松，但较低的摩擦系数意味着缝线很容易滑回伤口，在打结之前不容易被固定住。

四、操作步骤

1. 使用手术镊或拉钩牵拉伤口边缘，充分暴露真皮层下方。

2. 暴露真皮层的同时，在距离伤口边缘 2~6 mm 的真皮层下方垂直进针。

3. 第一针，顺着缝针的弧度在真皮层内走行，从切口边缘附近出针。注意缝合保持在真皮层内，以使表皮凹陷的程度最小化。从距离切口边缘 1~4 mm 处出针，而不是切口边缘处。缝合范围取决于缝针的规格、真皮的厚度，以及对伤口外翻的需求和耐受程度。

4. 保持缝线处于放松、无张力的状态，释放第一次进针侧的真皮，然后以相同的方式轻轻夹持对侧伤口边缘的组织，充分暴露真皮层下方。

5. 第二针，在距离切口边缘 1~6 mm 的位置进针，进入真皮层下方。这一针同样是顺着缝针的弧度走行，注意避免累及表皮层，否则可能导致表皮凹陷的发生。然后在距离伤口边缘远端 2~6 mm 的位置出针。这一步与对侧第一针的操作形成镜像。

6. 器械打结固定缝线。剪线时保留最短的线尾或者不保留线尾，重新持针，此时缝针与固定在真皮层的缝线相连。

7. 然后朝着术者近端的方向依次重复步骤 1~5，其间不需要额外打结。

8. 缝合至伤口的末端时，徒手或器械打结固定缝线。最后的固定结是由倒数第二针留下的一个线环与最后一针的缝线游离端打结而成的，接着剪断缝线末端（图 4-12A 至图 4-12G）。

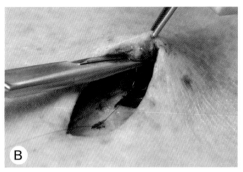

图 4-12B　锚定缝线：折返式真皮缝合从伤口顶点开始，在真皮层下方进针，从伤口边缘折返

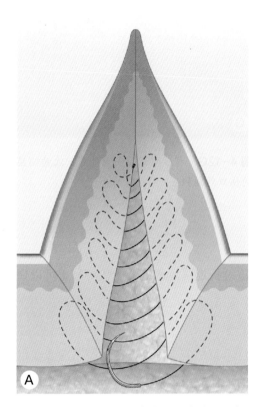

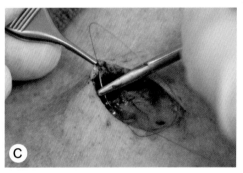

图 4-12A　连续折返式真皮缝合的操作示意

图 4-12C　在对侧以同样的方式进针

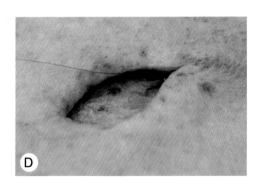

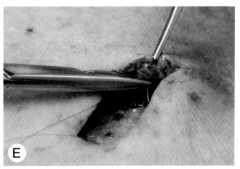

图 4-12D　将缝线打结，完成折返式真皮缝合线的锚定，修剪缝线的末端

图 4-12E　从真皮进针，沿着伤口边缘走行，并从伤口边缘折返出针

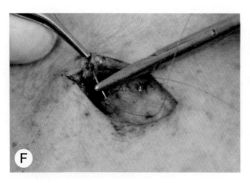

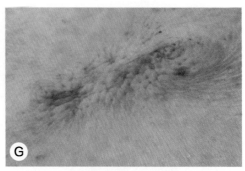

图4-12F 在对侧伤口边缘进针，沿着伤口边缘交替进行上述步骤

图4-12G 术后即刻的伤口外观，注意明显的伤口外翻和良好的边缘对合

五、技巧与要点

与其他的连续埋入式缝合技术一样，连续折返式真皮缝合的优势在于可以快速地进行一长串的减张缝合，此外，多线环的滑轮效应也有利于在均匀的张力下有效地缝合伤口。

连续折返式真皮缝合技术的关键在于注重打结的牢固性，因为整条缝线仅仅是靠缝合开始和结束时的两个线结固定住的。在应用该技术时，可以打一个用于加固的缠结，这样可以增加线结的牢固性，或者可以考虑额外打一个结或留一个较长的线尾。

理论上，连续缝合技术的优点是留在伤口处的缝线较少，因为大部分被保留的可吸收性缝线是在线结处。这项技术只在开始和结束时打结，所以理论上可降低发生缝线排异和脓肿形成的风险。此外，由于折返式缝合方法将缝线留在了真皮深层，缝线排异和脓肿形成的发生风险可以忽略不计。

连续折返式真皮缝合是在真皮下层顺着缝针的弧度进行的，不需要像垂直褥式缝合那样改变缝合平面或是实现心形缝合，也不需要保证出针点精准地落在真皮下层的边缘内侧，因此，这种埋入式缝合方法更易于操作。

因为整个缝合环位于真皮层下方，所以精确的缝合是建立在切口平面被充分游离的基础上的。广泛的皮下游离是实施这一技术的先决条件，因为每一针是从距离切口边缘 2~6 mm 被游离的真皮下表面开始的。

在更靠近伤口中心的高张力区域，缝合的密度可以略微增加，以更好地利用其机械优势——滑轮效应在伤口中心的效果更明显。而在切口两端，既不需要也不希望产生滑轮效应，因此，两针之间的距离可以大一些，从而使留在伤口中的可吸收缝线的数量最少。

六、缺点与注意事项

与其他连续埋入式缝合技术一样，这项技术的主要缺点是整条缝线仅依靠两端的线结维持张力，因此确保线结的牢固可靠是非常重要的。

这项技术也不应作为单独的缝合技术使用，通常是用于已经实施了间断经皮缝合后的深层缝合或者已经实施了筋膜折叠缝合后的浅层缝合，可以提供更多的空间和增加伤口闭合的弹性。

连续折返式真皮缝合会形成明显的伤口外翻，外翻程度取决于缝合的范围，相较于连续埋入式垂直褥式缝合，它的外翻程度更大。应告知患者，术后短期内伤口处可见明显的小的脊样隆起，根据缝线材料与缝合密度的不同，脊样隆起可能会持续数周或数月。

当缝合的弧线顶点到达真皮 - 表皮交界处时，偶尔会发生表皮凹陷。在面部和真皮层较薄的部位，应尽量避免这种现象。然而，在躯干或真皮层较厚的部位，随着可吸收缝线逐渐被吸收，凹陷可能会随着时间的推移而逐渐消失。此外，由于张力均匀地分布在多个缝合环上，表皮的凹陷通常不会太明显。

七、参考文献

KANTOR J. The running set-back dermal suture. J Am Acad Dermatol, 2015, 72: e163-e164.

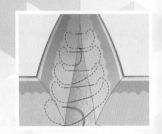

4.13 连续埋入式垂直褥式缝合

一、同义词

拉链缝合（zipper stitch）。

视频 4-13　连续埋入式垂直褥式缝合
（可通过 *www.AtlasofSuturingTechniques.com* 链接获取视频）

二、应用范围

连续埋入式垂直褥式缝合（running buried vertical mattress suture）最适合在轻度至中度张力的部位使用。这是一项连续缝合技术，可以快速地进行多次埋入式缝合。这项技术可用于各种解剖位置，包括面部、颈部和四肢部位，虽然有时也可以在躯干部位应用，但间断埋入式垂直褥式缝合可能更为合适。作为一项连续缝合技术，该技术可能存在较高的伤口裂开风险，因为在缝合过程中任何一处的缝线断裂都可能导致整个缝合的失败。因此，该技术通常是与其他的缝合技术同时使用，而不是作为独立应用的缝合方法。

三、缝合材料的选择

缝线的选择在很大程度上取决于缝合的位置。在四肢部位应用这项技术，可以使用 3-0 或 4-0 可吸收缝线，在面部和张力最小的部位，使用 5-0 可吸收缝线就足够了。虽然这项技术可能并不常规应用于背部，但必要时使用 2-0 或 3-0 可吸收缝线也是可以的。

　　使用多股编织缝线可以使其更好地固定在合适的位置，但这也会阻碍多线环拉线的过程，因此缝线的每一个线环都应该被充分拉紧。使用单股可吸收缝线可能会使拉线过程更轻松，但较低的摩擦系数意味着缝线很容易滑回伤口，在打结之前不容易被固定住。

四、操作步骤

1. 使用手术镊或拉钩牵拉伤口边缘，充分暴露真皮下方。

2. 牵拉暴露真皮层的同时，在距离切口边缘 4 mm 的位置垂直进针，进入真皮层下方。

3. 第一针，在真皮层下方垂直进针，接着转动持针器调整缝针的方向，在切口边缘出针，使这一针的顶点位于真皮乳头层，而出针点在真皮网状层。

4. 保持缝线处于放松、无张力的状态，释放第一次进针侧的真皮，然后以相同的方式轻轻夹持暴露对侧伤口边缘的组织。

5. 第二针，从切口边缘的真皮网状层进针，接着缝针的角度调整为向上且侧向，使缝合路径的顶点位于真皮乳头层内。这一步与对侧第一针的操作形成镜像。

6. 器械打结固定缝线。剪线时保留最短的线尾或者不保留线尾，重新持针，此时缝针与固定在真皮层的缝线相连。

7. 然后朝着术者近端的方向依次重复步骤 1~5，其间不需要额外打结。

8. 缝合至伤口末端时，徒手或器械打结固定缝线。最后的固定线结是由倒数第二针留下的一个线环与最后一针的缝线游离端打结而成的，接着剪断缝线末端（图 4-13A 至图 4-13F）。

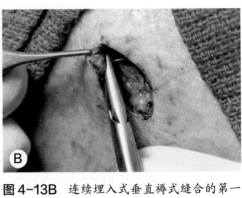

图 4-13B 连续埋入式垂直褥式缝合的第一个锚定线结，注意缝针向外且向上移动，随后从伤口边缘穿出

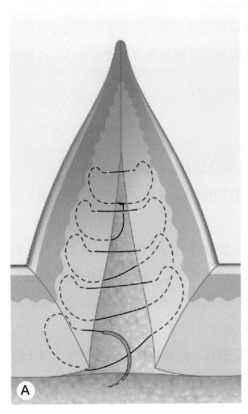

图 4-13A 连续埋入式垂直褥式缝合技术的操作示意

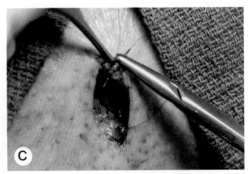

图 4-13C 完成第一个锚定线结，在伤口边缘进针，随后将缝线打结固定

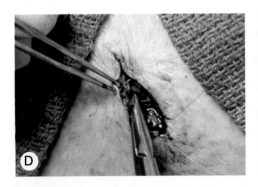

图 4-13D 以与锚定缝线同样的方式开始进行连续缝合

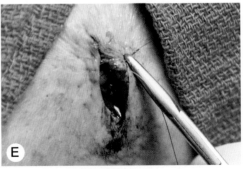

图 4-13E 继续进行连续缝合

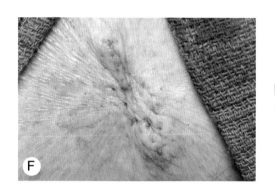

图 4-13F　术后即刻的伤口外观，注意伤口的外翻

五、技巧与要点

与其他的连续埋入式缝合技术一样，连续埋入式垂直褥式缝合的优势在于可以快速地进行一长串的减张缝合，此外，多线环的滑轮效应也有利于在均匀的张力下有效地缝合伤口。

这项技术的关键在于注重打结的牢固性，因为整条缝线仅仅是靠缝合开始和结束时的两个线结固定住的。在应用该技术时，可以打一个用于加固的缠结，这样可以增加线结的牢固性，或者可以考虑额外打一个结或留一个较长的线尾。

理论上，连续缝合技术的优点是留在伤口处的缝线较少，因为大部分被保留的可吸收缝线是在线结处。这项技术只在缝合开始和结束时打结，所以理论上可降低发生缝线排异和脓肿形成的风险。

在更靠近伤口中心的高张力区域，缝合的密度可以略微增加，以更好地利用其机械优势——滑轮效应在伤口中心的效果更明显。而在切口两端，既不需要也不希望产生滑轮效应，因此，两针之间的距离可以大一些，从而使留在伤口中的可吸收缝线的数量最少。

六、缺点与注意事项

与其他连续埋入式缝合技术一样，连续埋入式垂直褥式缝合的主要缺点是整条缝线仅依靠两端的线结维持张力，因此确保线结的牢固可靠是非常重要的。

　　这项技术也不应作为单独的缝合技术使用，通常是用于已经实施了间断经皮缝合后的深层缝合或者已经实施了筋膜折叠缝合后的浅层缝合，可以提供更多的空间和增加伤口闭合的弹性。

　　应告知患者，术后短期内伤口处可见明显的小的脊样隆起，根据缝线材料与缝合密度的不同，脊样隆起可能会持续数周或数月。

　　当缝合的弧线顶点达到真皮－表皮交界处时，偶尔会发生表皮凹陷。在面部和真皮层较薄的部位，应尽量避免这种现象。然而，在躯干或真皮层较厚的部位，随着可吸收缝线逐渐被吸收，凹陷会随着时间的推移而逐渐消失。此外，由于张力均匀地分布在多个缝合环上，表皮的凹陷通常不会太明显。

七、参考文献

1. FTAIHA Z, SNOW S N. The buried running dermal subcutaneous suture technique. J Dermatol Surg Oncol, 1989, 15(3): 264-266.

2. SKARIA A M. The buried running dermal subcutaneous suture technique with a tacking knot. Dermatol Surg, 2002, 28(8): 739-741.

3. YAG-HOWARD C. Zipper stitch: a novel aesthetic subcutaneous closure. Dermatol Surg, 2013, 39(9): 1400-1402.

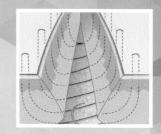

4.14 连续经皮折返式真皮缝合

一、同义词

连续经皮坎特缝合（running percutaneous Kantor suture）。

视频 4-14　连续经皮折返式真皮缝合
（可通过 *www.AtlasofSuturingTechniques.com* 链接获取视频）

二、应用范围

连续经皮折返式真皮缝合（running percutaneous set-back dermal suture）是一项特定的技术，适用于存在适度张力的狭窄伤口。在头皮和小腿等解剖位置，通常由于皮肤缺乏足够的弹性而无法有效地暴露伤口边缘的下表面，因此可应用该技术。作为一项连续缝合技术，该技术可能存在较高的伤口裂开风险，因为在缝合过程中任何一处的缝线断裂都可能导致整个缝合的失败。因此，该技术通常是与其他的缝合技术同时使用，而不是作为独立应用的缝合方法。

三、缝合材料的选择

在头皮部位应用这项技术，3-0 或 4-0 可吸收缝线可能是最好的选择，因为这可以实现在中度至重度张力下稳定地缝合。在小腿部位，有时会存在明显的张力，可以使用 3-0 或 4-0 可吸收缝线。总体原则是在满足张力要求的前提下选择最小规格的缝线。

四、操作步骤

1. 使用手术镊或拉钩牵拉切口边缘，但是充分暴露真皮层下方不是必要的。

2. 轻轻牵拉皮肤边缘，在距离切口边缘 2~4 mm 的真皮层下方垂直进针。

3. 第一针，穿过真皮，直接穿入表皮，从距离切口边缘 2~4 mm 处的表皮出针。

4. 以反手的方式用持针器重新持针，在出针点内侧垂直进针。缝针从被游离的真皮层下方出针，进入真皮下表面和更深的皮下组织之间的空隙。

5. 再次以反手的方式重新持针，在对侧距离切口边缘 2~4 mm 的真皮层下表面进针。根据缝针的大小和伤口的宽度，这一步可以与前面的步骤相结合，避免重新持针。缝针穿过真皮，从距离切口边缘 2~4 mm 的位置穿出。

6. 以标准的方式重新持针，在出针点外侧的表皮垂直进针，从伤口部位真皮下的游离空间出针。

7. 器械打结固定缝线，剪断线尾。

8. 朝着术者近端的方向依次重复步骤 1~6，当缝合完成后，器械打结固定缝线。最后的固定结是由倒数第二针留下的一个线环与最后一针的缝线游离端打结而成的，接着剪断缝线末端（图 4-14A 至图 4-14J）。

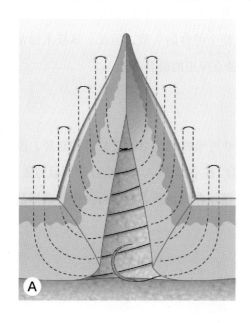

图 4-14A 连续经皮折返式真皮缝合的操作示意

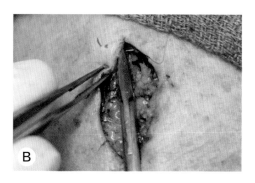

图 4-14B　从被游离的真皮层下方进针，直接向上穿过皮肤

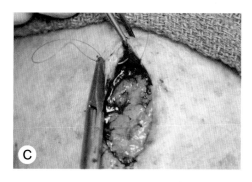

图 4-14C　从出针点内侧重新进针，直接穿过皮肤并从被游离的皮下空间出针

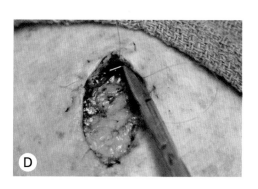

图 4-14D　从对侧进针，沿着被游离的真皮走行，直接向上穿过皮肤

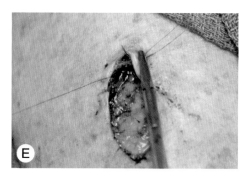

图 4-14E　从出针点外侧再次进针，直接穿过皮肤并从被游离的皮下空间出针，打结固定缝线并修剪短端

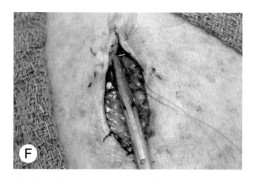

图 4-14F　打结之后，沿着伤口边缘从真皮下方进针，向上穿过皮肤

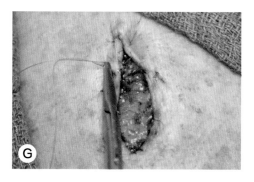

图 4-14G　从出针点内侧再次进针，从真皮下方出针

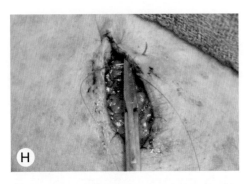

图4-14H 从对侧伤口边缘的真皮下方再次进针，向上穿出皮肤

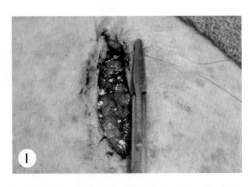

图4-14I 从出针点外侧再次进针，从真皮下方出针。沿着伤口长轴继续进行上述操作，直至伤口顶点。在伤口顶点打结固定缝线，包埋线结

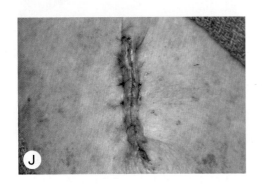

图4-14J 术后即刻的伤口外观

五、技巧与要点

连续经皮折返式真皮缝合是一项不常使用的技术，最好是用于其他连续性缝合方法不易操作的轻微至中度张力的部位。由于整条缝线只在开始和结束处打结，应用这项技术比标准的间断经皮折返式真皮缝合速度更快，但在应用时需要对这项获益与增加的缝线断裂的发生风险进行权衡。

注重打结的牢固性是非常关键的，因为整条缝线仅仅是靠缝合开始和结束时的两个线结固定住的。在应用该技术时，可以打一个用于加固的缠结，这样可以增加线结的牢固性，或者可以考虑额外打一个结或留一个较长的线尾。

虽然在缝合过程中需要用到反手技术，但这项技术仍比其他的连续性埋入式缝合技术操作简单。这是因为缝针以 90° 角穿过表皮和真皮，不需要改变缝合平面或保证出针点精准地落在真皮下层切口边缘的内侧。

这项技术也可以用于存在中度张力而无法进行充分皮下游离的伤口，因为该技术在缝合中不需要充分暴露真皮下表面，基本上可以在盲视下进行。

连续经皮折返式真皮缝合可以被认为是单纯连续缝合的一种埋入式替代方式，因为这两种技术都不需要进行大范围的扩创或粗暴地牵拉暴露伤口边缘，而且都可以用于中度张力的伤口。

相比其他的连续性经皮缝合技术，该项技术的显著优势是伤口边缘之间没有残留缝线，因为即使是可吸收缝线也可能会成为伤口愈合的物理障碍。这是连续经皮折返式真皮缝合与其他经皮或标准折返式缝合所共有的一个非常重要的优点。

理论上，连续缝合技术的优点在于留在伤口处的缝线较少，因为大部分被保留的可吸收性缝线是在线结处。这项技术只在缝合开始和结束时打结，所以理论上可以降低发生缝线排异和脓肿形成的风险。而且，实施标准的连续性返式缝合后缝线留在了真皮层下方，所以缝线排异和脓肿形成的发生风险可以忽略不计。

六、缺点与注意事项

与间断经皮折返式真皮缝合一样，连续经皮折返式真皮缝合可能导致非常严重的伤口外翻现象，而且外翻程度可能比标准的折返式真皮缝合更明显。这种明显的外翻可能导致伤口边缘的表皮部分分离，因为真皮对合良好但表皮边缘不能像标准的折返式缝合那样对合在一起。

出现这种情况有两种可能的解决方法：①加用真皮浅层连续或间断缝合来帮助表皮对合；②可以将伤口切成向内的斜面（类似在蝶形缝合中所应用的），或者在原组织缺损的基础上以向内的斜角切开真皮层。这样表皮的边缘即使因这种方法可见明显的外翻，但也可以被慢慢地愈合。临床外科医生普遍倾向于采用两层缝合法，因为经皮缝合是一项操作简单的缝合方案，不需要预先规划伤口边缘的斜角处理方案，但也可以将两种方法结合起来应用。由于连续经皮折返式真皮缝合仅仅靠两个线结固定缝线，加用单纯间断表皮缝合是有益的。

应告知患者，术后短期内可能会留下明显的小的脊样隆起，根据缝线材料与缝合密度的不同，脊样隆起可能会持续数周或数月。表皮凹陷在该技术的应用中很常见，因为缝线穿过表皮层。小程度的皮肤凹陷会随着时间的推移而逐渐消失，应该告知患者，这种现象是在手术预期内的，并不会长期存在。

由于缝线多次穿过表皮，理论上应用这项技术发生感染的风险高于完全埋入真皮的缝合方法。严格执行无菌技术原则可能有助于减少这一理论上的风险，而且事实上应用该技术发生感染的概率并不高于其他的缝合技术。

七、参考文献

KANTOR J. The running percutaneous set-back dermal suture. J Am Acad Dermatol, 2015, 73: e57-e58.

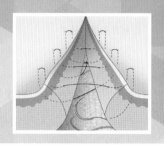

4.15 连续经皮埋入式
垂直褥式缝合

视频 4-15 连续经皮埋入式垂直褥式缝合

（可通过 www.AtlasofSuturingTechniques.com 链接获取视频）

一、应用范围

连续经皮埋入式垂直褥式缝合（running percutaneous buried vertical mattress suture）的设计是用于缓解切口的中度张力，同时能够在相对紧密的空间内轻松地完成缝合。这项技术最适合用于真皮层较厚的部位，也可以用于进行深部缝合但全部进针有困难的任何部位。一些作者主张将该技术作为标准埋入式缝合的替代方案，而另一些研究者则倾向于将其作为一个特定的方法，专门用于其他连续完全埋入式缝合操作起来有难度的位置。

二、缝合材料的选择

缝线的选择在很大程度上取决于缝合的位置。缝线需要多次穿过表皮，所以应选择适合解剖位置的最小规格的缝线。通常可吸收缝线被用作完全埋入的缝线。如果试图通过出针点的针孔再进针，那么单股缝线相较于多股编织缝线更可取。在背部和肩部应用这项技术，可以使用 2-0 或 3-0 缝线，尽管从理论上来说，使用 2-0 缝线发生缝线排异或脓肿形成的风险更大，尤其是在缝线需要完全穿出表皮的情况下；在四肢部位，可以使用 3-0 或 4-0 可吸收缝线；在面部和张力较小的部位，使用 5-0 可吸收缝线就足够了。

除了可吸收缝线，不可吸收缝线也可用于这项技术。使用不可吸收缝线时，缝合开始和结束处的线结打在切口外部，这样便于拆线。这种情况下，单股缝线可能更合适，因为单股缝线在拆线时更容易被拉出，也便于从出针点的针孔进针，并且会形成更明显的滑轮效应。

二、操作步骤

1. 如果可能，使用手术镊或者拉钩牵拉暴露伤口边缘。在存在明显张力或不能充分暴露视野的部位，可以在盲视下进针。

2. 在距离切口边缘 4 mm 的位置垂直进针，进入真皮层下方。

3. 第一针，沿着缝针的弧度从被游离的真皮层下方穿入，完全穿过真皮层，从表皮出针。

4. 以反手的方式重新用持针器持针，通过出针点的针孔或者出针点的内侧进针穿过表皮，浅浅地缝合一针，从切口边缘出针。

5. 再次以反手的方式持针，在对侧切口边缘上以与第一针出针点相同的深度进针。以与第一针呈镜像的路径进行浅层真皮缝合，从距离切口边缘约 4 mm 处穿出表皮。这一步也可以与前一步骤结合，从对侧切口边缘进针，并按照最初的行针轨迹出针。

6. 然后以标准的方式持针，并通过出针点的针孔或出针点的外侧重新进针，进行深层缝合，从真皮下层出针，进入被游离的空间。

7. 缝线打结，固定锚定针，剪断线尾。

8. 朝着手术医生近端的方向移动，依次重复步骤 1~6，直至放置完所需数量的缝线。

9. 器械打结固定缝线。最后的固定结是由倒数第二针留下的一个线环与最后一针的缝线游离端打结而成的，接着剪断缝线末端(图 4-15A 至图 4-15J)。

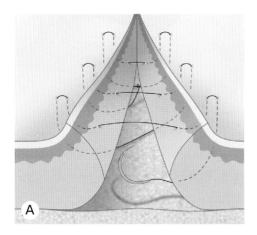

图 4-15A　连续经皮埋入式垂直褥式缝合的操作示意

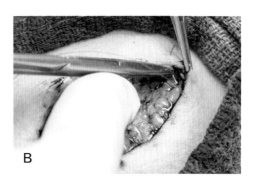

图 4-15B　经皮埋入式垂直褥式缝合的初始锚定缝合，注意缝针从真皮层下表面进针，直接向上穿出皮肤

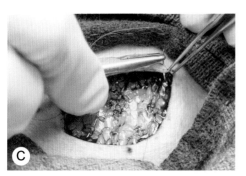

图 4-15C　用反手的方式进针，沿着真皮浅层走行，从伤口边缘出针

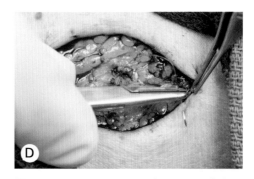

图 4-15D　从对侧伤口边缘被游离的真皮层下方进针

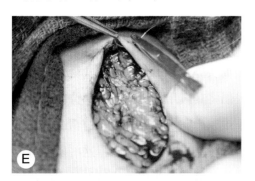

图 4-15E　再次从出针点的针孔或出针点外侧进针，沿着真皮浅层走行，从伤口边缘出针

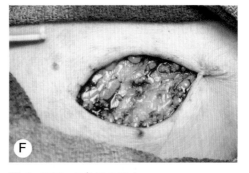

图 4-15F　完成锚定缝合

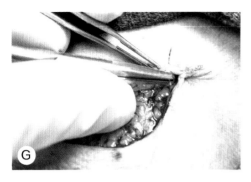

图4-15G 以与锚定缝合相似的方式进行连续缝合，注意每次从伤口边缘进针时从深部被游离的空间进针穿过真皮

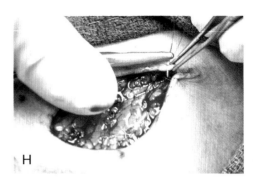

图4-15H 随着经皮缝合的进行，每一个朝着伤口中心的缝合路径都比较表浅，从伤口边缘出针

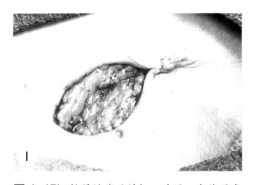

图4-15I 拉紧缝线后的切口外观。当使用多股编织可吸收缝线时，每一步都应拉紧缝线以确保固定到位；当使用单股可吸收缝线时，应该间歇地拉紧缝线以确保伤口边缘对合良好

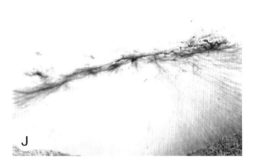

图4-15J 进行一系列连续经皮埋入式垂直褥式缝合后的伤口外观

四、技巧与要点

这项技术最适合用于因缝合的空间有限而实施传统的连续埋入式缝合有难度的部位，如头皮或小腿部位，尽管也有人提倡将其应用于更广泛的部位。该技术几乎可以实现盲视下进针，所以也可以用于难以暴露真皮下方视野的情况。轻轻抓起皮肤，拉紧，缝针进入被游离的真皮下方再从皮肤外部穿出，这些操作可以凭感觉来实现，因此该技术非常适合头皮部位的缝合，头皮部位极低的皮肤弹性可能会阻碍游离的真皮下方视野的完全暴露。

注重打结的牢固性是非常关键的，因为整条缝线仅仅是靠缝合开始和结束时的两个线结固定住的。在应用这项技术时，可以打一个用于加固的缠结，这样可以增加线结的牢固性，或者可以考虑额外打一个结或留一个较长的线尾。

与连续经皮折返式真皮缝合一样，这项技术可以作为单纯连续缝合的埋入式替代方法，因为这两种方法都不需要大范围扩创或简单粗暴地牵拉暴露伤口边缘，而且都可以在有着中度张力的部位应用。

理论上，连续缝合技术的优点在于留在伤口处的缝线较少，因为大部分被保留的可吸收缝线是在线结处。这项技术只在缝合开始和结束时打结，所以理论上可降低发生缝线排异和脓肿形成的风险。

五、缺点与注意事项

由于缝线多次穿过皮肤，可能会发生表皮凹陷。应告知患者，这种现象是在手术预期内的，并会随着时间的推移而逐渐消失。缝针通过出针点的针孔重新进入皮肤可能有助于减少形成明显的表皮凹陷的风险，但这也伴随着缝针切割缝线的风险，可能会导致缝线的断裂。

第一个单结打在距离切口边缘较远的位置，可能会引起伤口过度外翻。过度外翻的主要缺点是真皮会突出切口边缘，阻碍表皮边缘对合，导致最终的瘢痕略微变宽。这个问题可以很容易地通过将真皮层仔细地切成斜面来解决，这样可以使表皮边缘的对合不受阻碍。此外，应告知患者，术后短期内伤口处可见明显的脊样隆起，根据缝线材料与缝合密度的不同，这一现象可能会持续数周或数月。

由于缝线多次穿过表皮，理论上来说，应用这项技术发生感染的风险高于完全埋入的真皮缝合。严格执行无菌技术原则可能有助于减少这一理论上的风险，而且事实上应用该技术发生感染的概率并不高于其他的缝合技术。

六、参考文献

JUSTAN I. New type of skin suture—fully buried running mattress suture. J Plast Reconstr Aesthet Surg, 2010, 63(3): e338-e339.

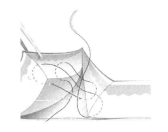

4.16 滑轮埋入式真皮缝合

一、同义词

双埋入式真皮缝合（double buried dermal suture）。

视频 4-16　滑轮埋入式真皮缝合

（可通过 *www.AtlasofSuturingTechniques.com* 链接获取视频）

二、应用范围

存在明显张力的伤口很难闭合，即使是在采用了合适的埋入式缝合技术的前提下。滑轮埋入式真皮缝合（pulley buried dermal suture）得益于多重线圈的滑轮效应，使伤口在存在较大的张力情况下仍可以闭合。此外，双重线圈的锁紧效果使得缝线在打第一个结的时候就可以被固定住，从而无须另一个助手来辅助伤口边缘对合。

三、缝合材料的选择

缝线的选择在很大程度上取决于缝合的位置。由于这项技术在切口边缘之间和真皮浅层都留下了大量的缝线，应注意尽量减少大规格缝线的使用。在面部，这项技术应用得较少，使用 5-0 可吸收缝线是合适的；在肢体远端，可选择使用 4-0 缝线；在背部，通常选择使用 3-0 可吸收缝线，然而在该部位存在明显的张力时，可能需要用到 2-0 缝线。多股编织缝线比单股缝线更容易被固定住，而使用单股缝线利用滑轮效应更容易拉线。

四、操作步骤

1. 使用手术镊或拉钩牵拉暴露伤口边缘。

2. 牵拉暴露真皮层的同时，缝针在距离切口边缘 2 mm 的真皮层下方垂直进针。

3. 第一针，顺着缝针的弧度走行，并从切口边缘出针。缝合范围取决于缝针的规格、真皮的厚度，以及对伤口外翻的需求和耐受程度。缝针走行的轨迹相对于切口边缘的顶点应该在进针点与出针点之间。

4. 保持缝线处于放松、无张力的状态，松开进第一针一侧的真皮，然后以相同的方式轻轻夹持对侧边缘的组织，充分暴露真皮层下方。

5. 第二针，在切口边缘的真皮乳头层进针。这一针顺着缝针的弧度走行，注意避免进入表皮层而导致表皮凹陷的发生。然后在距离伤口边缘大约 2 mm 的位置从真皮层下表面出针。这一步与对侧第一针的操作形成镜像。

6. 朝着术者近端的方向依次重复步骤 1~5，缝线尾端置于缝线环的深部。

7. 器械打结固定缝线（图 4-16A 至图 4-16J）。

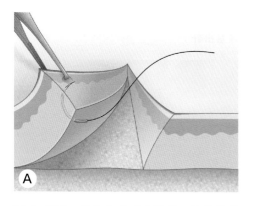

图 4-16A　从真皮层下方进针，沿着缝针的弧度走行，并在切口边缘出针

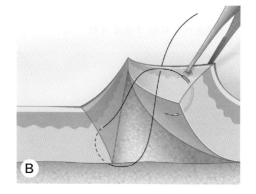

图 4-16B　在对侧切口边缘进针，从真皮深层出针

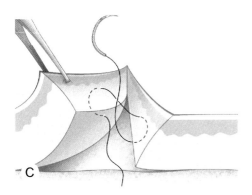

图 4-16C 朝着术者近端的方向缝合，缝线置于深部，缝线的尾端朝向术者，缝针再次穿过真皮，在切口边缘穿出

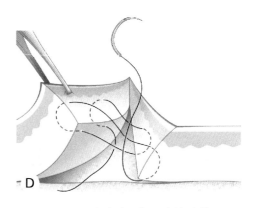

图 4-16D 再次在对侧切口边缘进针

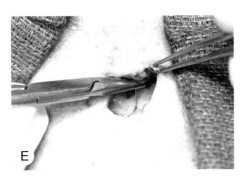

图 4-16E 从真皮层下方进针，沿着缝针的弧度走行，从伤口边缘出针

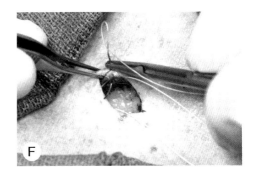

图 4-16F 在对侧伤口边缘进针，从真皮深层出针

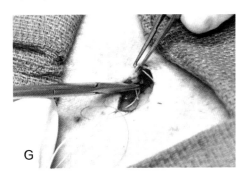

图 4-16G 朝着术者近端的方向缝合，缝线置于深部，缝线的尾端朝向术者，缝针再次穿过真皮，在切口边缘穿出

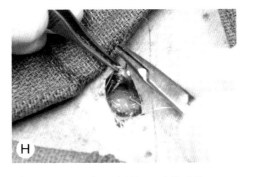

图 4-16H 再次从对侧切口边缘进针

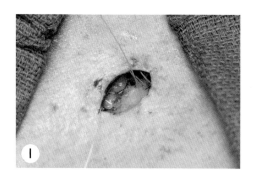

图 4-16I 可见到缝线的双环，缝线尾端置于线环的深部

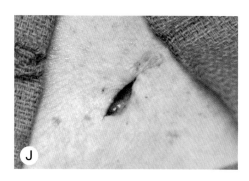

图 4-16J 缝线打结后的伤口外观

五、技巧与要点

当伤口存在明显的张力，应用单纯的埋入式真皮缝合不能将伤口边缘对合良好时，可以应用这项技术。除了张力最大的伤口，只要进行了充分的皮下游离，应用滑轮技术与更大规格的缝线几乎可以完成所有伤口的闭合。

当外科医生需要在第一次打结时就将切口边缘对合且固定住的情况下，这项技术也是非常有用的，因为它可以在一次打结后就将缝线固定住。这样在操作中无须助手的辅助，就能够实现精确的缝合和打结操作，使表皮对合良好。

这项技术的关键在于使缝线位于线环的深部，这也是第一针缝合后缝线就能够固定在位的原理。只要外科医生认识到这项技术实际上是在第一个标准的埋入式真皮缝合后，再在近端位置进行第二个标准的埋入式真皮缝合，就可以非常轻松地掌握和应用。

缝线的选择在很大程度上取决于外科医生的偏好。多股编织可吸收缝线比单股具有更可靠的锁紧性，而单股缝线更容易拉线，可以促进双环缝线的滑轮效应。

在存在极大张力的部位，该技术也可以进行"三环"的变化，从而产生更加明显的滑轮效应，但在应用过程中需要对这项获益与伴随的残留缝线增多的缺点进行权衡，因为残留的缝线数量与环数增加相关。

六、缺点与注意事项

滑轮埋入式真皮缝合的操作虽然看似简单，但有时却很难被正确地实施，应注意保持缝合的位置在正确的深度，因为进针过浅或不沿着缝针的弧度走行，都会明显增加伤口内翻的风险。

由于滑轮缝合在皮肤上留下两圈缝线而不是一圈，这可能会增加异物反应、缝线排异或脓肿形成的发生风险。然而，由于大部分被保留的缝线是在线结中的，而不是在缝线环中，这种理论上的风险在大多数情况下可能不会转化为现实的问题。

与滑轮折返式真皮缝合不同的是，滑轮埋入式真皮缝合将缝线留置在伤口边缘之间，理论上可能增加缝线排异和脓肿形成的发生风险，特别是与标准的真皮缝合相比，滑轮缝合技术残留的非线结缝线的量增加了一倍。

与许多埋入式缝合技术一样，若缝合的弧线顶点到达真皮 - 表皮交界处，则可能会发生表皮凹陷。在面部和皮肤较薄的部位，应尽量避免这种情况。类似的，在皮肤皮脂腺丰富的区域，如鼻部，则需要小心地避免表皮凹陷的发生，因为这种凹陷可能长期存在。然而，在躯干或真皮层较厚的部位，随着可吸收缝线逐渐被吸收，较小程度的凹陷会随着时间的推移而逐渐消失。

滑轮埋入式真皮缝合有引起伤口内翻的趋势，意味着这项技术相较于其他缝合方法需要更多的浅层缝合，因为应用经皮缝合能够达到伤口外翻的效果。但考虑到患者对舒适度和便利性的需求以及最终的外观和功能性结果，又应尽量避免浅层缝合，这些情况在应用该技术前必须加以考虑。

4.17 滑轮折返式真皮缝合

一、同义词

滑轮坎特缝合（pulley Kantor suture）；双重折返式缝合（double set-back suture）；双重折返式真皮缝合（double set-back dermal suture）。

视频 4-17　滑轮折返式真皮缝合
（可通过 *www.AtlasofSuturingTechniques.com* 链接获取视频）

二、应用范围

滑轮折返式真皮缝合（pulley set-back dermal suture）最适合在有着显著张力的部位应用。除了用于高张力的伤口，在有明显张力（容易发生伤口内翻）的部位，如背部和胸部，应用该技术也可以达到良好的效果。存在明显张力的伤口很难闭合，即使是在采用了合适的埋入式缝合技术的前提下。滑轮折返式真皮缝合得益于多重线圈的滑轮效应，使伤口在存在较大张力的情况下仍可以闭合。此外，双重线圈的锁紧效果使得缝线在打第一个结的时候就可以被固定住，从而无须另一个助手来辅助伤口边缘的对合。

三、缝合材料的选择

缝线的选择在很大程度上取决于缝合的位置。虽然这项技术是用来缝合真皮深层的，而且缝线被埋在切口表面下，但相较于滑轮埋入式真皮缝合，外科医生可以选择较大规格的缝线。在背部应用这项技术，可以使用 2-0 可吸收缝线，且极少会出现并发症，因为较粗的缝线大部分被保留在真皮层下方，很少会发生缝线排异的现象；在四肢部位，可以使用 3-0 或 4-0 可吸收缝线；在面部，如果需要应用这项技术，5-0 可吸收缝线就足够了。多股编织缝线比单股缝线更容易被固定住，而使用单股缝线利用滑轮效应更容易拉线。

四、操作步骤

1. 使用手术镊或拉钩牵拉切口边缘，充分暴露真皮层下方。

2. 牵拉暴露真皮层的同时，在距离切口边缘 2~6 mm 的真皮层下方垂直进针。

3. 第一针，顺着缝针的弧度在真皮层走行，在靠近切口边缘的位置出针。应注意缝合保持在真皮层内，以减少表皮凹陷的发生。缝针不是从切口边缘穿出，而是在距离切口边缘 1~4 mm 的位置穿出。缝合范围取决于缝针的规格、真皮层的厚度，以及对伤口外翻的需求和耐受程度。

4. 保持缝线处于放松、无张力的状态，松开进第一针一侧的真皮。然后用相同的方式轻轻夹持对侧边缘的组织，充分暴露真皮层下方。

5. 第二针，在距离切口边缘 1~6 mm 的真皮层下方进针。同样，这一针应该顺着缝针的弧度走行，避免进入表皮层而导致表皮凹陷的发生。然后在距离伤口边缘 2~6 mm 的远端出针。这一步与伤口对侧缝合第一针的操作形成镜像。

6. 朝着术者的方向依次重复步骤 1~5，缝线尾端置于线环的深部。

7. 器械打结固定缝线（图 4-17A 至图 4-17J）。

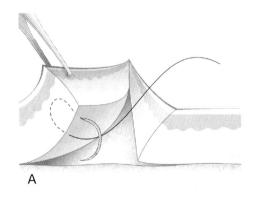

图 4-17A 从真皮层下方进针，再从靠近切口边缘的真皮层下方出针，但仍从伤口边缘折返

A

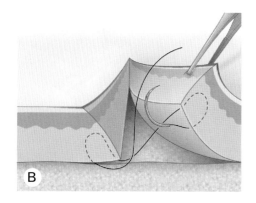

图 4-17B 在对侧伤口边缘的真皮层下方进针，从真皮下表面远离伤口边缘的位置出针

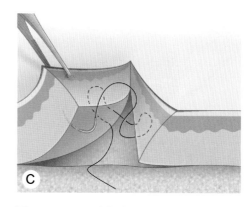

图 4-17C 缝线松散的末端置于深部，并位于术者和持针器之间，再次从真皮层下方进针

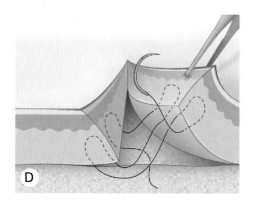

图 4-17D 在对侧伤口边缘重复上述步骤

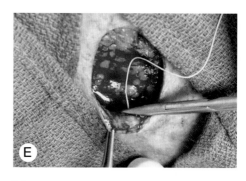

图 4-17E 从真皮层下方进针，再从靠近切口边缘的真皮层下方出针，但仍从伤口边缘折返

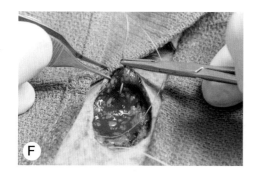

图 4-17F 从对侧伤口边缘进针，再从真皮下表面远离切口边缘的位置出针

115

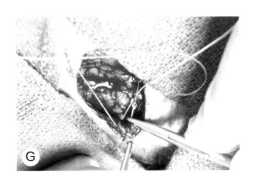

图 4-17G 缝线松散的末端置于深部，并位于术者和持针器之间，再次从真皮层下方进针

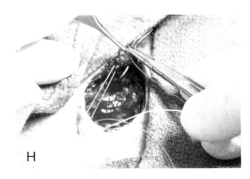

图 4-17H 在对侧伤口边缘重复上述步骤

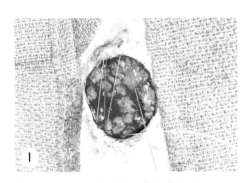

图 4-17I 拉紧缝线前注意缝线的外观

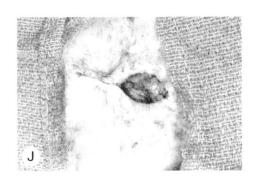

图 4-17J 术后即刻的伤口外观，注意明显的伤口外翻和切口线旁的表皮凹陷

五、技巧与要点

滑轮折返式真皮缝合的主要优点之一是易于操作。缝合中沿着缝针的弧度进入真皮下层，操作中不需要改变缝合平面或是实现心形缝合，也不需要保证出针点精准地落在真皮下层的内侧边缘，而这些是滑轮埋入式褥式缝合所需要的。

因为整个缝合线环位于真皮层下方，所以精确的缝合是建立在充分皮下游离的基础上的。广泛的皮下游离是应用这项技术的先决条件，因为第一针的缝合是从距离切口边缘 2~6 mm 被游离的真皮下方开始的。

当伤口存在明显的张力，单独应用折返式真皮缝合不能将伤口边缘对合良好时，可以应用这项技术。除了张力最大的伤口，只要进行了充分的皮下游离，应用滑轮技术与更大规格的缝线几乎可以完成所有伤口的闭合。

当外科医生需要在第一次打结时就将切口边缘对合且固定住的情况下，这项技术也是非常有用的，因为它可以在一次打结后就将缝线固定住，这样在操作中无须助手的辅助，就能够实现精确的缝合和打结操作，使表皮对合良好。

这项技术的关键在于使缝线位于缝合线环的深部，这也是第一针缝合后缝线能够固定在位的原理。只要外科医生认识到该技术实际上是在实施第一个标准的折返式真皮缝合后，再在术者近端进行第二个标准的折返式真皮缝合，就可以非常轻松地掌握和应用。

缝线的选择在很大程度上取决于外科医生的偏好。多股编织可吸收缝线比单股具有更可靠的锁紧性，而单股缝线更容易拉线，可以促进双环缝线的滑轮效应。

在存在极大张力的部位，这种方法也可以进行"三环"的变化，从而产生更加明显的滑轮效应，但在应用过程中需要对这项获益与伴随的残留缝线增多的缺点进行权衡，因为残留的缝线数量与环数增加相关。

六、缺点与注意事项

滑轮折返式真皮缝合术后会形成明显的伤口外翻，其外翻程度取决于缝合中每一针的距离，而且该技术所引起的伤口外翻程度甚至比滑轮埋入式垂直褥式缝合更加明显。应告知患者，术后短期内可能形成明显的脊样隆起，根据缝线材料与缝合密度的不同，脊样隆起可能会持续数周或数月，并向患者解释该技术类似于放置皮下夹板，这样可以帮助患者建立合理的、现实的预期，从而减轻患者对术后早期伤口外观不佳的焦虑。

当缝合的弧线顶点到达真皮 - 表皮交界处时，可能会发生表皮凹陷。在面部和真皮层较薄的部位，应尽量避免这类问题的发生。类似的，在皮肤皮脂腺丰富的区域，如鼻部，凹陷可能长期存在，也需要谨慎操作。然而，在躯干或真皮层较厚的部位，随着可吸收缝线逐渐被吸收，较小程度的凹陷可能会随着时间推移而逐渐消失。

由于滑轮缝合在皮肤上留下了两圈缝线而不是一圈，这可能会增加异物反应、缝线排异或脓肿形成的发生风险。尽管如此，大部分被保留的缝线是在线结中的，而不是在缝合线环中，这种理论上的风险在大多数情况下可能不会转化为现实的问题。

七、参考文献

KANTOR J. The pulley set-back dermal suture: an easy to implement everting suture technique for wounds under tension. J Am Acad Dermatol, 2015, 72(1): e29-e30.

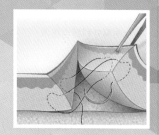

4.18 滑轮埋入式垂直褥式缝合

一、同义词

双重埋入式垂直褥式缝合（double buried vertical mattress）；真皮埋入式滑轮缝合（dermal buried pulley suture）；SCIM；改良埋入式真皮缝合（modified buried dermal suture）。

视频 4-18　滑轮埋入式垂直褥式缝合
（可通过 *www.AtlasofSuturingTechniques.com* 链接获取视频）

二、应用范围

滑轮埋入式垂直褥式缝合（pulley buried vertical mattress suture）最适合在有着显著张力的部位应用。存在明显张力的伤口很难闭合，即使是在采用合适的埋入式缝合技术的前提下。滑轮埋入式垂直褥式缝合技术得益于多重线圈的滑轮效应，使伤口在存在较大张力的情况下仍可以闭合。此外，双重线圈的锁紧效果使得缝线在打第一个结的时候就可以被固定住，从而无须另一个助手来辅助伤口边缘的对合。

三、缝合材料的选择

缝线的选择在很大程度上取决于缝合的位置。由于缝线穿过了真皮乳头层和切口边缘，应选择适用于解剖位置的最小规格的缝线。在背部和肩部应用这项技术，可以使用 2-0 或 3-0 缝线，尽管理论上使用较粗的 2-0 缝线，发生缝线排异或脓肿形成的风险更大。这需要与使用更大的 CP-2 缝针的获益进行权衡，CP-2

缝针的优点在于即使是在最厚的真皮中使用也几乎不会弯曲，而 2-0 缝线在有张力的伤口或负荷张力的活动中也不太可能断裂。在四肢部位，可以使用 3-0 或 4-0 可吸收缝线，在面部和张力较小的部位，使用 5-0 可吸收缝线就足够了。多股编织缝线比单股缝线更容易被固定住，而使用单股缝线利用滑轮效应可以更容易地拉线。

四、操作步骤

1. 使用手术镊或拉钩牵拉伤口边缘，充分暴露真皮层下方。

2. 牵拉暴露真皮层的同时，在距离切口边缘 4 mm 的真皮层下方垂直进针。

3. 第一针，在垂直进针的缝针引导下于真皮层走行，然后通过转动持针器改变缝针的方向，在切口边缘出针。这使得缝合路径的顶点保持在真皮乳头层，同时在切口边缘的真皮网状层出针。

4. 保持缝线处于放松、无张力的状态，松开进第一针一侧的真皮。然后用相同的方式轻轻夹持对侧边缘的组织，充分暴露真皮层下方。

5. 第二针，在切口边缘的真皮网状层进针，然后向上沿水平方向牵拉，保持缝合路径的顶点位于真皮乳头层。这一步与伤口对侧第一针的操作形成镜像。

6. 缝线的尾端置于术者和第一组线环之间，朝着术者近端的方向重复步骤 1~5。两组缝合线环相距 2~6 mm，具体取决于伤口的大小、真皮层的厚度以及张力大小。

7. 器械打结固定缝线（图 4-18A 至图 4-18I）。

五、技巧与要点

这项技术需要一定的练习才能掌握，但是一旦掌握了就能够轻松地完成操作。第一针可以通过在进针过程中快速地牵拉伤口边缘，然后在缝针到达顶点后再将其牵拉回来的方法实现。这有助于引导缝针在正确的方向上，而不需要大幅度地转动

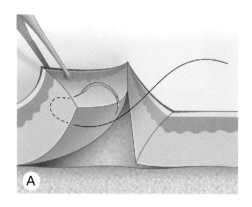

图 4-18A 从真皮层进针，向上且向外走行，随后从切口边缘出针

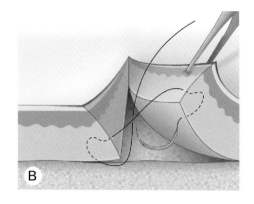

图 4-18B 从对侧切口边缘进针，向上且横向走行，随后从深部出针

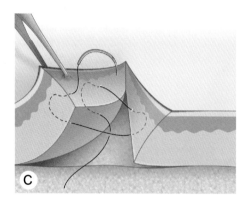

图 4-18C 缝线尾端置于线结的深部并朝向术者，重复第一步，在深部进针，从切口边缘出针

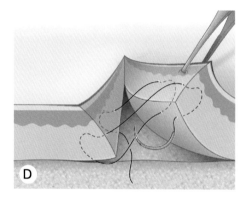

图 4-18D 缝线尾端置于深部，缝针从对侧伤口边缘穿入

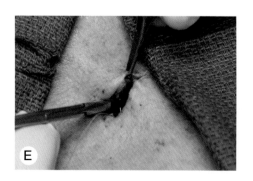

图 4-18E 从真皮层进针，向上且向外走行，随后从切口边缘出针

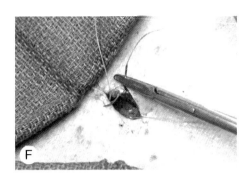

图 4-18F 从对侧伤口边缘进针，向上且横向走行，随后从深部出针

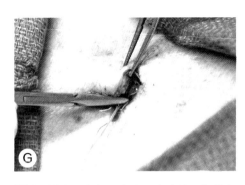

图 4-18G 缝线尾端置于线结的深部并朝向术者，重复第一步，在深部进针，从伤口边缘出针

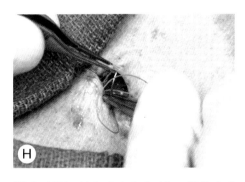

图 4-18H 缝线尾端置于深部，缝针从对侧伤口边缘穿入

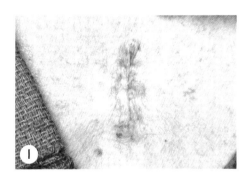

图 4-18I 术后即刻的伤口外观，注意伤口边缘的外翻

持针器来调整缝针的方向。那些习惯于用皮肤拉钩而不是手术镊的外科医生可能会采用类似的方法。皮肤拉钩可以用来在进行第一针的第一个部分时充分地牵拉伤口边缘，然后在进行第二部分时再将伤口边缘拉回伤口的中心。这使得缝针沿着理想的心形路径走行，而不需要大幅度转动持针器来调整缝针的方向。

缝合的顶点应该位于真皮乳头层，如果缝针的走行轨迹太过表浅，可能会导致表皮凹陷的发生。尽管有些时候表皮凹陷是不可避免的，但仍应尽量避免这一现象的发生，因为：①患者有时会对术后早期的伤口外观表示担忧；②皮肤凹陷的出现意味着缝合的路径过于表浅，发生缝线排异的风险增大，这需要引起足够的警惕。

当伤口周围存在明显的张力，单独应用埋入式垂直褥式缝合不能将伤口边缘对合良好时，可以采用这项技术。除了张力最大的伤口，只要进行了充分的皮下游离，应用滑轮技术与更大规格的缝线几乎可以完成所有伤口的闭合。

当外科医生需要在第一次打结时就将切口边缘对合且固定住的情况下，这项技术也是非常有用的，因为它可以在一次打结后就将缝线固定住，这样在操作中无须助手的辅助，就能够实现精确的缝合和打结操作，使表皮对合良好。

这项技术的关键在于使缝线位于缝合线环的深部，这也是在第一针缝合后就能将缝线固定在位的原理。只要外科医生认识到，该技术实际上是在实施第一个标准的埋入式垂直褥式缝合后，再在术者近端实施第二个埋入式垂直褥式缝合，就可以非常轻松地掌握和应用。

缝线的选择在很大程度上取决于外科医生的偏好。多股编织可吸收缝线比单股具有更可靠的锁紧性，而单股缝线更容易拉线，可以促进双环缝线的滑轮效应。

在存在极大张力的部位，这项技术也可以进行"三环"的变化，从而产生更加明显的滑轮效应，但在应用过程中需要对这项获益与伴随的残留缝线增多的缺点进行权衡，因为残留的缝线数量与环数增加相关。

六、缺点与注意事项

虽然与其他技术（如滑轮真皮缝合）相比，这项技术形成的伤口外翻不那么明显，但在术后短期内患者的皮肤上仍可见一个小的脊样隆起。

当缝合的弧线顶点到达表皮 - 真皮交界处时，偶尔会发生表皮凹陷。在面部和真皮层较薄的部位，应尽量避免这种现象。类似的，在皮肤富含皮脂腺的部位，比如鼻部，凹陷可能长期存在，也需要谨慎操作。然而，在躯干或真皮层较厚的部位，随着可吸收缝线逐渐被吸收，小程度的表皮凹陷可能会随着时间的推移而逐渐消失。

由于滑轮缝合在皮肤上留下了两圈缝线而不是一圈，这可能会增加异物反应、缝线排异或脓肿形成的发生风险。尽管如此,大部分被保留的缝线是在线结中的,而不是在缝合线环中,这种理论上的风险在大多数情况下可能不会转化为现实的问题。

七、参考文献

1. GIANDONI M B, GRABSKI W J. Surgical pearl: the dermal buried pulley suture. J Am Acad Dermatol, 1994,30(6):1012-1013.

2. JEON I K, KIM J H, ROH M R, et al. The subcutaneous inverted cross mattress stitch (SICM stitch) in our experience. Dermatol Surg, 2013, 39(5): 794-795.

3. WHALEN J D, DU RESNE R G, COLLINS S C. Surgical pearl:the modified buried dermal suture. J Am Acad Dermatol, 1999, 40(1): 103-104.

4. YAG-HOWARD C. Novel surgical approach to subcutaneous closure: the subcutaneous inverted cross mattress stitch (SICM Stitch). Dermatol Surg, 2011, 37(10): 1503-1505.

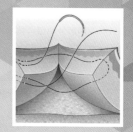

4.19 半滑轮埋入式垂直褥式缝合

一、同义词

真皮埋入式滑轮缝合（dermal buried pulley suture）；改良埋入式真皮缝合（modified buried dermal suture）。

视频 4-19　半滑轮埋入式垂直褥式缝合

（可通过 *www.AtlasofSuturingTechniques.com* 链接获取视频）

二、应用范围

半滑轮埋入式垂直褥式缝合（half pulley buried vertical mattress suture）最适合在有着显著张力的部位应用。它可以被定义为介于单环和双环滑轮埋入垂直褥式缝合之间的一种缝合方法。存在明显张力的伤口很难闭合，即使是在采用了合适的埋入式缝合技术的前提下。半滑轮埋入褥式缝合技术得益于一个附加单圈的滑轮效应，使高张力的伤口也能闭合良好。另外，附加进针的作用使得缝线在打第一个结的时候就可以被固定住，从而无须另一个助手来辅助伤口边缘的对合。

三、缝合材料的选择

缝线的选择在很大程度上取决于缝合的位置。由于缝线穿过了真皮乳头层和切口边缘，应选择适用于解剖位置的最小规格的缝线。在背部和肩部应用这项技术，可以使用 2-0 或 3-0 的缝线，尽管理论上使用较粗的 2-0 缝线，发生缝线排异或脓肿形成的风险更大。这需要与使用更大的 CP-2 缝针的获益进行权衡，CP-2 缝针的优点在于即使是在最厚的真皮中使用也几乎不会弯曲，而 2-0 缝线在有张力的伤口或负荷张力的活动中也不太可能断裂。在四肢部位，可以使用 3-0 或 4-0 可吸收缝线。尽管在面部和张力较小的部位几乎不使用这项缝合技术，但若必要，使用 5-0 可吸收缝线就足够了。多股编织缝线比单股缝线更牢固，而使用单股缝线利用滑轮效应可以更容易地拉线。

四、操作步骤

1. 使用手术镊或拉钩牵拉伤口边缘，充分暴露真皮层下方。

2. 牵拉暴露真皮层的同时，在距离切口边缘 4 mm 的真皮层下方垂直进针。

3. 第一针，在垂直进针的缝针引导下于真皮层走行，然后通过转动持针器改变缝针的方向，在切口边缘出针。这使得缝合路径的顶点保持在真皮乳头层，同时在伤口边缘的真皮网状层出针。

4. 保持缝线处于放松、无张力的状态，松开进第一针一侧的真皮，然后用相同的方式轻轻夹持对侧边缘的组织，充分暴露真皮层下方。

5. 第二针，在切口边缘的真皮网状层进针，然后向上沿水平方向牵拉，保持缝合路径的顶点位于真皮乳头层。这一步与伤口对侧第一针的操作形成镜像。

6. 缝线的尾端置于术者和第一组线环之间，然后再在真皮层下表面距离第一次进针点稍远的位置进针。

7. 在真皮网状层稍深于第一个线环出针点的位置出针。

8. 现在缝线的两端处于伤口的同一侧（通常是在术者的左侧），然后进行器械打结固定缝线（图 4-19A 至图 4-19F）。

五、技巧与要点

半滑轮埋入式垂直褥式缝合可以被认为是在一个完整的埋入式垂直褥式缝合后额外缝一针或是 1.5 个埋入式垂直褥式滑轮缝合。因为这项技术少了一次出针，所以它比完成一个全滑轮埋入式垂直褥式缝合的速度要快一些。但这也意味着，

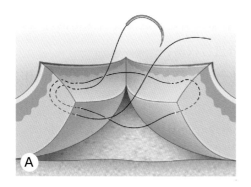

图 4-19A 半滑轮埋入式垂直褥式缝合的操作示意

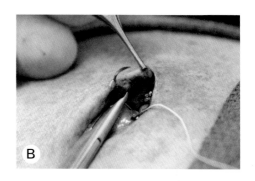

图 4-19B 从真皮深层进针，从伤口边缘出针，和埋入式垂直褥式缝合一样

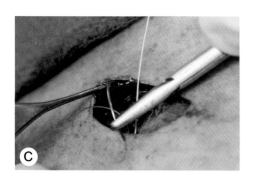

图 4-19C 从对侧伤口边缘进针

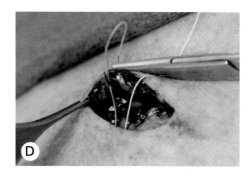

图 4-19D 缝针轻微向上、向外移动，随后穿出真皮

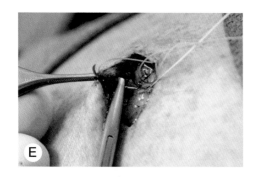

图 4-19E 在对侧真皮进针并从伤口边缘出针，形成一个半埋入式垂直褥式缝合的滑轮系统

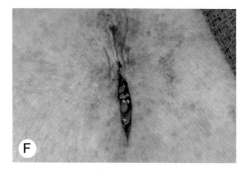

图 4-19F 进行一次半滑轮埋入式垂直褥式缝合后的伤口外观

因为少了一个缝合线环，它的滑轮效应可能不那么明显，这需要与保留的缝线数量较双线环的埋入式垂直褥式缝合要少的优势进行权衡。

这项技术需要一定的练习才能掌握，但一旦掌握了就能够轻松地完成操作。第一针可以通过在进针过程中快速地牵拉伤口边缘，然后在到达顶点后再将其牵拉回来的方法实现。这有助于引导缝针在正确的方向上，而不需要大幅度地转动持针器改变缝针的方向。缝合弧形路径的顶点应该位于真皮乳头层，如果缝针的走行轨迹太过表浅，可能会导致表皮凹陷的发生。当伤口周围存在明显的张力，单独应用埋入式垂直褥式缝合不能将伤口边缘对合良好时，这项技术是很有用的。

当外科医生需要在第一次打结时就能够将伤口边缘对合且固定住的情况下，这项技术也非常有用，因为它可以在一次打结后就将缝线固定住，这样在操作中无须助手的辅助，就能够实现精确的缝合和打结操作，使表皮对合良好。

这项技术的关键在于使缝线位于缝合线环的深部，这也是在第一针缝合后就能将缝线固定在位的原理。只要外科医生认识到，该技术实际上是在实施一个标准的埋入式垂直褥式缝合后，再在稍微深一点的位置实施半个垂直褥式缝合，就可以非常轻松地掌握和应用。

额外的缝合也可以通过倾斜的或接近水平方向的缝合来完成，因为这个额外的缝合需要缝进足够的真皮，以支撑伤口的张力。这个额外的缝合也可以作为一个单一折返式真皮缝合来实施，尽管这样做可能会导致伤口边缘缝合深度的差异，这时就需要进行深度校正的表皮缝合。

六、缺点与注意事项

虽然与其他技术（如滑轮真皮缝合）相比，半滑轮埋入式垂直褥式缝合形成的皮肤外翻不那么明显，但在术后短期内患者的皮肤上仍可见一个小的脊样隆起。尽管这一点是在手术预期内的，但仍然需要提醒患者注意，并向患者解释该技术类似于放置皮下夹板，这样可以帮助患者建立合理的、现实的预期，从而减轻患者对术后早期伤口外观不佳的焦虑。

当缝合的弧线顶点到达真皮－表皮交界处时，偶尔会发生表皮凹陷。在面部和真皮层较薄的部位，应尽量避免这种现象。类似的，在皮肤富含皮脂腺的部位，如鼻部，凹陷可能长期存在，需要谨慎操作。然而，在躯干或真皮层较厚的部位，随着可吸收缝线逐渐被吸收，小程度的表皮凹陷可能会随着时间的推移而逐渐消失。

由于这项滑轮缝合技术在皮肤上留下了额外的一圈缝线，这可能会增加异物反应、缝线排异或脓肿形成的发生风险。尽管如此，大部分被保留的缝线是在线结中的，而不是在缝合线环中，这种理论上的风险在大多数情况下可能不会转化为现实的问题。

还有一种理论上的担忧是，额外的线环可能会导致伤口边缘组织的坏死，尤其是水平方向放置的缝线，尽管这在实际中是不常见的。此外，由于缝线在伤口的一侧打结，表皮的对合程度可能不如其他技术（如滑轮折返式真皮缝合和滑轮埋入式垂直褥式缝合）那样良好。

七、参考文献

1.　GIANDONI M B, GRABSKI W J. Surgical pearl: the dermal buried pulley suture. J Am Acad Dermatol, 1994, 30(6): 1012-1013.

2.　WHALEN J D, DU RESNE R G, COLLINS S C. Surgical pearl:the modif ed buried dermal suture. J Am Acadermatol, 1999, 40(1): 103-104.

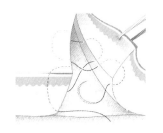

4.20 双重蝶形缝合

视频 4-20　双重蝶形缝合

（可通过 *www.AtlasofSuturingTechniques.com* 链接获取视频）

一、应用范围

双重蝶形缝合（double butterfly suture）最适合在有着显著张力的部位应用。而存在明显张力的伤口很难闭合，即使是在采用了合适的埋入式缝合技术的前提下。双重蝶形缝合技术得益于多个水平方向缝线的滑轮效应，使高张力的伤口能够闭合良好。由于缝合线环是水平方向的，每一次缝合都缝进了更多的真皮，理论上增加了这项技术缝合的稳固性。

二、缝合材料的选择

缝线的选择取决于外科医生的偏好和缝合的位置。这项技术是为躯干上存在明显张力的伤口而设计的，通常使用 3-0 缝线，有时也可以使用 2-0 缝线，特别是在使用更小规格的缝针易发生弯曲的情况下。这项技术的线结埋在切口线和真皮底部，因此有发生缝线排异的风险。使用一种可吸收的单股缝线（PDS 缝线）被认为比使用多股编织可吸收缝线的预后更好。

三、操作步骤

1. 理想情况下，这项技术要求伤口边缘被切成一个反向的斜面，使表皮层悬于伤口中心的真皮层之上。
2. 使用手术镊或拉钩牵拉伤口边缘，充分暴露真皮下层。

3. 牵拉暴露真皮层的同时，在斜面的基底部距离切口边缘中央 3 mm 处的真皮进针。以执笔的方式抓握持针器，垂直于切口边缘，缝针以倾斜的角度被固定在持针器上，以便于缝合。

4. 第一针，轻压缝针，使其横向且向上移动，形成一个水平的缝合环，剖面示意图类似于蝴蝶的翅膀。然后在与进针点相同的平面上，缝针沿着自身的弧度从真皮下层穿出。

5. 保持缝线处于放松、无张力的状态，松开进第一针一侧的真皮，然后以相同的方式轻轻夹持暴露对侧伤口边缘的组织。

6. 第二针，在对侧出针点远端的真皮层下表面进针，如果需要，可以使用反手技术，同时缝针与第一次出针时保持相同的方向，和第一个线环共同构成一个 "S" 形环。

7. 然后在对侧切口边缘进针，进针点和出针点在一条线上，缝针朝向术者的方向，与第 6 步的操作形成镜像。

8. 最后，再次在对侧进针，与第一针（第 4 步）的操作形成镜像。这样第一个缝合线环的进针点和最后一个缝合线环的出针点直接在真皮下方交叉。

9. 器械打结固定缝线（图 4-20A 至图 4-20J）。

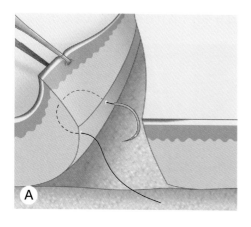

图 4-20A　双重蝶形缝合的第一针，注意缝针平行于切口边缘在真皮浅层走行

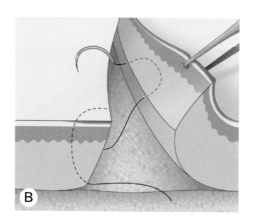

图 4-20B　从对侧切口边缘大致与出针点水平的位置进针，与第一针的轨迹一致

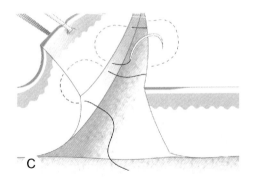

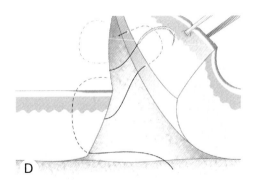

图 4-20C 重新持针，缝针的方向与前两针相反，在对侧切口边缘与出针点相对应的位置进针

图 4-20D 准备双重蝶形缝合的最后一针，从与出针点相对应的位置进针，这样最后的出针点将直接横跨最初的进针点

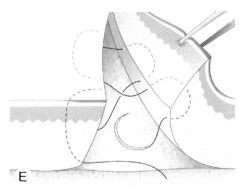

图 4-20E 双重蝶形缝合的操作示意

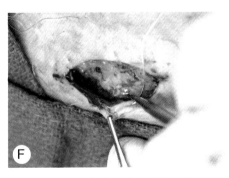

图 4-20F 双重蝶形缝合的第一针，注意缝针平行于伤口边缘在真皮浅层走行

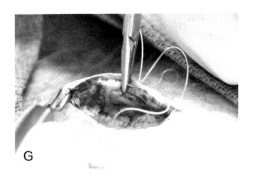

图 4-20G 从对侧切口边缘与出针点相对应的位置进针，与第一针的轨迹一致

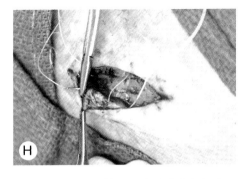

图 4-20H 重新持针，缝针的方向与前两针相反，在对侧伤口边缘与出针点相对应的位置进针

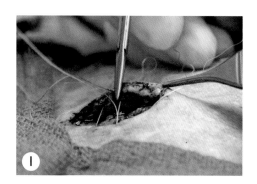

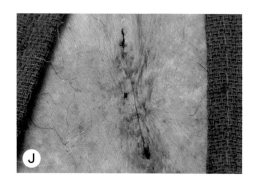

图 4-20I　准备双重蝶形缝合的最后一针，从与出针点相对应的位置进针，这样最后的出针点将直接横跨最初的进针点

图 4-20J　在伤口中央实施了双重蝶形缝合且在伤口顶点实施了多个折返式真皮缝合后的外观，注意伤口的外翻

四、技巧与要点

这项技术是为存在明显张力的部位而设计的，但它也可以用于其他任何的解剖位置。当试图缝合有着较厚真皮层的背部时，使用足够坚硬的缝针可能有助于降低缝针弯曲的风险。该技术的核心在于将"S"形变成"8"字形，要着重强调的是双重蝶形缝合并不是进行连续的两个蝶形缝合。

与滑轮埋入式垂直褥式缝合一样，第一针可以通过在进针过程中快速地牵拉伤口边缘，然后在到达顶点后再将其牵拉回来的方法实现。这种方法有助于引导缝针在正确的方向上，而不需要大幅度地转动持针器来改变缝针的方向。虽然缝针是平行于切口边缘的，但相对于纵轴来说是一个对角，而不是埋入式垂直褥式缝合中所用的垂直方式。

缝合弧线的顶点应该位于真皮乳头层，如果缝针的走行轨迹太过表浅，可能会导致表皮凹陷的发生。尤其在高张力的部位，为了减少表皮凹陷的发生，缝合线环的放置可能更加紧密。水平方向的缝合线环意味着每一个线环中缝进了相对多的真皮。尤其是存在明显张力的区域，需要考虑到真皮所要承受的张力，在这一方面双重蝶形缝合比其他的技术更有优势。

五、缺点与注意事项

对伤口边缘进行内斜切意味着这项技术在应用之前需要进行一定程度的预先规划。斜切也可以用于其他缝合技术中，因为斜切可能有助于伤口边缘的定位，但理论上也存在挛缩导致伤口边缘小范围裂开的风险。如果在应用蝶形缝合时没有对伤口边缘进行斜切处理，会有少量的真皮突出切口边缘，阻碍伤口边缘的对合。在这种情况下，可用手术剪或刀片修剪多余的真皮，以使伤口的愈合不受阻碍。

一些作者对水平方向放置的缝线可能引起的伤口边缘坏死提出了担忧。该技术的拥护者则认为伤口边缘坏死并不能被视为并发症，坏死通常只在水平褥式缝合位置过于表浅时才会出现，而不会出现在其他的埋入式缝合技术中。坏死可能是由切口边缘被过度束紧引起的，这种情况通常不会出现在埋入式缝合中。

虽然这项技术的缝合线环之间相对靠近，尤其是在张力较大的部位，但缝合线环不应有重叠，因为这可能会收紧挤压伤口边缘，从而导致组织向中央聚集。

考虑到这项技术可能会带来明显的伤口外翻，术后短期内患者的皮肤上可见一个小的脊样隆起。虽然这一点是在手术预期内的，但仍要提醒患者注意，并向患者解释该技术类似于放置皮下夹板,这样可以帮助患者形成合理的、现实的预期，从而减轻患者对术后早期伤口外观不佳的焦虑。

六、参考文献

1. BREUNINGER H. Double butterfly suture or high tension: a broadly anchored, horizontal,buried interrupted suture. Dermatol Surg, 2000, 26(3): 215-218.
2. BREUNINGER H, KEILBACH J, HAA U. Intracutaneous butterfly suture with absorbable synthetic suture material. Technique, tissue reactions, and results. J Dermatol Surg Oncol, 1993, 19(7): 607-610.

4.21 半滑轮埋入式真皮缝合

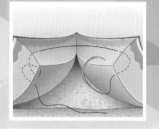

一、同义词

横向滑轮埋入式真皮缝合（lateral pulley buried dermal suture）；折返式滑轮真皮缝合（set back pulley dermal suture）。

视频 4-21　半滑轮埋入式真皮缝合

（可通过 *www.AtlasofSuturingTechniques.com* 链接获取视频）

二、应用范围

半滑轮埋入式真皮缝合（half pulley buried dermal suture）最适合在有着显著张力的部位应用。它可以被定义为介于单环和双环埋入式垂直褥式缝合之间的一种缝合方法。该技术与半滑轮埋入式垂直褥式缝合类似，但区别是它是在缝合开始时放置额外的线环的，而不是在缝合结束时放置的。存在明显张力的伤口很难闭合，即使是采用了合适的埋入式缝合技术的前提下。半滑轮埋入式真皮缝合技术得益于缝合的多重线环的滑轮效应，使高张力的伤口也能闭合良好。此外，双重缝合线环的锁紧效果使得缝线在打第一个结的时候就可以被固定住，从而无须另一个助手来辅助伤口边缘的对合。

三、缝合材料的选择

缝线的选择在很大程度上取决于缝合的位置。由于缝线穿过了真皮乳头层和切口边缘，应选择适合解剖位置的最小规格的缝线。在背部和肩部应用这项技术，可以使用 2-0 或 3-0 缝线。理论上，2-0 缝线更粗，发生缝线排异或脓肿形成的风险更大。这需要与使用更大的 CP-2 缝针的获益进行权衡，CP-2 缝针的优点在于即使是在最厚的真皮中使用也几乎不会弯曲，而 2-0 缝线在有张力的伤口或负荷张力的活动中也不太可能断裂。在四肢部位，可以使用 3-0 或 4-0 可吸收缝线。多股编织缝线比单股缝线更容易被固定住，而使用单股缝线利用滑轮效应可以更容易地拉线。

四、操作步骤

1. 使用手术镊或拉钩牵拉切口边缘，充分暴露真皮下层。
2. 牵拉暴露真皮层的同时，在距离切口边缘 4~8 mm 的真皮下层垂直进针。
3. 第一针，缝一个额外的滑轮环，顺着缝针的弧度走行，靠近切口边缘出针。注意缝合路径应保持在真皮层内，以减少表皮凹陷的发生。缝针不从切口边缘穿出，而是从距离切口边缘 3~4 mm 远的位置穿出，与折返式真皮缝合一样。第一针缝合的范围取决于缝针的规格、真皮层的厚度，并且应该设计一个适当大小的额外线环以形成滑轮效应。
4. 保持缝线处于放松、无张力的状态，在真皮的同一侧再次进针，位置在第一个缝合环的进针点和出针点的远端，然后再次穿过被游离的真皮层下方。注意应该在距离切口边缘 3~8 mm 的位置进针，再在伤口边缘出针，与单纯埋入式缝合一样。
5. 以相同的方式牵拉暴露伤口对侧的组织，第三针是在伤口边缘进针，进入真皮层。这一针应该顺着缝针的弧度走行，避免进入表皮，以减少表皮凹陷的发生。然后在距离伤口边缘的远端 3~8 mm 的真皮下方出针。这一针与伤口对侧第二针的操作形成镜像。
6. 器械打结固定缝线（图 4-21A 至图 4-21E）。

五、技巧与要点

和半滑轮埋入式垂直褥式缝合一样，半滑轮埋入式真皮缝合可以被概念化为在单纯埋入式真皮缝合后增加 1 个额外的线环或是 1.5 个单纯滑轮埋入式真皮缝

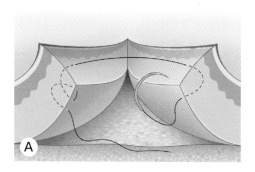

图 4-21A　半滑轮埋入式真皮缝合的操作示意

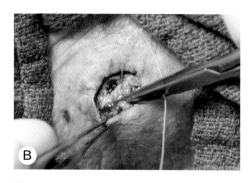

图 4-21B　从真皮层进针开始缝合，在伤口边缘折返出针

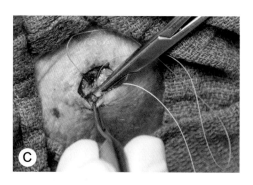

图 4-21C　再次从真皮层进针，从伤口边缘出针

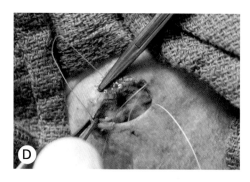

图 4-21D　在对侧伤口边缘进针，从真皮层出针

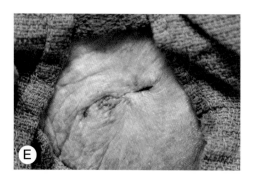

图 4-21E　进行一次半滑轮埋入式真皮缝合后的伤口外观

合，区别在于该技术是在缝合开始时缝置额外的线环的，而不是在缝合结束时缝置的。与其他的滑轮缝合相比，这项技术的操作速度稍微快一些，因为它可以少缝合一针。但这也意味着，由于少了一个缝合线环，它的滑轮效应可能不那么明显。这需要与较滑轮埋入式真皮缝合相比保留的缝线数量更少这一理论上的获益进行权衡。当伤口存在明显的张力，单独应用埋入式真皮缝合不能将伤口边缘对合良好时，这项技术是有用的。

缝线的选择在很大程度上取决于外科医生的偏好。多股编织可吸收缝线较单股缝线具有更可靠的锁紧性，而单股缝线更容易拉线，可以促进双环缝线的滑轮效应。

六、缺点与注意事项

在缝合的弧线顶点到达真皮 - 表皮交界处时，偶尔会发生表皮凹陷。在面部和真皮层较薄的部位，应尽量避免这种现象。类似的，在皮肤富含皮脂腺的部位，如鼻部，凹陷可能长期存在，需要谨慎操作。然而，在躯干或真皮层较厚的部位，随着可吸收缝线逐渐被吸收，小程度的表皮凹陷可能会随着时间推移而逐渐消失。

由于这项滑轮缝合技术在皮肤上留下了额外的一圈缝合线环，这可能会增加异物反应、缝线排异或脓肿形成的发生风险。尽管如此，大部分被保留的缝线是在线结中的，而不是在缝合线环中的，这种理论上的风险在大多数情况下可能不会转化为现实的问题。

还存在一种理论上的担忧是，额外的缝合线环可能会导致伤口边缘的坏死，尤其是以一种倾斜的方式进行缝合操作时，但这在实践中并不常见。由于缝线的附加环位于第一针的同侧，在伤口的两侧没有相应的滑轮效应，所以它的滑轮效应可能不像其他的滑轮缝合技术那样明显。

七、参考文献

1. HUANG L. The lateral pulley buried dermal suture. Australas J Dermatol, 2011, 52(3): 207-208.
2. HUANG L. The setback pulley dermal suture for skin defects. Am Surg, 2011, 77(5): 647-648.

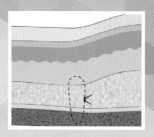

4.22 悬吊缝合

一、同义词

Pexing 缝合；ImPli 缝合；定位缝合（tacking suture）。

视频 4-22　悬吊缝合
（可通过 *www.AtlasofSuturingTechniques.com* 链接获取视频）

二、应用范围

悬吊缝合（suspension suture）是一种可以精细地缝合伤口一侧或者两侧更深层次组织的缝合技术，也被认为是锚定缝合或交联缝合，通常用于某些特殊的情况下。首先，有时在进行组织修复时需要跨越一个生理性凹陷或沟槽（如鼻翼），修复缝合时就需要把皮肤自然地覆盖在凹陷的真皮上，从而避免发生生理性凹陷变平或桥形愈合。其次，当需要在面部一些重要的功能区域进行缝合操作时可以应用这项技术，以防止特定功能的丧失（如眼睑外翻以及唇外翻），以及防止眉毛、嘴唇等敏感部位的扭曲。该技术还可以在伤口的远端设计一个皮瓣以降低伤口的张力。最后，这项技术可以用于鼻腔适当的位置以预防鼻翼的塌陷。

三、缝合材料的选择

缝线的选择在很大程度上取决于缝合的位置，尽管这项技术常规是用于面部的。虽然有些作者主张使用不可吸收的单股缝线以起到持久的悬挂作用，但是一些可吸收缝线也可以达到同样的效果，并且能够减少由于长期放置缝线所产生的排异反应。在面部应用这项技术可以使用 4-0 可吸收缝线。虽然尽量使用较小规格的可吸收缝线是合理的，但较小规格的缝线或许不能提供足够的抗拉强度而不能将组织牢牢地固定在骨膜上。

四、操作步骤

1. 使用手术镊或拉钩牵拉切口边缘，充分暴露真皮下层。

2. 轻轻牵拉皮肤边缘，在距离切口边缘 2~6 mm 的真皮层下方垂直进针。

3. 第一针，在真皮层沿着缝针的弧度走行，并从进针点内侧接近伤口边缘处出针。这将使血管受损的风险降至最低。注意，缝合全程保持在真皮层内，以尽量减少表皮凹陷的发生。此外，缝针并不是在切口边缘穿出的，而是在距离伤口边缘 1~4 mm 的位置，在某些情况下，可能会在距离切口边缘更远的位置。

4. 由于皮瓣被缝线轻轻牵拉着，可能导致第一次进针的位置较预期有轻微的变化，术者应该对悬吊缝合的位置再次检查确认。然后在盲视下进针，缝针穿过脂肪层及更深层的结构，缝合大约 3 mm 的骨膜后再次经过深部组织回到开放的伤口中心。

5. 器械打结固定缝线，在切口深度适宜的情况下也可以徒手打结（图 4-22A 至图 4-22F）。

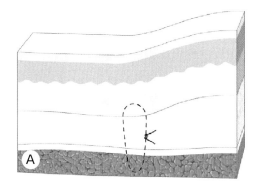

图 4-22A 悬吊缝合的操作示意

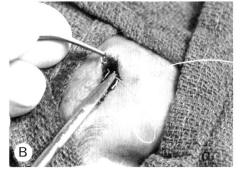

图 4-22B 在额头下部预期锚定点上方的真皮层进针，进行折返式缝合

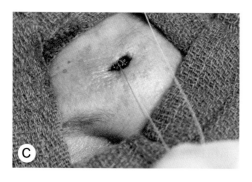

图 4-22C 轻轻牵拉缝线至预期的锚定点的位置

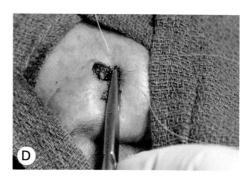

图 4-22D 从预期位置缝及软骨膜，注意在盲视下进针，缝针穿过皮下脂肪组织直至骨膜

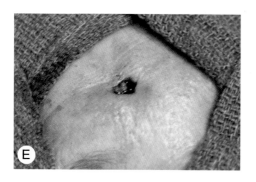

图 4-22E 收紧缝线，固定真皮下层，形成局部微小凹陷

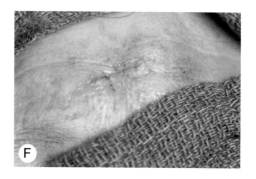

图 4-22F 术后即刻的伤口外观

五、技巧与要点

悬吊缝合在闭合眼睑和唇部周围的伤口时非常有用。这项技术要求术者对局部深层的解剖结构非常熟悉，在深部进行盲缝时不会损伤或绞窄敏感的组织。深部的缝合方向应该与皮下血管的走行相互平行，以免损伤血管。

该技术的应用基于对以下几个因素的考虑，即伤口深部组织的张力程度、骨性突出物（用作悬吊缝合的着力点）的存在以及有无潜在的神经附着（锚定缝合时可能对神经形成绞窄）等。

悬吊缝合的前一部分是将缝线固定在真皮层下，可以将其视作为一次单纯折返式真皮缝合。根据缝合的部位及需要进行悬吊的程度，单纯折返式真皮缝合可能即可满足要求。而当需要重建更长的沟槽时，间断的悬吊式缝合可以防止生理性沟槽处的伤口出现桥形连接。一旦缝线被固定在骨膜上，就将其拉紧，这样才能够确保缝线确实被固定在不可移动的平面上。

这项技术的主要优势在于可以使该区域因缝合带来的切口边缘的变形最小化，达到线性愈合。例如额头下部和颧骨上部伤口的缝合，如果修复部位浅层组织被有效地锚定，伤口可以呈现线性愈合。

这项技术也可以转变为"三点"缝合技术，通过一次缝合完成伤口边缘类似的缝合效果。首先，在伤口的两侧进行埋入式垂直褥式缝合或折返式真皮缝合，然后在收紧线结之前将缝线固定在深层骨膜上，这样缝线和皮下的缝合着力点共同对伤口起到固定作用。悬吊缝合可能会带来轻度的伤口外翻，并在一定程度上增加缝线的张力，这可能会引起瘢痕增生。此外，只有缝线的着力点处于伤口的正中央时才是最佳的状态，这样能够抵抗由于方向不同而造成的拉力差异，从而形成符合生理结构的凹痕。因此，在敏感的位置实施缝合，保证默认着力点处于正中央能够减少缝合部位的扭曲以及变形。

悬吊缝合也可以用作重塑鼻腔时软骨移植的替代方法。鼻翼软骨的缺失可能会造成鼻瓣膜塌陷，传统的方法是沿着鼻翼边缘放置耳朵形状的软骨片以保证鼻瓣膜的开放。一种简单而又细致的方式是在鼻翼处实施悬吊缝合并固定于在上颌骨骨膜处，这样可以确保鼻瓣膜的开放，在很多时候能够避免软骨移植物的使用。

在某些情况下应用悬吊缝合也可以将表面组织固定在深层筋膜或其他的软组织结构上，而不是固定在骨膜上，目的在于保证缝合位置无偏差以及减少浅表缝合处的张力。

六、缺点与注意事项

因为悬吊着力点在表皮层下，甚至直达骨膜，可能会造成区域性的皮肤塌陷，尤其是在缝合的部位，所以，在运用悬吊缝合时一定要保证该区域皮肤有足够的弹性。如果应用的位置不恰当，例如面部敏感的区域，悬吊缝合会造成边缘扭曲变形。不仅如此，悬吊缝合张力过大，在仅保留最低程度皮肤弹性的情况下应用可能会增加局部裂开和渗血的风险。

悬吊缝合在皮下的附着点可能会对血管和神经丛造成损伤。进行悬吊缝合时，熟悉皮下组织的解剖结构尤为重要，这样术者才能在缝合时选择最佳的悬吊位置。这些位置包括颧骨最突出部位、颧骨弓以及眼眶的上部和下部。此外，应告知患者，由于缝线被固定在骨膜上，这项技术可能需要穿过肌肉和筋膜，相对普通的双层缝合，患者可能会有更加明显的疼痛感。

七、参考文献

1.　ROBINSON J K. Suspension sutures aid facial reconstruction. Dermatol Surg, 1999, 25(3): discussion 184-193.

2.　ROBINSON J K. Suspension sutures in facial reconstruction. Dermatol Surg, 2003, 29(4): 386-393.

3.　SALASCHE S J, JARCHOW R, FELDMAN B D, et al. The suspension suture. J Dermatol Surg Oncol, 1987, 13(9): 973-978.

4.　WANG J H, FINN D, CUMMINS D L. Suspension suture technique to prevent nasal valve collapse after Mohs micrographic surgery. Dermatol Surg, 2014, 40(3): 345-347.

5.　WEBSTER R C, DAVIDSON T M, REARDON E J, et al. Suspending sutures in blepharoplasty. Arch Otolaryngol, 1979, 105(10): 601-604.

6.　YAG-HOWARD C. Novel approach to decreasing tension when approximating wound edges in advancement flaps: the ImPli stitch. Dermatol Surg, 2012, 38: 661-663

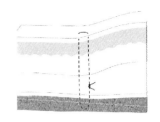

4.23 经皮悬吊缝合

视频 4-23　经皮悬吊缝合
（可通过 *www.AtlasofSuturingTechniques.com* 链接获取视频）

一、应用范围

经皮悬吊缝合（percutaneous suspension suture）和传统的悬吊缝合类似，是一项特定的技术，用于修复深层组织，通常在以下 3 种情形下应用：①当修复的切口跨过一个生理性凹陷或沟槽时；②当需要在面部一些重要的功能区域进行缝合操作时，该技术的应用可以防止特定功能的丧失（如眼睑外翻以及唇外翻）以及眉毛或嘴唇等敏感部位的变形；③当需要在伤口的远端设计一个皮瓣以降低伤口的张力时。

该技术在缝合过程中需要穿过表皮，这可能导致缝合完成后出现短暂的表皮凹陷。这项技术的倡导者主张这种凹陷会随着时间的推移而逐渐消失。但除非这项技术真的是修复组织所必需的（通过皮下游离空间进针和持针是有难度的），最好还是选择标准的悬吊缝合技术，因为标准的悬吊缝合能够减少经皮缝合可能引起的表皮凹陷的风险。

二、缝合材料的选择

缝线的选择在很大程度上取决于缝合的位置，尽管这项技术常规是用于面部的。由于缝合过程中缝线需要穿过表皮，可吸收缝线是一种较为理想的选择，4-0或 5-0 可吸收缝线可用于面部的缝合。虽然尽量使用较小的规格缝线是合理的，但较小规格的缝线或许不能提供足够的抗拉强度而不能将组织牢牢地固定在骨膜上。

三、操作步骤

1. 与传统的悬吊缝合不同，操作中不需要完全暴露整个伤口的深层。

2. 在预定锚定点上方的伤口真皮下层垂直进针，向上穿过表皮出针。

3. 第一针，通过手腕的旋转使缝针重新穿入皮肤，或使用持针器将缝针牵出皮肤后再重新穿入，进针位置距离首次出针点 2~4 mm。

4. 由于皮瓣被缝线轻轻牵拉着，可能导致第一次进针的位置较预期有轻微的变化，术者应该对悬吊缝合的位置再次检查确认。然后在盲视下进针，缝针穿过脂肪层及更深层的结构，缝合大约 3 mm 的骨膜后再次经过深部组织回到开放的伤口中心。

5. 器械打结固定缝线，在切口深度适宜的情况下也可以徒手打结（图 4-23A 至图 4-23F）。

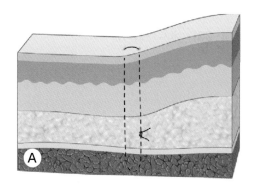

图 4-23A　经皮悬吊缝合的操作示意

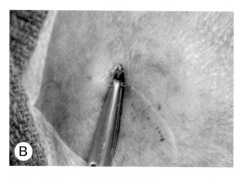

图 4-23B　在被游离的真皮层下方进针，由下往上穿过皮肤

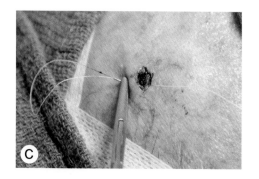

图 4-23C　自出针点内侧再次进针，穿过皮肤，在被游离的真皮层下出针

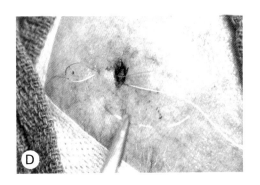

图 4-23D 首针经皮悬吊缝合后的外观

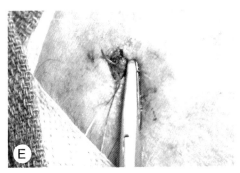

图 4-23E 在盲视下进针，缝针穿过脂肪层直至骨膜，在骨膜上固定一个局部缝合点后收紧打结，使皮肤悬吊于皮下骨膜着力点上

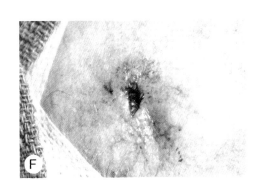

图 4-23F 术后即刻的伤口外观

四、技巧与要点

这项技术通常只在真皮下进针困难的情况下应用，因此更适合较小伤口的缝合，如额头部位，在这些部位进针时可供操作的空间很小，无法操作持针器，通常不用于那些经过充分皮下游离的伤口。

与传统的悬吊缝合一样，这项技术要求术者对深部组织的解剖结构非常熟悉，在深部进行盲缝时不会损伤或绞窄敏感的组织。深部的缝合方向应与皮下血管的走行相互平行，将血管受损的程度降到最低。

该技术的应用基于对以下几个因素的考虑，即伤口深部组织的张力、骨性突出物（用作悬吊缝合的着力点）的存在以及有无潜在的神经附着（锚定缝合时可能对神经形成绞窄）。

虽然多个间断的经皮悬吊缝合可以确保伤口处的生理性的凹陷或沟槽不会因缝合而出现桥形连接，但还是应尽量减少缝线放置的数量，以减少皮肤持续凹陷的风险。一旦缝线被固定在骨膜上，就将其拉紧，这样才能确保缝线确实被固定在不可移动的平面上。

与传统的悬吊缝合一样，这项技术的优势在于可以使该区域因缝合带来的切口边缘变形最小化，达到线性愈合。例如额头下部伤口的缝合，如果修复部位的浅层组织被有效地锚定，伤口可以呈现线性愈合，这样能够避免因伤口边缘扭曲造成的患侧眉毛抬高。

五、缺点与注意事项

经皮悬吊缝合可以保证所在缝合区域的张力一致，应尽量在皮肤有足够弹性的区域应用，如果应用的位置不恰当，理论上可能会导致敏感区域发生严重的变形。不仅如此，悬吊缝合的张力过大，在仅保留最低程度皮肤弹性的情况下应用可能会增加局部裂开和渗血的发生风险。因此，这项技术最好是用于传统的悬吊缝合不能应用的位置。

这项技术在皮下的附着点可能会对血管和神经丛造成损伤，因此，熟悉皮下组织的解剖结构非常重要，这样术者才能在缝合时选择最佳的锚定点位置。缝线到达骨膜时需要穿过肌肉和筋膜组织，应告知患者，相对于传统的双层缝合应用这项技术时疼痛感更加明显。

六、参考文献

CRUZ A, WANG A R, CAMPBELL R, et al. The percutaneous suspension suture. Dermatol Surg, 2012, 38(6): 929-931.

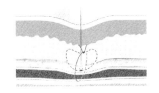

4.24 结上缝合

视频 4-24　结上缝合

（可通过 *www.AtlasofSuturingTechniques.com* 链接获取视频）

一、应用范围

当组织缺损平行于生理性凹陷或沟槽时，结上缝合（tie-over suture）可用于重建生理性凹陷或沟槽结构。这项技术需要一个埋入式垂直褥式缝合以及一个环绕它的锚定缝合，锚定点位于深部组织（如骨膜）。这是一种组织 - 缝线的组合缝合方式，因为锚定缝线不是在伤口的真皮上打结的，而是在前期放置的埋入式垂直褥式缝合的缝线上打结的。该技术仅限于在生理性凹陷或沟槽部位进行埋入式垂直褥式缝合的情况下应用，是一种特定的缝合方式。

二、缝合材料的选择

结上缝合通常用于面部的缝合，原则上应选择具有适当抗拉强度的最小规格的缝线。一般来说，在锚定骨膜结构时，4-0 或 5-0 可吸收缝线即可提供足够的安全性。理论上，不可吸收缝线能够提供更强且更持久的抗拉性能，但同时也可能增加异物反应以及缝线排异的发生风险，其风险可能大于获益。

三、操作步骤

1. 使用手术镊或拉钩牵拉切口边缘，充分暴露真皮下方。
2. 牵拉暴露真皮层的同时，在距离切口边缘 4 mm 的真皮下方垂直进针。
3. 第一针，垂直于真皮层进针，然后转动持针器改变缝针的方向，使缝针在伤口边缘穿出。缝合路径的顶点保持在真皮乳头层，而出针点在伤口边缘的真皮网状层。

4. 保持缝线处于放松、无张力的状态，松开进第一针一侧的真皮，然后用相同的方式轻轻夹持暴露对侧切口边缘的组织。

5. 第二针，在伤口边缘的真皮网状层进针，然后缝针向上沿水平方向走行，使缝合路径的顶点位于真皮乳头层。这一步与对侧第一针的操作形成镜像。

6. 器械打结固定缝线。

7. 一旦埋入式垂直褥式缝合完成，在盲视下从已打结的缝线的一侧进针，缝针穿过皮下脂肪组织以及更深层的结构直至骨膜，缝合约 3 mm 的骨膜，然后缝针穿过软组织回到埋入式垂直褥式缝合对侧的伤口中心，并且拉高到埋入式垂直褥式缝合的缝线上方。

8. 在埋入式垂直褥式缝合的上方进行器械打结，锚定埋入式垂直褥式缝合的缝线（图 4-24A 至图 4-24G）。

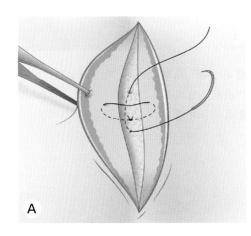

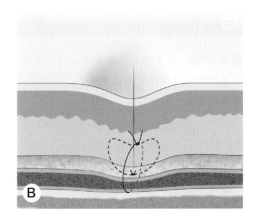

图 4-24A 结上缝合的术者视角操作示意，先进行埋入式垂直褥式缝合，然后实施悬吊缝合，缝线垂直固定在埋入式垂直褥式缝合的缝线上

图 4-24B 结上缝合的剖面图，注意悬吊缝线连接了深部组织和之前放置的埋入式垂直褥式缝合的缝线

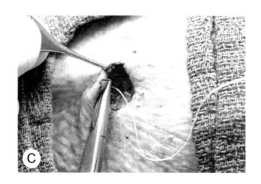

图4-24C 埋入式垂直褥式缝合从真皮深层进针，向上从伤口边缘出针

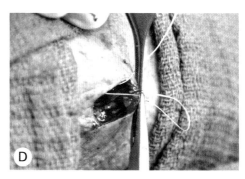

图4-24D 在对侧伤口边缘进行镜像的缝合操作

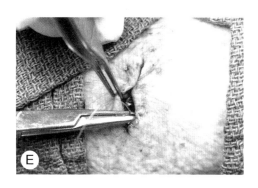

图4-24E 放置埋入式垂直褥式缝合之后，从平行于伤口轴线且垂直于埋入式垂直褥式缝合的缝线方向在盲视下进针

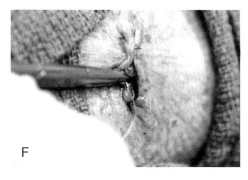

图4-24F 从埋入式垂直褥式缝合的缝线对侧出针，随后在其上方打结，向下牵拉缝线形成一个沟槽

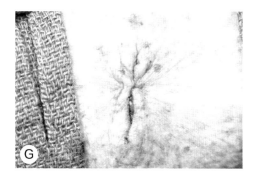

图4-24G 术后即刻的伤口外观

四、技巧与要点

虽然结上缝合最初设计的目的是与埋入式垂直褥式缝合同时使用，但它也可以用于折返式真皮缝合后锚定骨膜。这项技术需要在同一位置上留下大量的缝线（至少有 6 个线结），开始时采用折返式真皮缝合可能是更好的选择，因为这样有助于减少机体异物反应和缝线排异的发生风险。

不同于传统的悬吊缝合技术，该技术是将已经进行埋入式缝合的缝线固定在深层的骨膜上，因此仅适用于在存在生理性凹陷或沟槽的部位实施埋入式缝合的情况下。这项技术通常用于鼻面沟部位的缺损修复中，但理论上也可用于具有褶皱或沟槽结构的其他身体部位。

五、缺点与注意事项

相比其他的缝合技术，这项技术在伤口缝合的位置留下了大量的缝线，这也意味着发生机体异物反应、缝线排异或脓肿形成的风险增加。因此，大范围地应用这项技术时要慎重考虑这一点。

锚定缝线直接打结固定在已经放置的埋入式垂直褥式缝合的缝线上，可能会增加缝线断裂和扭曲的发生风险，或者至少增加了锚定点真皮处的张力。因此，在埋置缝线和打结时关注操作的细节是这项技术应用成功的关键。

与其他的悬吊缝合类似，该技术在锚定缝线时也有损伤深部组织的风险，外科医生在操作时一定要熟悉皮下组织的解剖结构，尤其是皮下血管和神经丛的位置。

虽然术后即刻的表皮凹陷多数可以消失，但也存在缝合位置的皮肤长期凹陷的可能，这取决于患者的纤维化反应，如果纤维化过度可能会导致缝合部位皮肤的永久性凹陷。

六、参考文献

OTLEY C C. The tie-over suture for re-creating the nasofacial sulcus. Dermatol Surg, 2000, 26(3): 270-272.

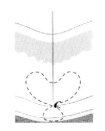

4.25 埋入式垂直褥式悬吊缝合

一、同义词

十字交叉结上缝合（criss-cross tie-over tacking suture）；三点悬吊缝合（three point suspension suture）。

视频 4-25　埋入式垂直褥式悬吊缝合

（可通过 *www.AtlasofSuturingTechniques.com* 链接获取视频）

二、应用范围

类似于结上缝合，当组织缺损平行于生理性凹陷或沟槽时，埋入式垂直褥式悬吊缝合（buried vertical mattress suspension suture）可用于重建生理性凹陷或沟槽结构。这项技术兼顾了传统的悬吊缝合和结上缝合的特点，包含了埋入式垂直褥式缝合和深部组织的锚定缝合，只是该技术是将埋入式垂直褥式缝合与结上缝合这两步合并为一步。这项技术仅限于在生理性凹陷或沟槽部位进行埋入式垂直褥式缝合的情况下应用，是一种特定的缝合技术。

三、缝合材料的选择

这项技术通常用于面部的缝合，原则上应选择具有适当抗拉强度的最小规格的缝线。一般来说，在锚定骨膜结构时，4-0 或 5-0 可吸收缝线即可提供足够的安全性。理论上也可以使用不可吸收缝线，它具有更强且更持久的抗拉性能，但同时也增加了机体异物反应以及缝线排异的发生风险，其风险可能大于获益。

四、操作步骤

1. 使用手术镊或拉钩牵拉切口边缘，充分暴露真皮下方。

2. 牵拉暴露真皮层，在距离切口边缘 4 mm 的真皮下方垂直进针。

3. 第一针，垂直于真皮层进针，然后转动持针器改变缝针的方向，使缝针在伤口边缘穿出。缝合路径的顶点保持在真皮乳头层，而出针点在伤口边缘的真皮网状层。

4. 保持缝线处于放松、无张力的状态，松开进第一针一侧的真皮，然后用相同的方式轻轻夹持暴露对侧切口边缘的组织。

5. 第二针，在伤口边缘真皮网状层进针，然后缝针向上沿水平方向走行，使缝合路径的顶点位于真皮乳头层。这一步与对侧第一针的操作形成镜像。

6. 器械打结固定缝线，但是不剪断缝线的末端而是保留较长的线尾。

7. 一旦埋入式垂直褥式缝合完成，在盲视下从已打结的埋入式垂直褥式缝合线的一侧（保留线尾的一侧）进针，缝针穿越皮下脂肪组织以及更深层的结构直至骨膜，缝合 3 mm 的骨膜，然后缝针穿过软组织回到埋入式垂直褥式缝合对侧的伤口中心，并且拉高到埋入垂直褥式缝合的缝线上方。

8. 使用器械打结，将埋入式垂直褥式缝合保留的线尾与缝线末端打结，锚定埋入垂直褥式缝合的缝线（图 4-25A 至图 4-25E）。

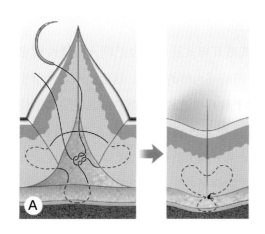

图 4-25A 埋入式垂直褥式悬吊缝合的操作示意以及简化版

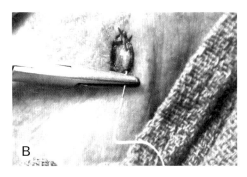

图4-25B 缝针穿过皮下脂肪，到达并缝及筋膜或骨膜，形成锚定的效果

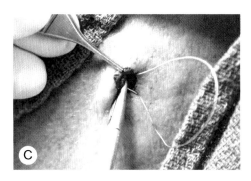

图4-25C 再次从真皮进针，缝针向上、向外移动，从伤口边缘出针，形成半个埋入式垂直褥式缝合

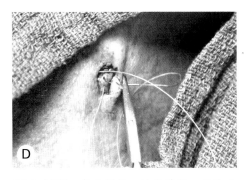

图4-25D 在对侧伤口边缘进针，再次从真皮出针，与前面的操作形成镜像

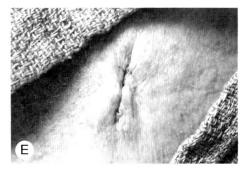

图4-25E 术后即刻的伤口外观，注意伤口的内翻

五、技巧与要点

不同于传统的悬吊缝合技术，埋入式垂直褥式悬吊缝合把埋入的缝线固定在深层的骨膜上，因此仅适用于存在生理性凹陷或沟槽的部位。这项技术最常用于鼻面沟部位的缺损修复中，理论上也可以用于具有褶皱和沟槽结构的其他身体部位。

这项技术也可以进行适当的变形，变为改良的结上交叉缝合（modified crisscross tie-over suture），可以确保将第二个结（将锚定缝线固定在埋入式垂直褥式缝合的缝线上）埋入到垂直褥式缝合的侧面或更深的位置。因为该技术的原始操作可能会使第二个结打在埋入式垂直褥式缝合的缝线上面，增加脓肿形成的发生风险。在技术改良之后，可以从游离线尾的同侧向深部组织进行锚定缝合，而不是仅仅包绕着埋入式垂直褥式缝合的缝线，这样可以使第二个结变得更为牢固，但这也会造成同样程度的组织悬吊。

这项技术的简化版本（如图 4-25A 所示）将埋入式垂直褥式缝合和悬吊缝合的缝线放置在一组线结中，可先放置悬吊缝合的缝线，再放置埋入式垂直褥式缝合的缝线，然后将缝线打结，使需要被吸收的线结数量降到最少。这种三点的悬吊缝合或者埋入式垂直褥式悬吊缝合可能比其他的变化形式更可取，可以减少进入真皮层而需要被水解吸收的缝线数量。

六、缺点与注意事项

相比其他的悬吊缝合技术，这项技术在伤口缝合的位置留下了大量的缝线，这意味着发生机体异物反应、缝线排异或脓肿形成的风险增加。因此，在大范围应用时要慎重考虑这一点。有报道指出这项风险时有发生，但同时也有很多该技术的支持者主张这在实际中很少会发生。

在这项技术的标准方式中，锚定缝线直接与埋入式垂直褥式缝合的线尾打结固定，可能会增加缝线断裂和扭曲的发生风险，或者至少增加了锚定点真皮处的张力。因此，在埋置缝线和打结时关注操作的细节是这项技术应用成功的关键。

与其他的悬吊缝合类似，该技术在锚定缝线时也有损伤深部组织的风险，外科医生在操作时一定要熟悉皮下组织的解剖结构，尤其是皮下血管和神经丛的位置。

虽然术后即刻的表皮凹陷多数可以消失，但也存在缝合位置的皮肤长期凹陷的可能，这取决于患者的纤维化反应，如果纤维化过度可能会导致缝合部位皮肤的永久性凹陷。

七、参考文献

1. ALBERTINI J G. The criss-cross tie-over tacking suture. Dermatol Surg, 2002, 28(2): 188-189.
2. FINLEY E M. The crisscross tie-over tacking suture revisited. Dermatol Surg, 2003, 29(3): 281-283.

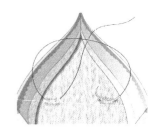

4.26 筋膜折叠缝合

视频 4-26　筋膜折叠缝合
（可通过 *www.AtlasofSuturingTechniques.com* 链接获取视频）

一、应用范围

筋膜折叠缝合（fascial plication suture）是为存在较大张力的伤口而设计的，特别是肩部和背部的伤口。这也是一项深部组织的缝合技术，能够使伤口闭合的张力从真皮转移至筋膜组织，形成更低的缝合张力，减少瘢痕形成。除了减少张力，这项技术还会使椭圆形切口的长宽比略有增加，使残留的无效腔最小化。

二、缝合材料的选择

缝线的选择在很大程度上取决于缝合的位置，由于这项技术是用来缝合筋膜的，通常可以使用较大规格的缝线。在背部和肩部应用这项技术，可以使用 2-0 或 3-0 可吸收缝线。由于缝线穿过筋膜，脓肿的发生非常罕见。在头皮或前额应用时，可以使用 4-0 可吸收缝线。

三、操作步骤

1. 牵开伤口边缘，暴露伤口的深层基底部。在深部展开切除，如黑色素瘤或较大的囊肿的切除，暴露肌肉筋膜组织，或者也可以切开暴露皮下脂肪层。
2. 缝针以 90° 角在皮下脂肪层深面 2~4 mm 自内向外插入到被游离的伤口外侧边缘。

3. 第一针，沿着缝针的弧度走行，进入筋膜层。轻轻地牵拉缝线以检验是否确切缝合了筋膜层。

4. 保持缝线处于放松、无张力的状态，在对侧伤口重复这一缝合过程。

5. 器械打结固定缝线，也可以采用徒手打结的方式，尤其是在伤口很深、使用持针器难以完成打结操作的情况下（图 4-26A 至图 4-26G）。

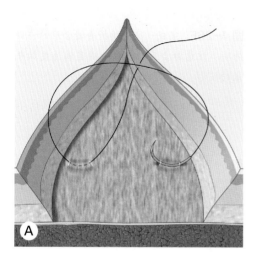

图 4-26A 筋膜折叠缝合的操作示意

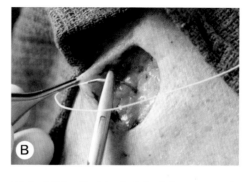

图 4-26B 筋膜折叠缝合的第一针，注意缝针在盲视下垂直穿过皮下脂肪层

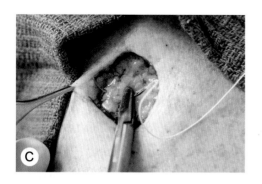

图 4-26C 完成筋膜折叠缝合的第一针

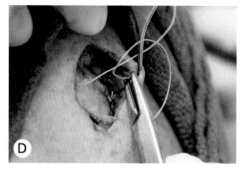

图 4-26D 开始筋膜折叠缝合的第二针，注意缝针垂直穿入脂肪层，并向远离伤口中心的方向牵拉被游离的真皮

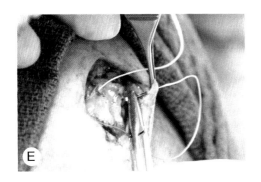

图 4-26E 完成筋膜折叠缝合的第二针

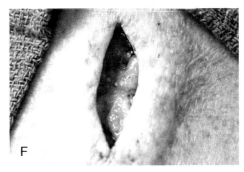

图 4-26F 完成一次筋膜折叠缝合后的伤口外观，注意缝合后的伤口外观呈现为更加夸张的梭形

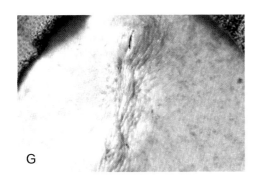

图 4-26G 筋膜折叠缝合加折返式真皮缝合后的伤口外观，注意伤口中心靠近伤口边缘处的轻微褶皱，随着缝线吸收，褶皱会很快消失

四、技巧与要点

对存在明显张力的伤口闭合，尤其是背部和肩部的较大缺损，这项技术是非常有用的。即使是较深、较宽的伤口，也可以通过筋膜折叠缝合转变为易于缝合的梭形缺损。因此，它可以被认为是滑轮缝合的一种替代选择，既可以降低整个伤口的张力（通过将张力从真皮转移到筋膜），也可以提高椭圆形伤口的长宽比。

该技术往往使伤口转变为一个更长的梭形缺损，即使是已经呈椭圆形的切口。因此，应该在没有折角样突起形成的情况下尽可能缩短切口。在可设计切口的情况下，可以将其设计成长宽比小于 3∶1 的切口，形成一个易于缝合的锥形椭圆切口。

单个筋膜折叠缝合可以放置在伤口的中心，这样可以兼顾缝合不留无效腔、张力缓解以及尽量减少缝线穿过肌肉筋膜的需求，后者可能与术后疼痛加重以及理论上的感染率增加有关。闭合具有明显张力的大伤口时，也可以放置一系列间断的筋膜折叠缝合的缝线。除非伤口非常大，通常最多放置 3~4 根缝线就能够有效地缝合筋膜。

这项技术也可以用于大的占位性病变切除后的伤口闭合，如较大的囊肿或脂肪瘤。在这些情况下，单独进行真皮缝合可能会留下明显的皮下残余无效腔，增加血肿或血清肿的形成以及继发感染的风险。筋膜折叠缝合通过对深层组织的牵拉缝合从而填补了潜在的空间，可以有效减少皮下无效腔的形成。

五、缺点与注意事项

与单独应用真皮缝合相比，筋膜折叠缝合的主要缺点是增加了术后疼痛的可能性。这不是一个普遍的现象，疼痛的程度通常取决于缝线穿过筋膜以及潜在的肌肉的深度与范围，但有时可能会出现与缺损的范围和深度不匹配的明显疼痛。与其他穿过肌肉的缝合所引起的术后疼痛一样，这种疼痛通常具有自限性。尽管如此，还是应该尽量减少疼痛的发生。因此，除非伤口有着明显的张力，不能用标准的埋入式真皮缝合技术来解决，否则不能随意应用这种技术。

筋膜缝合的范围不应超过组织切开边缘 1~2 mm。缝合的范围太大，到达筋膜和真皮没有被游离的部位，可能会导致伤口外侧边缘的凹陷。当筋膜与上方的真皮、表皮缝合在一起时，缝线在筋膜上的横向张力也会牵拉到真皮，引起局部的凹陷。虽然这种凹陷可能会随着时间的推移而消失，但最好是在可能的情况下尽量避免。

六、参考文献

1. DZUBOW L M. The use of fascial plication to facilitate wound closure following microscopically controlled surgery. J Dermatol Surg Oncol, 1989, 15(10): 1063-1066.
2. KANTOR J. The fascial plication suture: an adjunct to layered wound closure. Arch Dermatol, 2009, 145(12): 1454-1456.

4.27 束状折叠缝合

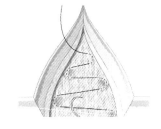

一、同义词

连续筋膜折叠缝合术（running fascial plication suture）。

视频 4-27　束状折叠缝合

（可通过 *www.AtlasofSuturingTechniques.com* 链接获取视频）

二、应用范围

束状折叠缝合（corset plication suture）适用于具有明显张力的伤口，尤其是背部和肩部的伤口，它可以被视作筋膜折叠缝合的连续缝合变式。和筋膜折叠缝合一样，这也是一项深部组织的缝合技术，能够使伤口闭合的张力从真皮转移至筋膜组织，形成更低的缝合张力，减少瘢痕的形成。除了减少张力，这项技术还会使椭圆形切口的长宽比略有增加，使残留的无效腔最小化。

三、缝合材料的选择

缝线的选择在很大程度上取决于缝合的位置。由于这项技术是用来缝合筋膜的，通常可以使用较大规格的缝线。在背部和肩部应用时，可以使用 2-0 或 3-0 单股可吸收缝线。由于连续缝合技术是基于全长缝线穿过组织这一前提的，使用单股缝线可以使摩擦系数降到最低。此外，由于缝线穿过筋膜，脓肿的发生非常罕见。

四、操作步骤

1. 牵开伤口边缘，暴露伤口的深层基底部。在深部展开切除，如黑色素瘤或较大的囊肿的切除，暴露肌肉筋膜组织，或者也可以切开暴露皮下脂肪层。

2. 从椭圆形伤口的一端开始，缝针以 90° 角在皮下脂肪层深面 2~4 mm 自内向外插入到被游离的伤口外侧边缘。

3. 第一针，沿着缝针的弧度走行，进入筋膜层，在靠近切口边缘的位置出针。轻轻地牵拉缝线以检验是否缝合了筋膜层。

4. 保持缝线处于放松、无张力的状态，在对侧伤口重复这一缝合过程。

5. 重复步骤 2~4，依次成对地向伤口的另一端重复进行缝合。

6. 一旦成对缝合到达伤口的另一端，就拉紧缝线，进行徒手打结或者器械打结固定缝线（图 4-27A 至图 4-27F）。

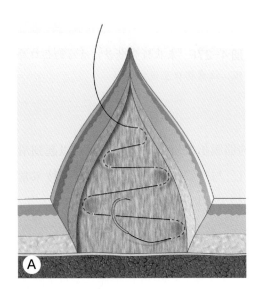

图 4-27A　束状折叠缝合的操作示意

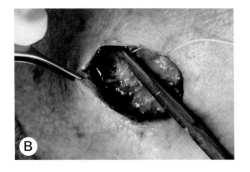

图 4-27B　在伤口的一侧进针，穿过深部的筋膜（此处可以在盲视下进行）

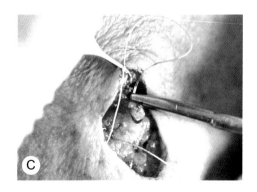

图4-27C 在对侧伤口重复上述步骤

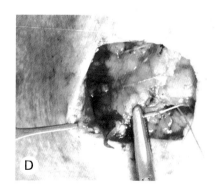

图4-27D 沿着伤口走行交替进行筋膜缝合

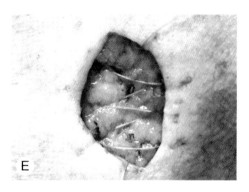

图4-27E 多重束状折叠缝合后的伤口外观

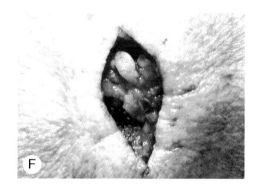

图4-27F 束状折叠缝合打结后的伤口外观,注意伤口呈现为梭形

五、技巧与要点

束状折叠缝合可以被概念化为滑轮版的筋膜折叠缝合。多重线圈可以起到滑轮作用,甚至能够有效闭合张力极大的伤口。与筋膜折叠缝合一样,这项技术常用于张力明显的伤口,尤其是背部和肩部的较大缺损。

与筋膜折叠缝合一样,这项技术往往使伤口转变为一个更长的梭形缺损,即使是已经呈椭圆形的切口。因此,应该在没有折角样突起形成的情况下尽可能缩短切口。在可设计切口的情况下,可以将其设计成长宽比小于3:1的切口,形成一个易于缝合的锥形椭圆切口。

　　这项技术也可以用于大的占位性病变切除后的伤口闭合，如较大的囊肿或脂肪瘤。在这些情况下，单独进行真皮缝合可能会导致皮下无效腔的形成，增加血肿或血清肿的形成以及继发感染的风险。束状折叠缝合通过对深层组织的牵拉缝合从而填补了潜在的空间，可以有效减少皮下无效腔的形成。

六、缺点与注意事项

　　由于这项技术是筋膜折叠缝合所衍生的连续缝合版本，其缝合效果取决于缝线的完整性和线结的牢固性，任何一处的缝线断裂或线结滑脱都可能导致整个筋膜折叠缝合完全失去作用。因此，这项技术的支持者主张使用 2-0 单股缝线，以减少缝线断裂的发生风险，因为这种缝线具有明显的抗拉强度。尽管如此，由于这项技术是在伤口处于明显张力状态时所使用的，仍然存在缝线断裂的风险。此外，在打结时增加一个额外的线结可以帮助减少线结滑脱、断裂等不良事件的发生风险。

　　这项技术的另一个重要缺点是，与实施单独的真皮缝合或筋膜折叠缝合相比，患者的术后疼痛可能更加明显。疼痛的程度通常取决于缝线穿过筋膜和肌肉的深度，但有时也可能会出现与缺损的范围和深度不匹配的明显疼痛。特别是这一技术会多次穿过筋膜层进行缝合。

　　筋膜缝合的范围不应超过组织切开边缘 1~2 mm。缝合的范围太大，到达筋膜和真皮没有被游离的部位，可能会导致伤口外侧边缘的凹陷。当筋膜与上方的真皮、表皮缝合在一起时，缝线在筋膜上的横向张力也会牵拉到真皮，引起局部的凹陷。虽然这种凹陷可能会随着时间的推移而消失，但最好是在可能的情况下尽量避免。

　　虽然理论上这种连续的筋膜折叠缝合存在使椭圆形伤口变形的风险，但这在实际应用中并不常见。这种方法缝线需要多次穿过筋膜组织，理论上疼痛和感染的风险要高于间断筋膜折叠缝合。理论上这项技术的滑轮效应对伤口的闭合有益，但实际上即使在最大伤口的缝合中，也几乎不怎么需要滑轮效应，再加上任何一处的缝线断裂或线结滑脱都可能导致整个缝合的失败，因此该技术要比单纯筋膜折叠缝合的应用机会更少。

七、参考文献

1. DZUBOW L M. The use of fascial plication to facilitate wound closure following microscopically controlled surgery. J Dermatol Surg Oncol, 1989, 15(10): 1063-1066.

2. KANTOR J. The fascial plication suture: an adjunct to layered wound closure. Arch Dermatol, 2009, 145(12): 1454-1456.

3. TIERNEY E, KOUBA D J. A subcutaneous corsetplication rapidly and effectively relieves tension on large linear closures. Dermatol Surg, 2009, 35(11): 1806-1808.

4.28 叠瓦式缝合

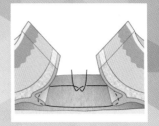

视频 4-28　叠瓦式缝合

（可通过 *www.AtlasofSuturingTechniques.com* 链接获取视频）

一、应用范围

叠瓦式缝合（imbrication suture）是专门为具有明显的张力的伤口而设计的，特别是头皮和额头上的伤口。这是一项深部组织缝合技术，能够使伤口闭合的张力从真皮转移至帽状腱膜或筋膜，形成更低的缝合张力，减少瘢痕的形成。与筋膜折叠缝合技术一样，除了减少张力，这项技术还会增加椭圆形伤口的长宽比，使残留的无效腔最小化。

二、缝合材料的选择

缝线的选择在很大程度上取决于缝合的位置。由于这项技术是用来缝合帽状腱膜或深层脂肪的，一般使用 3-0（在头皮部位应用）或 4-0 可吸收缝线，有时也可使用 5-0 可吸收缝线。由于缝线留在了皮下脂肪层，脓肿的发生较为罕见。

三、操作步骤

1. 对帽状腱膜下（头皮和前额上部）或额上（前额下部）的创面进行充分游离，去除残余的脂肪组织后，使用手术镊或拉钩将伤口边缘牵开。

2. 牵开伤口的边缘，包括深部帽状腱膜（或深部脂肪组织），在距离伤口边缘 4~8 mm 的深部组织垂直进针，注意是在被游离的皮下边缘内侧。

3. 第一针，缝针进入深部组织，沿着缝针的弧度走行，并与伤口边缘平行。

轻轻牵拉缝线以检验是否缝合了深部组织。

4. 保持缝线处于放松、无张力的状态，在对侧伤口重复这一缝合过程。

5. 器械打结固定缝线，也可以进行徒手打结，尤其是在伤口很深、使用持针器难以完成打结操作的情况下（图 4-28A 至图 4-28D）。

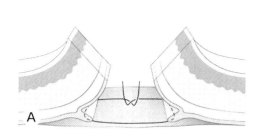

图 4-28A 叠瓦式缝合的操作示意

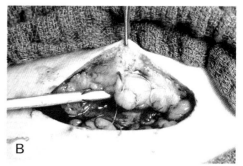

图 4-28B 缝针从伤口边缘的外侧进针，穿过筋膜。基于缺损的深度，这一针可能要穿到肌肉或筋膜层，注意伤口两侧的进针深度保持一致

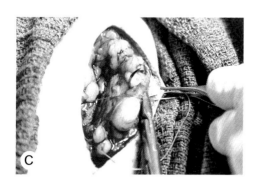

图 4-28C 在对侧伤口边缘重复上述步骤，两侧的操作形成镜像

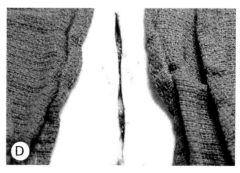

图 4-28D 术后即刻的伤口外观，注意伤口呈夸张的梭形

四、技巧与要点

叠瓦式缝合适用于有着明显张力的伤口闭合，尤其是头皮和前额部位较大的缺损。如果有必要，也可以行帽状腱膜切开——沿伤口的长轴平行方向切开帽状腱膜，减少张力并使伤口的组织有更大的活动性。与筋膜折叠缝合一样，叠瓦式缝合可以被视为滑轮缝合的一种替代选择，既可以降低整个伤口的张力（通过将张力从真皮转移到帽状腱膜上），也可以提高椭圆形伤口的长宽比。

与筋膜折叠缝合一样，这项技术往往使伤口转变为一个更长的梭形缺损，即使是已经呈椭圆形的切口。因此，应该在没有折角样突起形成的情况下尽可能缩短切口。在可设计切口的情况下，可以将其设计成长宽比小于 3∶1 的切口，形成一个易于缝合的锥形椭圆切口。

如有必要，可以在伤口的中心实施一针帽状腱膜叠瓦式缝合。这样可以兼顾缝合不留无效腔、张力缓解以及尽量减少缝线穿过帽状腱膜的需求，后者可能与理论上的术后感染率增加有关。闭合具有明显张力的大伤口时，可间断放置一系列的叠瓦式缝合的缝线。除非伤口非常大，通常最多放置 3~4 根缝线就能有效地缝合帽状腱膜。

这项技术也可以用于大的占位性病变切除后的伤口闭合，如较大的囊肿或脂肪瘤。在这些情况下，单独进行真皮缝合可能会导致皮下无效腔形成，增加血肿或血清肿的形成以及继发感染的风险。叠瓦式缝合通过对深层组织的牵拉缝合从而填补了潜在的空间，可以有效减少皮下无效腔的形成。

当重叠状的组织存在明显的张力时，可以应用这项技术的滑轮缝合或双层缝合变式。与其他的滑轮缝合技术一样，它可以提供一种机械优势，能够更容易地将重叠的组织拉在一起。不仅如此，该技术在完成第一个结后就可以将缝线固定在位，从而无须助手的辅助。

五、缺点与注意事项

在进行深部组织缝合时，外科医生必须对相关的组织结构非常熟悉。由于深部组织被切割、破坏、切除，在清创和缝合的过程中理论上存在潜在的神经或血管丛受损的风险。只要仔细地注意皮下游离的深度以及保证操作在正确的组织解剖平面上（一般是指额头下部的额下或额上），通常不会引起不必要的损伤。由于缝合操作可能会损伤面部神经、血管等重要结构，这项技术不应该用于面部的"危险区"。

这项技术的另一个可能的缺点是，与单独应用真皮缝合相比，患者的术后疼痛更加明显。疼痛并不是典型的并发症，其程度取决于缝线穿过深部腱膜的深度，但有时也可能出现与缺损的范围和深度不匹配的明显疼痛。

由于帽状腱膜的完整性已经被破坏，理论上也增加了感染的风险。尽管如此，许多头皮和额头部位的缝合，即便只是真皮层的缝合，也同样因帽状腱膜下的游离而存在感染的风险，因此这一风险并不是这项技术所特有的。

帽状腱膜的缝合应该与被游离的深部组织的外侧边缘保持至少 1~2 mm 的距离。此外，在前额位置的缝合中，术者为了保证切口方向水平，可以在伤口的上半部分游离一个较宽的区域，而在下半部分只游离一个相对狭窄的区域，这样可以避免额头下部皮肤向上提升。

六、参考文献

RADONICH M A, BISACCIA E, SCARBOROUGH D. Management of large surgical defects of the forehead and scalp by imbrication of deep tissues. Dermatol Surg, 2002, 28(6): 524-526.

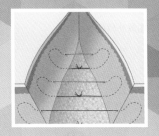

4.29 琴弦式缝合

视频 4-29　琴弦式缝合

（可通过 *www.AtlasofSuturingTechniques.com* 链接获取视频）

一、应用范围

琴弦式缝合（guitar string suture）是一项特定的缝合技术，用于在有明显张力的部位进行皮瓣或移植物修复之前缩小缺损的范围。该技术通常用于头皮、躯干以及四肢部位的伤口，也有用于其他部位的案例，但应尽量避免在面部应用，以免造成面部组织的变形以及长期放置缝线引起的纤维条索的形成。值得注意的是，这项技术并不能完全关闭缺损，而是将伤口边缘拉近，在伤口完全关闭之前缩小其范围。

二、缝合材料的选择

缝线的选择在很大程度上取决于缝合的位置。由于这项技术是为保持一定强度的张力而设计的，一般情况下，可以采用 2-0 或 3-0 可吸收缝线。因为大量的缝线被保留在伤口相对较浅的位置，所以应避免使用需要较长时间才能被完全吸收的缝线（如 PDS 缝线）。

三、操作步骤

1. 沿着伤口长轴，使用手术镊或拉钩牵拉切口边缘，充分暴露真皮下方。
2. 牵拉暴露真皮层，在距离切口边缘 7~9 mm 的真皮下方垂直进针。
3. 第一针，沿着缝针的弧度走行穿过真皮层，在离切口边缘更近的位置出针。

应注意缝合路径保持在真皮层内，以尽量减少表皮凹陷的发生。注意缝针并不是在伤口边缘穿出的，而是在距离切口边缘 5 mm 的位置。缝合的范围取决于缝针的大小和真皮层的厚度。

4. 保持缝线处于放松、无张力的状态，松开第一次进针侧的真皮，然后以同样的方式牵拉对侧切口边缘，充分暴露真皮层。

5. 第二针，在距离切口边缘 5 mm 的真皮下方进针。同样，这一针沿着缝针的弧度走行，避免进入表皮，以免导致表皮凹陷的发生。然后在距离伤口边缘 6~9 mm 的位置出针。这一步与对侧第一针的操作形成镜像。

6. 拉紧缝线，缩小开放性伤口的范围，器械打结固定缝线，在伤口深度适宜的情况下也可以进行徒手打结。助手尽可能地将伤口边缘向中间推，协助术者顺利完成打结（图 4-29A 至图 4-29E）。

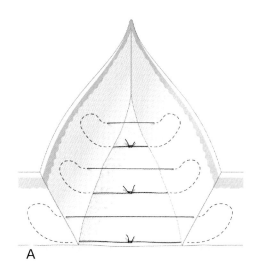

图 4-29A 琴弦式缝合的操作示意，显示了这项技术利用了一系列的埋入式垂直褥式缝合

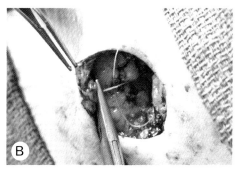

图 4-29B 从真皮下方进针，再从伤口边缘折返出针

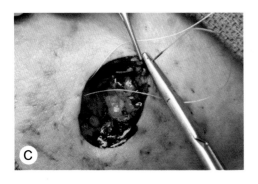

图 4-29C　在对侧，从邻近伤口边缘处进针，沿着被游离的真皮层下表面折返出针

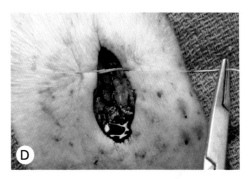

图 4-29D　尽可能紧地打结固定缝线

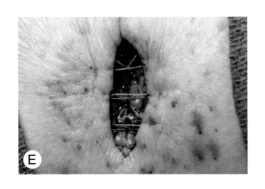

图 4-29E　实施一系列琴弦式缝合后的伤口外观

四、技巧与要点

与荷包缝合一样，单独应用琴弦式缝合可以缩小缺损的范围，但并不能完全闭合缺损。因此，这项技术最适合在有着明显张力的区域应用，如可能进行皮肤移植的区域或用一个较大的皮瓣都不足以关闭的缺损部位。在实施琴弦缝合后，可使用全厚皮片或刃厚皮片移植来覆盖残余的缺损组织。

根据实际需要，也可以使用这项技术的滑轮缝合或双层缝合变式，这样可以利用滑轮效应在缝线上增加额外的内向拉力。当然，在应用之前应权衡滑轮效应所带来的获益与伴随的缝线残留增加以及高张力闭合导致组织坏死风险增加的弊端，从而做出最佳选择。

琴弦式缝合的命名来源于缝合后伤口边缘之间残留缝线的外观，因为紧绷的缝线在穿过皮下脂肪或筋膜时呈现为吉他琴弦样。

五、缺点与注意事项

琴弦式缝合导致大量的缝线留在伤口长达数月之久。即便是缝线被水解吸收，也可能会留下可触及的纤维条索，这些纤维条索可能还需要几个月的时间才能被完全吸收，而且理论上不会完全消失。

大量的异物留在伤口处可能会增加感染的风险。此外，基于这些缝线的留置深度，也可能出现其他的并发症，如皮下窦道形成。虽然这些并发症极少发生，还没有被这项技术的支持者们所重视，但仍然存在理论上的可能性，其风险取决于患者的个体情况和局部组织的反应程度。

理论上，该技术所带来的张力增加了组织坏死和伤口外侧边缘长期凹陷的风险。当缝合的弧线顶点到达真皮－表皮的交界处时，偶尔会导致表皮凹陷的发生，较小程度的凹陷会随着时间的推移而逐渐消失。

六、参考文献

REDONDO P. Guitar-string sutures to reduce a large surgical defect prior to skin grafting or flap movement. Dermatol Surg, 2014, 40(1): 69-72.

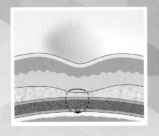

4.30 折角定位缝合

视频 4-30　折角定位缝合

（可通过 *www.AtlasofSuturingTechniques.com* 链接获取视频）

一、应用范围

　　折角定位缝合（dog-ear tacking suture）是一项特定的技术，用于椭圆形切口或局部皮瓣的末端，能够减少突出皮肤表面的折角样突起或锥样隆起。虽然皮肤折角最小化通常是通过扩创为梭形切口来实现的，但这样往往会显著增加伤口的长度，这不是我们所希望看到的。设计折角定位缝合的目的是，既能减小折角突出的锥样隆起，又能避免不必要的伤口延长。

二、缝合材料的选择

　　缝线的选择在很大程度上取决于缝合的位置。由于折角定位缝合是用来缝合真皮深层以及更深层的筋膜或骨膜的，外科医生可以选择使用较同位置埋入式缝合更大规格的缝线。在背部和四肢部位应用这项技术时，可以使用 2-0、3-0 或 4-0 可吸收缝线；而在面部和其他张力较小的部位，使用 4-0 或 5-0 可吸收缝线就足够了。

三、操作步骤

1. 使用手术镊或拉钩牵开切口，广泛游离伤口顶端预计可能会出现折角的位置，充分暴露真皮下方。
2. 牵拉暴露真皮层，在距离伤口顶点 4~6 mm 的真皮下方垂直进针。
3. 第一针，沿着缝针的弧度穿过真皮层，在离切口边缘更远的位置出针。应注意缝合操作保持在真皮层内，以尽量减少表皮凹陷的发生。通常在距离切口边缘大约 8 mm 的位置出针，具体取决于拟缝合半复的折角隆起的大小。保持缝线处于放松、无张力的状态，松开进针侧的真皮。

4. 拉住缝线轻轻牵拉锥样隆起，使第一针的位置正好位于拟缝合的深部固定点之上，这样术者也可以对最后的缝线位置进行再次检查确认。在盲视下进针，缝针穿过脂肪组织和更深层的结构直至骨膜，缝合约为 3 mm 的骨膜或筋膜，然后再穿过软组织回到开放的伤口中心。

5. 器械打结固定缝线（图 4-30A 至图 4-30D）。

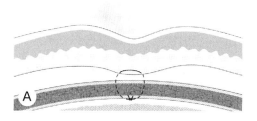

图 4-30A 折角定位缝合的操作示意

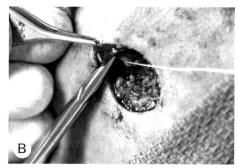

图 4-30B 从被游离的真皮层下方进针，再从伤口顶点的切口边缘折返出针

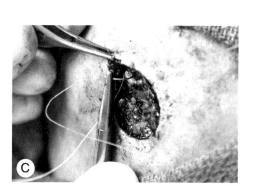

图 4-30C 在盲视下缝针穿过骨膜，锚定缝线

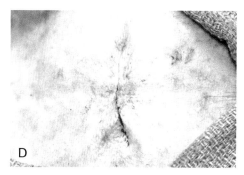

图 4-30D 术后即刻的伤口外观，可见伤口顶端折角定位缝合处形成的凹陷，这种凹陷会随着时间的推移而逐渐消失。随着缝线被吸收，残留组织的纤维化会缓解皮肤折角突起的形成

四、技巧与要点

将皮肤折角的锥样隆起固定在一个相对固定的组织（如骨膜）上时，这项技术的应用效果最好。因此，该技术尤其适用于额头和其他有骨性突出的部位。在躯干和四肢部位，如果没有可固定的骨性锚定点，那么也可以固定在肌肉筋膜上。虽然这不像折角固定在骨膜上那样可以将皮肤轻易下拉，但它确实对锥样隆起的高度有着积极的改善效果。

在某些部位，例如额头上部凸起部位，即使将缺损修复成长宽比为 4∶1 的椭圆形，仍有可能在顶端见到残余的锥样隆起。在这种情况下，这项技术也可以作为辅助的闭合方法。

这项技术可以被概念化为皮肤折角锥样隆起的悬吊缝合，皮肤折角被向下锚定，以防止残留的组织隆起得太高。由于没有切除额外的组织，这项技术偶尔会在应用位置产生涟漪效应（rippling effect），但这也比皮肤折角变形产生的局部隆起要好。

一些经验有助于决定什么程度的锥样隆起是可以接受的。例如，小腿上的伤口通常愈合良好，残留的锥样隆起可能会逐渐自我修复变得平整，这可能与骨性突出物上的张力有关。反之，面颊和其他软组织丰富区域的锥样隆起并不容易变平整，随着时间的推移通常只能解决最低限度的问题，因此，如果可能的话，应该尽量避免在这些地方留下明显的折角样变形。

在某些情况下，从真皮下表面缝合两针比缝合一针的效果更好，例如使用折返式真皮缝合恰好分开锥样隆起的切口时，理论上通过两针缝合能将这两个部分一起锚定到皮肤隆起的中心。

这项技术如果与能够使圆形或椭圆形缺损呈现出梭形的技术（如筋膜折叠缝合等）结合使用，可以在切除更少的锥样隆起的情况下使伤口愈合得更好，形成更短的瘢痕，达到更好的美容修复效果。

五、缺点与注意事项

与其他的悬吊缝合技术一样，由于该技术在缝合中将真皮下层固定在骨膜上，可能会导致缝合部位出现凹陷。

这一技术的锚定缝合部分有损伤潜在血管或神经丛的风险。因此，熟悉基本的骨骼解剖结构是至关重要的，它要求外科医生能够选择合适的位置作为折角定位缝合的锚定点。

由于缝线被锚定在骨膜上并且穿过肌肉和筋膜，应该提醒患者，这项技术可能比典型的双层缝合术后的疼痛感更加强烈。

当锚定筋膜时，由于锚定点并不是完全不可移动的，所以锥样隆起的减少可能是不完全的。这种情况相较于锚定骨性突起，可能需要更大程度的锥样隆起的切除。

组织冗余引起的皮肤涟漪样改变一般会随着时间的推移而逐渐消失，但在光损伤和日光性弹力纤维变性的区域，由于缺乏潜在的弹性，可能会导致残留的皮肤结构发生变化而无法解决。针对这些不寻常的病例，可以通过外科手术切除残余区域，就像折角样突起切除那样，其美容修复的效果更好。

六、参考文献

KANTOR J. The dog ear tacking suture technique. J Am Acad Dermatol, 2015, 73: e25-e26.

4.31 埋入式荷包缝合

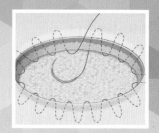

视频 4-31　埋入式荷包缝合

（可通过 *www.AtlasofSuturingTechniques.com* 链接获取视频）

一、应用范围

设计埋入式荷包缝合（buried purse-string suture）的目的在于缩小或完全闭合缺损，其闭合效果取决于缺损部位的张力程度和大小。这是一项特定的缝合技术，因为荷包效应往往会引起周围皮肤的轻微皱褶，这种变化发生在前臂或背部等部位多数是可以被接受的（而且随着时间的推移可以得到解决），但在面部等对美容效果敏感的部位则应尽量避免。这项技术的"连续"缝合性质意味着在缝合过程中缝线上任何一处的张力不均匀都可能导致伤口的裂开，因此，通常会选择使用更大规格的缝线。

二、缝合材料的选择

缝线的选择在很大程度上取决于缝合的位置，原则上应选择适合解剖位置的最小规格的缝线。在背部和肩部应用这项技术，通常使用 2-0 或 3-0 缝线；在四肢和头皮部位，可以使用 3-0 或 4-0 可吸收缝线；而在面部，使用 5-0 可吸收缝线就足够了。由于该技术要求能够轻松地完成拉线操作，一般采用单股可吸收缝线。

三、操作步骤

1. 牵开圆形或椭圆形伤口远端与切口线平行的边缘。
2. 缝线的尾端位于术者和伤口的远端之间，缝针插入伤口边缘远端的真皮下方，其方向与切口线平行。一般情况下，在真皮的这一进针点应该距离表皮边缘 3~6 mm，具体取决于真皮层的厚度和整个创面闭合的预期张力。缝针和缝线穿过真皮层的轨迹应保持在一致的深度。缝合范围取决于缝针的大小，为了减少坏死的风险，还是应限制每一次所缝合组织的大小。缝针在切口边缘与其进针点等距离的一点穿出。

3. 用手术镊夹持缝针，同时由持缝针的操作手松开持针器释放缝针，手术镊夹持缝针自组织中牵出后，再次用持针器持针，在第一针的左侧重复上述步骤。

4. 拉出一部分缝线，在先前放置缝线的左侧真皮进针，重复同样的缝合步骤。

5. 沿着整个伤口的周围一步步地重复同样的缝合步骤，直至缝合一圈，到达伤口远端的最初进针点。

6. 当完成了整个缝合过程后，拉紧缝线，使伤口完全或部分闭合，使用器械打结固定缝线（图 4-31A 至图 4-31F）。

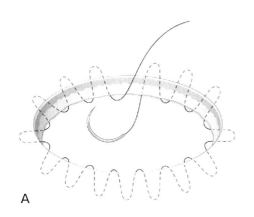

A

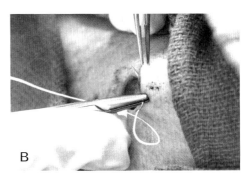

B

图 4-31A 埋入式荷包缝合的操作示意

图 4-31B 从被游离的真皮层下方进针，在伤口边缘折返出针，沿着平行于伤口边缘的轨迹走行

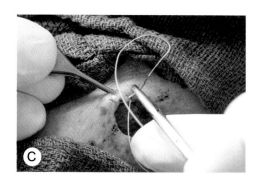

图 4-31C 在伤口周围依次重复之前的步骤

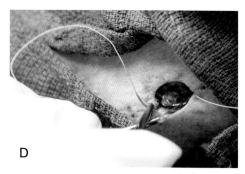

图 4-31D 可以使用反手技术，沿着伤口的弧线走行，回到缝合的起始点

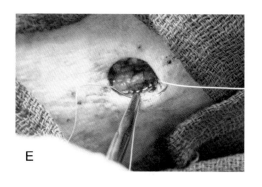

图 4-31E 继续缝合直至到达起始点，随后拉紧缝线并打结

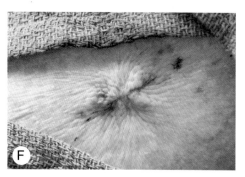

图 4-31F 埋入式荷包缝合的术后即刻伤口外观，注意轻微的残余褶皱，尽管伤口的边缘近似完整

四、技巧与要点

埋入式荷包缝合是一种可以缩小伤口面积的闭合方法。在大部分情形下，仅放置一条荷包缝合的缝线就可以完全闭合伤口，因此这项技术代表了一种对梭形切口进行分层修复的替代方法。

有研究建议，针对一些背部和四肢的缺损，特别是在皮肤缺乏弹性的老年患者中，应用埋入式荷包缝合相比传统的线性闭合方法可以达到更好的闭合效果。

线性闭合后通常留有瘢痕并且需要更长的切口线，而荷包缝合虽然在术后早期可能出现皱缩，但这种现象会随着时间的推移而得到解决。在躯干和四肢部位愈合良好的线性闭合伤口都会留下微小的瘢痕，即使是在有张力的情况下闭合的伤口。在实际应用中，若患者不愿意接受传统的线性闭合方法或者有其他合并症不能额外增加切口的长度而无法实施线性闭合时，可以选择应用这项技术。

与线性的连续真皮缝合技术一样，这项技术可用作改良的绞式缝合或滑轮缝合，因为多个缝合线环有助于减少整个大环中的任何一个小环的张力，能够在明显的张力下闭合伤口。然而，由于每一次缝合都没有被固定住，因此重要的是要保证线结的牢固性。

在明显的张力下进行荷包缝合打结可能是很有挑战性的，因为高张力状态下的缝线往往在打第一个结后就会滑落。在缝线打结时，使用止血钳来固定线结可能有助于解决这一问题。在这项技术中使用可吸收的缝线，能够用于移植物植入前缩小组织缺损，类似于琴弦式缝合。

五、缺点与注意事项

与其他真皮缝合技术一样，这项技术在真皮中留下了相当数量的可吸收缝线，因此有发生异物反应、脓肿形成或感染的可能。但由于整条缝线是用一个线结固定的，而且大部分缝线是留在线结中的，所以相比其他缝合技术，这项技术可能不太容易发生缝线排异或脓肿形成。

这种闭合方法所引起的皱褶在缺乏弹性的皮肤中可以很快得到解决，但在其他区域可能会持续存在。患者应该认识到，术后在伤口的中心会残留一定程度的皱褶，这一现象是在手术预期内的。此外，如果乳头被局部肿瘤侵蚀，但不需要完全重建，可以应用这项技术辅助重建乳头乳晕复合体。

由于整个伤口的闭合是由一个单一的线结固定住的，这项技术存在更高的伤口裂开风险，因为线结失效或任何一处的缝线断裂都会导致整个区域立即失去张力。考虑到对线结断裂的担忧，尝试更能确保线结安全性的措施是有益的，如重视打结的牢固性、增加额外的线结或留下比传统线结更长的线尾等。

最近的一项研究表明，应用荷包缝合的伤口愈合后的美容效果并不比二次愈合的伤口好，但是应用荷包缝合所需的伤口愈合时间可能比二次愈合的伤口少大约两周。

相比垂直方向的缝合技术，如折返式真皮缝合或埋入式垂直褥式缝合，这项技术能带来更小程度的伤口外翻。因此，可以考虑在浅层进行额外的外翻缝合，如垂直褥式缝合，以改善这一问题。不过，由于这项技术通常是在外科医生对缝合后伤口的美观性方面没有较高要求的情况下所采用的，单独应用该技术作为局部缺损的闭合措施也是合理的。

六、参考文献

1. COHEN P R, MARTINELLI P T, SCHULZE K E, et al. Closure of round cutaneous postoperative wounds with the purse string suture. South Med J, 2006, 99(12): 1401-1402.

2. COHEN P R, MARTINELLI P T, SCHULZE K E, et al. The cuticular purse string suture: a modified purse string suture for the partial closure of round postoperative wounds. Int J Dermatol, 2007, 46(7): 746-753.

3. COHEN P R, MARTINELLI P T, SCHULZE K E, et al. The purse-string suture revisited: a useful technique for the closure of cutaneous surgical wounds. Int J Dermatol, 2007, 46(4): 341-347.

4. FIELD L M. Inadvertant and undesirable sequelae of the stellate purse-string closure. Dermatol Surg, 2000, 26(10): 982.

5. GREENBAUM S S, RADONICH M. Closing skin defects with purse-string suture. Plast Reconstr Surg, 1998, 101(6): 1749-1751.

6. HARRINGTON A C, MONTEMARANO A, WELCH M, et al. Variations of the pursestring suture in skin cancer reconstruction. Dermatol Surg, 1999, 25(4): 277-281.

7. HOFFMAN A, LANDER J, LEE P K. Modification of the purse-string closure for large defects of the extremities. Dermatol Surg, 2008, 34(2): 243-245.

8. JOO J, CUSTIS T, ARMSTRONG A W, et al. Purse-string suture vs second intention healing: results of a randomized, blind clinical trial. JAMA Dermatol, 2015, 151: 265-270.

9. KU B S, KWON O E, KIM D C, et al. A case of erosive adenomatosis of nipple treated with total excision using purse-string suture. Dermatol Surg, 2006, 32(8): 1093-1096.

10. LACKEY J, MENDESE G, GRANDE D. Using an absorbable purse-string suture to reduce surgical defects of the nose before placement of full-thickness skin grafts. Dermatol Surg, 2015, 41: 657-660.

11. MARQUART J D, LAWRENCE N. The purse-string lockdown. Dermatol Surg, 2009, 35: 853-855.

12. NICHOLAS L, BINGHAM J, MARQUART J. Percutaneous buried modification of the purse-string closure. Dermatol Surg, 2014, 40(9): 1052-1054.

13. PATEL K K, TELFER M R, SOUTHEE R. A "round block" purse-string suture in facial reconstruction after operations for skin cancer surgery. Br J Oral Maxillofac Surg, 2003, 41(3): 151-156.

14. PELED I J, ZAGHER U, WEXLER M R. Purse-string suture for reduction and closure of skin defects. Ann Plast Surg, 1985, 14(5): 465-469.

15. RANDLE H W. Modified purse string suture closure. Dermatol Surg, 2004, 30(2 pt 1): 237.

16. ROMITI R, RANDLE H W. Complete closure by pursestring suture after Mohs micrographic surgery on thin, sun-damaged skin. Dermatol Surg, 2002, 28(11): 1070-1072.

17. SPENCER J M, MALERICH S A, MOON S D. A regional survey of purse-string sutures for partial and complete closure of Mohs surgical defects. Dermatol Surg, 2014, 40(6): 679-685.

18. TEITELBAUM S. The purse-string suture. Plast Reconstr Surg, 1998, 101(6): 1748-1749.

19. ZHU J W, WU X J, LU Z F, et al. Pursestring suture for round and oval defects: a useful technique in dermatologic surgery. J Cutan Med Surg, 2012, 16(1): 11-17.

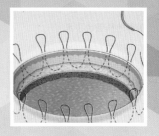

4.32 经皮荷包缝合

视频 4-32 经皮荷包缝合

（可通过 *www.AtlasofSuturingTechniques.com* 链接获取视频）

一、应用范围

与埋入式荷包缝合一样，经皮荷包缝合（percutaneous purse-string suture）的目的是利用周围组织的堆聚缝合来缩小或完全闭合缺损，其闭合效果取决于缺损部位的张力程度和大小。这是一项特定的缝合技术，因为荷包效应往往会引起周围皮肤的轻微皱褶，这种变化发生在前臂和背部等部位多数是可以被接受的（而且随着时间的推移可以得到解决），但在面部等对美容效果敏感的部位则应尽量避免。这项技术的"连续"缝合性质意味着缝合过程中缝线上任何一处的张力不均匀都可能导致伤口的裂开，因此，通常会选择使用更大规格的缝线。这种经皮缝合技术对于相对狭窄的伤口或周围皮肤明显缺乏弹性的伤口是有用的，如小腿和头皮部位的伤口。

二、缝合材料的选择

缝线的选择在很大程度上取决于缝合的位置，原则上应选择适合解剖位置的最小规格的缝线。在四肢和头皮部位应用这项技术，可以使用 3-0 或 4-0 可吸收缝线，而在背部和肩部，可以使用 2-0 或 3-0 缝线。由于该技术要求能够轻松地完成拉线操作，一般采用单股可吸收缝线。

三、操作步骤

1. 在圆形或椭圆形伤口远端的边缘处，距离伤口边缘 5~20 mm 的位置垂直穿过表皮进针，其方向与切口线平行。如果使用可吸收的缝线，也可以从真皮下方进针，将最终的线结包埋在皮下。

2. 沿着缝针的弧度走行，与伤口边缘保持相同的距离，使缝针在进针点左侧 10~15 mm 处与进针点至伤口边缘等距离的一点通过表皮穿出，沿着与切口平行的轨迹运动。缝合组织的多少取决于缝针的大小。注意缝针应在切口边缘与进针点等距离的一点穿出。

3. 然后，用手术镊夹持缝针，同时操作手松开持针器释放缝针。手术镊夹持缝针自组织中牵出后，再次用持针器持针，在适当的位置重复步骤 1~3，每次进针时，缝针都会通过前一出针点穿过表皮。

4. 每次缝合后都拉出一部分的缝线。

5. 沿着整个伤口的周围一步步地重复同样的缝合步骤，直至缝合一圈，到达伤口远端的最初进针点。

6. 拉紧缝线，使伤口完全或部分闭合，使用器械打结固定缝线（图 4-32A 至图 4-32G）。

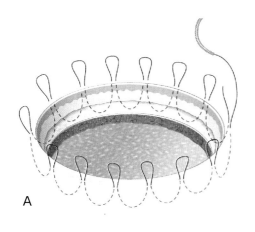

A

图 4-32A 经皮荷包缝合的操作示意

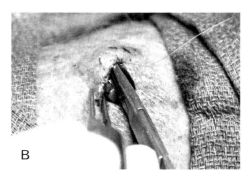

B

图 4-32B 从伤口内部向上直接穿过真皮进针，从表皮穿出

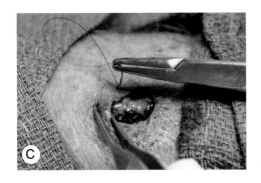

图 4-32C　再从出针点附近或者同一针孔进针，沿着平行于伤口的方向并从伤口边缘折返

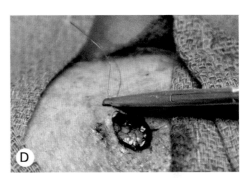

图 4-32D　缝针直接穿过真皮，从真皮层下表面穿出，随后再次穿入真皮层下表面，沿着伤口的弧度从表皮穿出

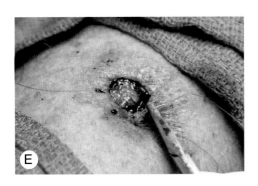

图 4-32E　继续沿伤口周围缝合，当向着远离术者的方向缝合时需要用到反手技术

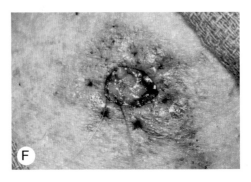

图 4-32F　完成了整个缝合过程后，缝针从邻近最初进针点的真皮下层穿出，随后拉紧缝线并打结

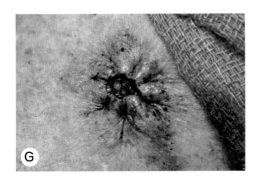

图 4-32G　术后即刻的伤口外观，这里可见，应用这项技术有时仅能闭合部分的伤口，残余的缺损可以通过肉芽组织增生或者经皮缝合闭合

四、技巧与要点

不同于完全埋入式荷包缝合，这一技术允许缝进额外的周边组织，使缝合边缘产生明显的收缩。因此，如果伤口的张力非常大，可以选择应用这项技术来闭合。当伤口相对较窄（例如胫骨部位上的伤口）或伤口周围的皮肤缺乏弹性时，可以应用该技术的其他变化形式，即缝合全层的皮肤，以提供缝合的稳定性，并能尽量减少缝线对组织的撕裂。

经皮荷包缝合是一种可以缩小伤口面积的闭合方法。在许多情况下，仅放置一条荷包缝合的缝线就可以完全闭合伤口，因此这也是一种对梭形切口进行分层修复的替代方法。实际应用中，若患者不愿意接受传统的线性闭合方法或者有其他合并症不能额外增加切口的长度而无法实施线性闭合时，可以选择应用该技术。

线结包埋可以通过在伤口内部开始进针和结束出针（而不是从皮肤外部开始）来实现。使用标准的技术时，缝合是从皮肤外部开始的，线结上的张力通常会将伤口向内侧牵拉。

在明显的张力下进行荷包缝合打结可能是很有挑战性的，因为缝线往往在打第一个结后就会滑脱。在缝线打结时，使用止血钳来固定线结可能有助于解决这一问题。

五、缺点与注意事项

与其他真皮缝合技术一样，这项技术在真皮中留下了相当数量的可吸收缝线，因此有发生异物反应、脓肿形成或感染的可能。但由于整条缝线是用一个线结固定的，而且大部分缝线是留在线结中的，所以相比其他缝合技术，这项技术可能不太容易发生缝线排异或脓肿形成。

从出针点的针孔进针是为了尽量减少残余皮肤的凹陷，但同时也增加了缝线被缝针切割的风险，由于整个伤口的闭合取决于一条缝线的张力，这种风险不应被忽视。这项技术的一种简单的变化，即在出针点附近重新进针，可能有助于减少这一潜在的风险。

应用这项技术往往会形成皮肤凹陷，尤其是在显著张力下闭合的伤口。一般情况下，这种凹陷可以随着时间的推移而逐渐消失，但应告知患者，术后短期内这种凹陷不会被完全吸收。

与埋入式荷包缝合一样，这种闭合方法所引起的皱褶在缺乏弹性的皮肤中可以很快得到解决，但在其他区域可能会持续存在。患者应该认识到，术后在伤口的中心会残留一定程度的皱褶，这一现象是在手术预期内的。

由于整个伤口的闭合是由一个单一的线结固定住的，该技术存在更高的伤口裂开风险，因为线结失效或任何一处的缝线断裂都会导致整个区域立即失去张力。考虑到线结可能断裂，尝试更能确保线结安全性的措施是有益的，例如重视打结的牢固性、增加额外的结或留下比传统线结更长的线尾等。

相比垂直方向的缝合技术，如折返式真皮缝合或埋入式垂直褥式缝合，这项技术能带来更小程度的伤口外翻。因此，可以考虑在浅层进行额外的外翻缝合，如垂直褥式缝合，以改善这一问题。不过，由于这项技术通常是在外科医生对缝合后伤口的美观性方面没有较高要求的情况下所采用的，单独应用该技术作为局部缺损的闭合措施也是合理的。

六、参考文献

1. COHEN P R, MARTINELLI P T, SCHULZE K E, et al. Closure of round cutaneous postoperative wounds with the purse string suture. South Med J, 2006, 99(12): 1401-1402.

2. COHEN P R, MARTINELLI P T, SCHULZE K E, et al. The cuticular purse string suture: a modified purse string suture or the partial closure of round postoperative wounds. Int J Dermatol, 2007, 46(7): 746-753.

3. COHEN P R, MARTINELLI P T, SCHULZE K E, et al. The purse-string suture revisited: a useful technique for the closure of cutaneous surgical wounds. Int J Dermatol, 2007, 46(4): 341-347.

4. FIELD L M. Inadvertant and undesirable sequelae of the stellate purse-string closure. Dermatol Surg, 2000, 26(10): 982.

5. GREENBAUM S S, RADONICH M. Closing skin defects with purse-string suture. Plast Reconstr Surg, 1998, 101(6): 1749-1751.

6. HARRINGTON A C, MONTEMARANO A, WELCH M, et al. Variations of the pursestring suture in skin cancer reconstruction. Dermatol Surg, 1999, 25(4): 277-281.

7. HOFFMAN A, LANDER J, LEE P K. Modification of the purse-string closure or large defects of the extremities. Dermatol Surg, 2008, 34(2): 243-245.

8. KU B S, KWON O E, KIM D C, et al. A case of erosive adenomatosis of nipple treated with total excision using purse-string suture. Dermatol Surg, 2006, 32(8): 1093-1096.

9. MARQUART J D, LAW RENCE N. The purse-string lockdown. Dermatol Surg, 2009, 35: 853-855.

10. NICHOLAS L, BINGHAM J, MARQUART J. Percutaneous buried modification of the purse-string closure. Dermatol Surg, 2014, 40(9): 1052-1054.

11. PATEL K K, TEL ER M R, SOUTHEE R. A "round block" purse-string suture in facial reconstruction after operations or skin cancer surgery. Br J Oral Maxillofac Surg, 2003, 41(3): 151-156.

12. RANDLE H W. Modified purse string suture closure. Dermatol Surg, 2004, 30(2 pt 1): 237.

13. ROMITI R, RANDLE H W. Complete closure by pursestring suture after Mohs micrographic surgery on thin, sun-damaged skin. Dermatol Surg, 2002, 28(11): 1070-1072.

14. SPENCER J M, MALERICH S A, MOON S D. A regional survey o purse-string sutures or partial and complete closure of Mohs surgical defects. Dermatol Surg, 2014, 40(6): 679-685.

15. TEITELBAUM S. The purse-string suture. Plast Reconstr Surg, 1998, 101(6): 1748-1749.

16. ZHU J W, WU X J, LU Z F, et al. Purse-string suture for round and oval defects:a useful technique in dermatologic surgery. J Cutan Med Surg, 2012,16(1): 11-17.

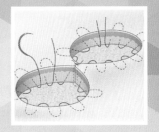

4.33 "8" 字双荷包缝合

视频 4-33 "8" 字双荷包缝合

（可通过 *www.AtlasofSuturingTechniques.com* 链接获取视频）

一、应用范围

"8" 字双荷包缝合（figure 8 double purse-string suture）是在处理较大皮肤缺损时所采用的荷包缝合的一种改良方式。和标准的荷包缝合技术一样，这项技术的主要目的在于缩小或完全闭合缺损，其闭合效果取决于缺损部位的张力程度和大小。这是一项特定的缝合技术，因为荷包效应往往会引起周围皮肤的轻微褶皱，尽管这一现象可以被大多数患者接受（而且随着时间的推移可以得到解决），但在面部等对美容效果敏感的部位则应尽量避免。

二、缝合材料的选择

缝线的选择在很大程度上取决于缝合的位置，原则上应选择适合解剖位置的最小规格的缝线。在背部和肩部应用这项技术，可以使用 2-0 或 3-0 缝线；在四肢和头皮部位，可以使用 3-0 或 4-0 可吸收缝线；而在面部，使用 4-0 或 5-0 可吸收缝线就足够了。由于该技术要求能够轻松地完成拉线操作，一般采用单股可吸收缝线。如果计划拆除缝线，那么也可以选择单股不可吸收缝线。

三、操作步骤

1. 进行广泛的皮下游离后，首先在伤口中心进行一个单纯埋入式垂直缝合或折返式真皮缝合。

2. 原伤口被分为两个部分，形成新的圆形或椭圆形的伤口，牵开其中一个伤口远端平行于切口线的边缘。

3. 缝线的尾端位于术者和伤口的远端之间，缝针插入伤口边缘远端的真皮下方，其走行轨迹与切口线平行。一般情况下，真皮的这一进针点应该距离表皮边缘 3~6 mm，具体取决于真皮层的厚度和整个创面闭合的预期张力。缝线和缝针穿过真皮层的轨迹应保持在一致的深度。缝合组织的多少取决于缝针的大小，为了减少组织坏死的风险，还是应限制每一次缝合组织的范围。缝针在切口边缘与进针点等距离的一点穿出。

4. 然后，用手术镊夹持缝针，同时操作手松开持针器释放缝针。手术镊夹持缝针自组织中牵出后，重新用持针器持针，在适当的位置再次进针，逐步向左侧重复上述步骤。

5. 每次缝合后都拉出一部分的缝线，在先前放置缝线的左侧真皮进针，重复同样的缝合步骤。

6. 沿着整个伤口的周围一步步地重复同样的缝合步骤，直至缝合一圈，到达伤口远端的最初进针点。

7. 当完成了整个缝合过程后，拉紧缝线，使伤口完全或部分闭合，使用器械打结固定缝线。

8. 对相邻的开放伤口重复步骤 2~7（图 4-33A 至图 4-33H）。

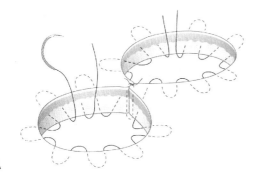

图 4-33A "8" 字双荷包缝合的操作示意

A

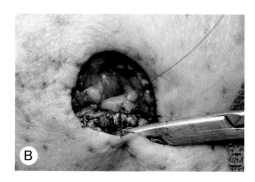

图 4-33B　放置中心缝线，可以是一个不可吸收的单纯间断缝合的缝线，也可以是一个埋入式缝合的缝线。从真皮下层进针，再从伤口边缘折返出针

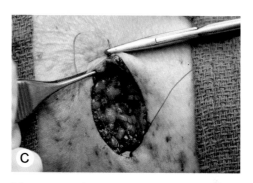

图 4-33C　在对侧，从伤口边缘折返进针，再从被游离的真皮层下方出针

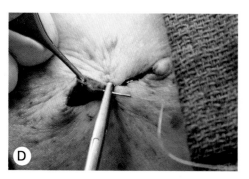

图 4-33D　放置中心缝线后开始荷包缝合，缝针平行于伤口边缘从真皮层进针

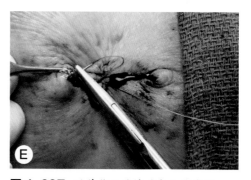

图 4-33E　沿着伤口边缘重复上述步骤

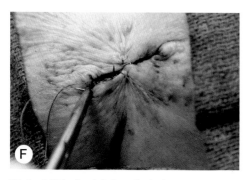

图 4-33F　当到达伤口末端时，可以用反手技术继续操作

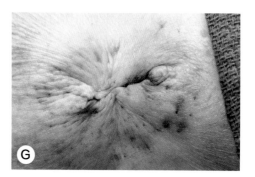

图 4-33G　在一侧进行荷包缝合后的伤口外观

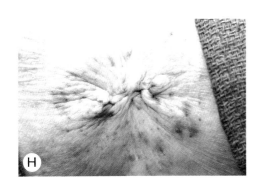

图4-33H 在中心缝线的对侧重复上述步骤。术后即刻的伤口外观

四、技巧与要点

"8"字双荷包缝合是将原先的伤口进行分割，使大面积的缺损可以通过分次荷包缝合进行闭合。

有研究建议，针对一些背部和四肢的缺损，特别是在皮肤缺乏弹性的老年患者中，应用埋入式荷包缝合相比传统的线性闭合方法可以达到更好的闭合效果。线性闭合后通常留有瘢痕并且需要更长的切口线，而荷包缝合虽然在术后早期可能出现皱缩，但这种现象会随着时间的推移而得到解决。在躯干和四肢部位愈合良好的线性闭合都会留下微小的瘢痕，即使是在有张力的情况下闭合的伤口。此外，最近的一项随机对照试验研究表明，应用荷包缝合闭合的伤口美容效果与二次愈合的效果相当。实际应用中，若患者不愿意接受传统的线性闭合方法或者有其他的合并症不能额外增加切口的长度而无法实施线性闭合时，可以选择应用这项技术。

与线性的连续真皮缝合技术一样，这项技术可用作改良的绞式缝合或滑轮缝合，因为多个缝合线环有助于减少整个大环中的任何一个小环的张力，能够在明显的张力下闭合伤口。然而，由于每一次缝合都没有被固定住，因此重要的是要保证线结的牢固性。

五、缺点与注意事项

　　与其他的真皮缝合技术一样，这项技术在真皮中留下了相当数量的可吸收缝线，因此有发生异物反应、脓肿形成或感染的可能。但由于整条缝线是用一个线结固定的，而且大部分缝线是留在线结中的，所以相比其他缝合技术，这项技术可能不太容易发生缝线排异或脓肿形成；或者也可以使用不可吸收的单股缝线，这样可以在术后 2 周左右进行拆线。

　　这种闭合方法所引起的皱褶在缺乏弹性的皮肤中可以很快得到解决，但在其他区域可能会持续存在。患者应该认识到，术后在伤口的中心会残留一定程度的皱褶，这一现象是在手术预期内的。

　　相比垂直方向的缝合技术，如折返式真皮缝合或埋入式垂直褥式缝合，这项技术能带来更小程度的伤口外翻。因此，可以考虑在浅层进行额外的外翻缝合，如垂直褥式缝合，以改善这一问题。不过，由于这项技术通常是在外科医生对缝合后伤口的美观性没有较高要求的情况下所采用的，单独应用该技术作为局部切口缺损的闭合措施也是合理的。

六、参考文献

1.　COHEN P R, MARTINELLI P T, SCHULZE K E, et al. Closure of round cutaneous postoperative wounds with the purse string suture. South Med J, 2006, 99(12): 1401-1402.

2.　COHEN P R, MARTINELLI P T, SCHULZE K E, et al. The cuticular purse string suture: a modified purse string suture for the partial closure of round postoperative wounds. Int J Dermatol, 2007, 46(7): 746-753.

3.　COHEN P R, MARTINELLI P T, SCHULZE K E, et al. The purse-string suture revisited: a useful technique for the closure of cutaneous surgical wounds. Int J Dermatol, 2007, 46(4): 341-347.

4.　FIELD L M. Inadvertant and undesirable sequelae of the stellate purse-string closure. Dermatol Surg, 2000, 26(10): 982.

5.　GREENBAUM S S, RADONICH M. Closing skin defects with purse-string suture. Plast Reconstr Surg, 1998, 101(6): 1749-1751.

6. HARRINGTON A C, MONTEMARANO A, WELCH M, et al. Variations of the pursestring suture in skin cancer reconstruction. Dermatol Surg, 1999, 25(4): 277-281.

7. HOFFMAN A, LANDER J, LEE P K. Modification of the purse-string closure for large defects of the extremities. Dermatol Surg, 2008, 34(2): 243-245.

8. JOO J, CUSTIS T, ARMSTRONG A W, et al. Purse-string suture vs second intention healing: results of a randomized, blind clinical trial. JAMA Dermatol, 2015, 151: 265-270.

9. KU B S, KWON O E, KIM D C, et al. A case of erosive adenomatosis of nipple treated with total excision using purse-string suture. Dermatol Surg, 2006, 32(8): 1093-1096.

10. LIN H, LI W. Complete closure using a double pursestring closure for skin defects. Dermatol Surg, 2009, 35(9): 1406-1409.

11. NICHOLAS L, BINGHAM J, MARQUART J. Percutaneous buried modification of the purse-string closure. Dermatol Surg, 2014, 40(9): 1052-1054.

12. PATEL K K, TELFER M R, SOUTHEE R. A "round block" purse-string suture in facial reconstruction after operations for skin cancer surgery. Br J Oral Maxillofac Surg, 2003, 41(3): 151-156.

13. PELED I J, ZAGHER U, WEXLER M R. Purse-string suture for reduction and closure of skin defects. Ann Plast Surg, 1985, 14(5): 465-469.

14. RANDLE H W. Modified purse string suture closure. Dermatol Surg, 2004, 30(2 pt 1): 237.

15. ROMITI R, RANDLE H W. Complete closure by pursestring suture after Mohs micrographic surgery on thin, sun-damaged skin. Dermatol Surg, 2002, 28(11): 1070-1072.

16. SPENCER J M, MALERICH S A, MOON S D. A regional survey of purse-string sutures for partial and complete closure of Mohs surgical defects. Dermatol Surg, 2014, 40(6): 679-685.

17. TEITELBAUM S. The purse-string suture. Plast Reconstr Surg, 1998, 101(6): 1748-1749.

18. ZHU J W, WU X J, LU Z F, et al. Pursestring suture for round and oval defects: a useful technique in dermatologic surgery. J Cutan Med Surg, 2012, 16(1): 11-17.

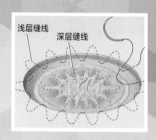

浅层缝线　深层缝线

4.34 叠加双荷包缝合

视频 4-34　叠加双荷包缝合

（可通过 *www.AtlasofSuturingTechniques.com* 链接获取视频）

一、应用范围

与所有的荷包缝合一样，叠加双荷包缝合（stacked double purse-string suture）是用来缩小或完全闭合缺损的，其闭合效果取决于缺损部位的张力程度和大小。这是一项特定的缝合技术，因为荷包效应往往会引起周围皮肤的轻微皱褶，这种变化在前臂和背部等部位多数是可以被接受的（而且随着时间的推移可以得到解决），但在面部等对美容效果敏感的部位则应尽量避免。这项技术首先对筋膜或更深层的结构进行荷包缝合，然后再通过真皮进行第二层荷包缝合。

二、缝合材料的选择

缝线的选择在很大程度上取决于缝合的位置，原则上应选择适合解剖位置的最小规格的缝线。在背部和肩部应用这项技术，可以使用 2-0 或 3-0 缝线；在四肢和头皮部位，可以使用 3-0 或 4-0 可吸收缝线；在面部，使用 4-0 或 5-0 可吸收缝线就足够了，但这项技术很少被用于面部。由于该技术要求能够轻松地完成拉线操作，一般采用单股可吸收缝线。

三、操作步骤

1. 对皮下组织进行深而广泛的游离。
2. 牵拉暴露圆形或椭圆形伤口的远端与切口线平行的边缘。

3. 缝线的尾部位于术者和伤口的远端之间，缝针插入伤口远端的真皮深层或浅筋膜层，其走行轨迹与切口线平行。一般情况下，真皮的这一进针点应该距离表皮边缘 3~6 mm，具体取决于真皮的厚度和整个创面闭合的预期张力。缝线和缝针穿过真皮深层或筋膜层的轨迹应保持在一致的深度。缝合组织的多少取决于缝针的大小，为了减少组织坏死的风险，还是应限制每一次缝合组织的范围，缝针在切口边缘与进针点等距离的一点穿出。

4. 然后，用手术镊夹持缝针，同时操作手松开持针器释放缝针。手术镊夹持缝针自组织中牵出后，重新用持针器持针，在适当的位置再次进针，逐步向左侧重复上述步骤。

5. 每次缝合后都拉出一部分的缝线，在先前放置缝线的左侧的真皮深层或浅筋膜层进针，重复同样的缝合步骤。

6. 沿着整个伤口的周围一步步地重复同样的缝合步骤，直至缝合一圈，到达伤口远端的最初进针点。

7. 当完成了整个缝合过程后，拉紧缝线，使伤口完全或部分闭合，使用器械打结固定缝线。

8. 重复步骤 2~7，但缝合部位在真皮的中部，靠近切口边缘，最终形成两组沿圆周方向嵌套的荷包缝合（图 4-34A 至图 4-34I）。

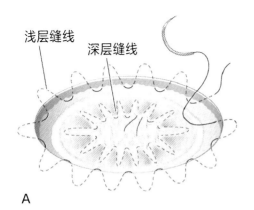

浅层缝线
深层缝线

图 4-34A 叠加双荷包缝合的操作示意

A

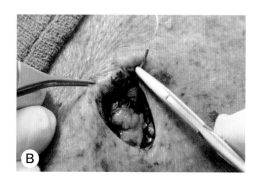

图 4-34B 平行于真皮深层的缺损进针

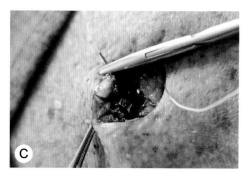

图 4-34C 沿着伤口边缘走行重复上述步骤

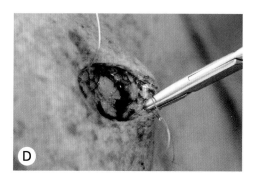

图 4-34D 到达伤口对侧时，可以用反手技术持针

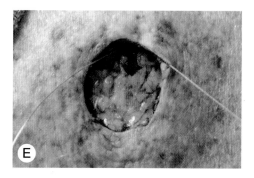

图 4-34E 在深部进行荷包缝合后的伤口外观

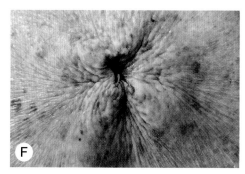

图 4-34F 深部荷包缝合打结后的伤口外观

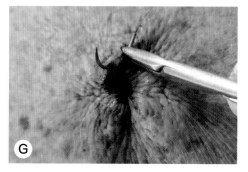

图 4-34G 平行于伤口边缘穿过真皮浅层进针

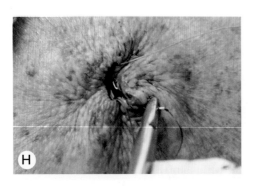

图 4-34H 沿着伤口走行重复上述步骤

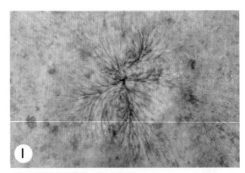

图 4-34I 双重荷包缝合术后即刻的伤口外观，注意伴有局部皮肤皱褶

四、技巧与要点

叠加双荷包缝合可以被认为是一种将束状折叠缝合与传统的荷包缝合术相结合的方法，是一种可以缩小伤口面积的闭合方法。在许多情况下，叠加双荷包缝合可以完全闭合伤口，作为分层修复缝合的替代方法。实际应用中，若患者不愿意接受传统的线性闭合方法或者有其他合并症不能额外增加切口的长度而无法实施线性闭合时，选择应用这项技术。

与线性的连续真皮缝合技术一样，这项技术可用作改良的绞式缝合或滑轮缝合，因为多个缝合线环有助于减少整个大环中的任何一个小环的张力，能够在明显的张力下闭合伤口。然而，由于每一次缝合都没有被固定住，因此重要的是要保证线结的牢固性。

五、缺点与注意事项

与其他的真皮缝合技术一样，叠加双荷包缝合在真皮中留下了相当数量的可吸收缝线，因此有发生异物反应、缝线脓肿或感染的可能。但由于整条缝线是用一个线结固定的，而且大部分缝线是留在线结中的，所以相比其他缝合技术，这项技术可能不太容易发生缝线排异或脓肿形成；或者也可以使用不可吸收的单股缝线，这样可以在术后 2 周左右进行拆线。

这种闭合方法所引起的皱褶在缺乏弹性的皮肤中可以很快得到解决，但在其他区域可能会持续存在。患者应该认识到，术后在伤口的中心会残留一定程度的皱褶，这一现象是在手术预期内的。

由于整个伤口的闭合仅由两个线结固定住，叠加双荷包缝合可能具有更高的伤口裂开风险，因为线结失效或任何一处的缝线断裂都会导致整个区域立即失去张力。考虑到线结可能断裂，尝试更能确保线结安全性的措施是有益的，例如重视打结的牢固性、增加额外的结或留下比传统线结更长的线尾等。

相比较垂直方向的缝合方法，如折返式真皮缝合或埋入式垂直褥式缝合，叠加双荷包缝合能带来更小程度的伤口外翻。因此，可以考虑在浅层进行额外的外翻缝合，如垂直褥式缝合，以改善这一问题。不过，由于这项技术通常是在外科医生对缝合后伤口的美观性没有较高要求的情况下所采用的，单独应用该技术作为局部切口缺损的闭合措施也是合理的。

六、参考文献

1. COHEN P R, MARTINELLI P T, SCHULZE K E, et al. Closure of round cutaneous postoperative wounds with the purse string suture. South Med J, 2006, 99(12): 1401-1402.

2. COHEN P R, MARTINELLI P T, SCHULZE K E, et al. The cuticular purse string suture: a modified purse string suture for the partial closure of round postoperative wounds. Int J Dermatol, 2007, 46(7): 746-753.

3. COHEN P R, MARTINELLI P T, SCHULZE K E, et al. The purse-string suture revisited: a useful technique for the closure of cutaneous surgical wounds. Int J Dermatol, 2007, 46(4): 341-347.

4. DAVIS J C, BAILLIS B, LOVE W E. Novel stacked double purse-string closure. Dermatol Surg, 2014, 40(12): 1409-1412.

5. FIELD L M. Inadvertant and undesirable sequelae of the stellate purse-string closure. Dermatol Surg, 2000, 26(10): 982.

6. GREENBAUM S S, RADONICH M. Closing skin defects with purse-string suture. Plast Reconstr Surg, 1998, 101(6): 1749-1751.

7. HARRINGTON A C, MONTEMARANO A, WELCH M, et al. Variations of the pursestring suture in skin cancer reconstruction. Dermatol Surg, 1999, 25(4): 277-281.

8. HOFFMAN A, LANDER J, LEE P K. Modification of the purse-string closure for large defects of the extremities. Dermatol Surg, 2008, 34(2): 243-245.

9. JOO J, CUSTIS T, ARMSTRONG AW, et al. Purse-string suture vs second intention healing: results of a randomized, blind clinical trial. JAMA Dermatol, 2015, 151: 265-270.

10. KU B S, KWON O E, KIM D C, et al. A case of erosive adenomatosis of nipple treated with total excision using purse-string suture. Dermatol Surg, 2006, 32(8): 1093-1096.

11. NICHOLAS L, BINGHAM J, MARQUART J. Percutaneous buried modification of the purse-string closure. Dermatol Surg, 2014, 40(9): 1052-1054.

12. PATEL K K, TELFER M R, SOUTHEE R. A "round block" purse-string suture in facial reconstruction after operations for skin cancer surgery. Br J Oral Maxillofac Surg, 2003, 41(3): 151-156.

13. PELED I J, ZAGHER U, WEXLER M R. Purse-string suture for reduction and closure of skin defects. Ann Plast Surg, 1985, 14(5): 465-469.

14. RANDLE H W. Modified purse string suture closure. Dermatol Surg, 2004, 30(2 pt 1): 237.

15. ROMITI R, RANDLE H W. Complete closure by pursestring suture after Mohs micrographic surgery on thin, sun-damaged skin. Dermatol Surg, 2002, 28(11): 1070-1072.

16. SPENCER J M, MALERICH S A, MOON S D. A regional survey of purse-string sutures for partial and complete closure of Mohs surgical defects. Dermatol Surg, 2014, 40(6): 679-685.

17. TEITELBAUM S. The purse-string suture. Plast Reconstr Surg, 1998, 101(6): 1748-1749.

18. ZHU J W, WU X J, LU Z F, et al. Purse-string suture for round and oval defects: a useful technique in dermatologic surgery. J Cutan Med Surg, 2012, 16(1): 11-17.

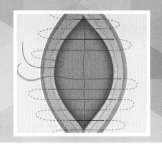

4.35 系带缝合

视频 4-35 系带缝合

（可通过 www.AtlasofSuturingTechniques.com 链接获取视频）

一、应用范围

与传统的连续埋入式缝合一样，系带缝合（bootlace suture）是一种组合式的缝合技术，将传统的埋入式缝合（具有减张、不经皮的特点）与经皮连续缝合（具有缝合速度快、缺乏弹性的特点）结合起来应用。这是一项特定的缝合技术，因为这项技术的"连续"缝合性质意味着缝合过程中任何一处的张力不均匀都可能导致伤口裂开。该技术在伤口的中心打结，缓解了张力，能够减少伤口中心裂开的风险。但除非确实需要，否则在大多数位置的伤口闭合中都不应该将它作为一项独立应用的技术。

二、缝合材料的选择

缝线的选择在很大程度上取决于缝合的位置，原则上应选择适合解剖位置的最小规格的缝线。在背部和肩部应用这项技术，可以使用 2-0 或 3-0 缝线，但如果伤口存在明显的张力，那么这项技术将不再适合作为主要的闭合伤口的方法，而是作为一种产生滑轮效应的辅助方法；在四肢和头皮部位，可以使用 3-0 或 4-0 可吸收缝线；在面部和其他张力较小的部位，使用 5-0 可吸收缝线就足够了。由于该技术要求能够轻松地完成拉线操作，一般采用单股可吸收缝线。

三、操作步骤

1. 使用手术镊或者拉钩牵拉伤口的中央，充分暴露伤口。

2. 牵开真皮层，在距离切口边缘 2 mm 的真皮层下方垂直进针。

3. 第一针，沿着缝针的弧度走行，在切口边缘出针。缝合范围取决于缝针的大小、真皮的厚度以及对伤口外翻的需要和耐受性。缝针走行的轨迹相对于伤口表面的顶点应该在进针点和出针点之间。

4. 保持缝线处于放松、无张力的状态，松开进第一针一侧的真皮，然后用相同的方式轻轻夹持暴露对侧边缘的组织。

5. 第二针，在切口边缘的真皮乳头层进针，沿着缝针弧度走行，避免缝及表皮的下表面，否则可能会导致表皮凹陷的发生。然后，在伤口边缘约 2 mm 的真皮层下方出针。这一步与第一针的操作形成镜像。

6. 暂不收紧缝线，保留部分线尾置于第一组缝线之下，可以用止血钳暂时固定。

7. 向着伤口的远端移动进行缝合，依次重复步骤 2~5，放置预计数量的缝线，但不进行任何打结。

8. 一旦靠近伤口最顶端的一组缝合完成，缝针自所有先前放置的缝线下穿出，回到伤口中央靠近起始进针点的位置。此时拉紧缝线，使伤口的远端部分闭合。

9. 继续从近端（下端）开始缝合，重复步骤 2~5，使缝线自伤口近端向上移动到伤口中心。

10. 一旦放置了预期数量的缝线，到达伤口的中央，拉紧缝线，使伤口完全闭合，器械打结固定缝线（图 4-35A 至图 4-35J）。

四、技巧与要点

系带缝合是其他连续性真皮缝合技术的一种替代，能够解决这些技术的一个主要缺点，即伤口中心区域的张力较大，并引起瘢痕增生不均匀。

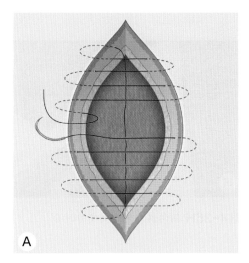

图 4-35A　系带缝合的操作示意

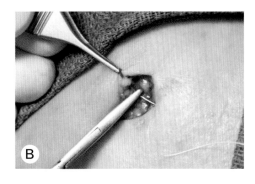

图 4-35B　穿过真皮从伤口中央进针，再从伤口边缘出针

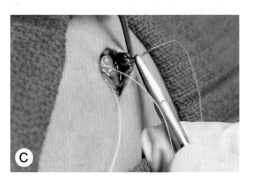

图 4-35C　再从对侧伤口中央进针，进入伤口边缘并从真皮出针

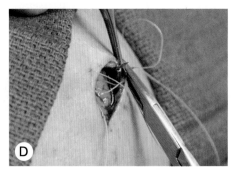

图 4-35D　朝向远端在伤口边缘交替缝合

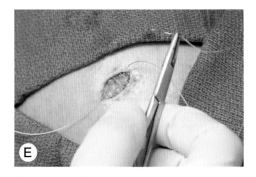

图 4-35E　到达伤口远端的顶点时，再次用持针器持针

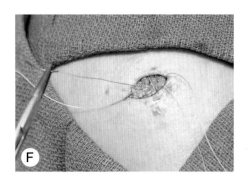

图 4-35F　小心地将缝针从已经放置的缝线环下穿过，并用持针器再次持针

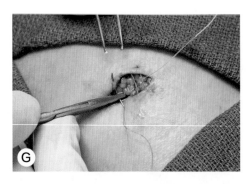

图4-35G 从伤口近端开始，再次从伤口边缘进针，从真皮出针

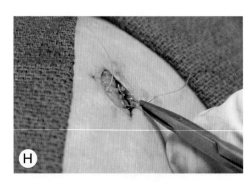

图4-35H 朝向伤口的中央交替缝合

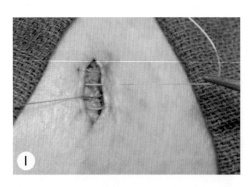

图4-35I 拉紧缝线两端，固定缝线，使伤口边缘对合良好

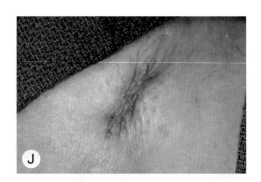

图4-35J 在伤口中央打结后的外观

　　虽然这项技术最初被描述为埋入式真皮缝合的一种改良形式，但也可以作为埋入式垂直褥式缝合或折返式真皮缝合的改良形式，都是在伤口的中心位置收紧缝线和打结。

　　与其他连续性真皮缝合技术一样，这项技术可以用作改良的绞式缝合或滑轮缝合，因为多个缝合线环有助于减少整个大环中的任何一个小环的张力，能够在明显的张力下闭合伤口。然而，由于每一次缝合都没有被固定，因此重要的是要确保线结的牢固性。

　　考虑到理论上有缝线断裂或者抗张力不足的可能，这项技术最好是用于分层缝合中，要么是在实施间断埋入式缝合后应用该技术对浅表皮肤进行缝合，要么是在深部应用该技术缝合后再在浅层加一层埋入式缝合。

与切口的两端相比，在更靠近伤口中心的位置将连续性缝合的缝线收紧和打结可能更有益，因为这可能会在张力最大的伤口中心形成更明显的滑轮效应以减轻局部的张力。

考虑到对线结断裂问题的担忧，尝试更能确保伤口中心（也是唯一）线结安全性的措施是有益的，例如重视打结的牢固性、增加额外的线结或留下比传统线结更长的线尾等。另一种方法是加用一个缠结来固定最后的线结，这同样可以提供额外的安全性。

五、缺点与注意事项

与其他的连续性真皮缝合技术不同的是，这项技术的缝合是从伤口的中央到远端再到近端，缝合过程中在伤口留下了大量的缝线。这在理论上增加了发生异物反应、脓肿或感染的风险。因此，在应用该技术时应当权衡这些理论上的缺点和实际的优点，例如在伤口中心位置打结更好地保障了伤口中央、最高张力区域的缝合效果。

如前所述，这项技术通常不单独应用。当伤口的张力较小（不需要实施间断埋入式缝合）或者已经通过滑轮缝合将张力较高的伤口边缘靠拢在一起时，它可能是适合的辅助缝合方法。

与标准的埋入式真皮缝合一样，这项技术带来的伤口外翻程度小于其他的缝合方法，如折返式真皮缝合或埋入垂直褥式缝合。正如前面讨论的，后两种技术的系带缝合变式通常比连续系带缝合更可取，因为随着时间的推移，伤口外翻可以得到改善，其美容效果更好。

六、参考文献

ESDAILE B A, TURNER R. The bootlace suture: a novel buried running dermal continuous suture for primary closure of wounds. Clin Exp Dermatol, 2013, 38(7): 795-796.

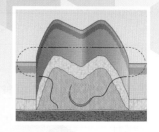

4.36 埋入式尖端缝合

一、同义词

深部尖端缝合（deep tip stitch）。

视频 4-36　埋入式尖端缝合
（可通过 *www.AtlasofSuturingTechniques.com* 链接获取视频）

二、应用范围

设计埋入式尖端缝合（buried tip stitch）的目的在于将组织的三个末端连接在一起，通常用于皮瓣的缝合中，该部位允许组织的尖端被嵌入伤口之中。可以将埋入式尖端缝合理解为是一种低张力的荷包缝合，它使用了一种更温和的方式将缝合的张力向周围组织分散。这项技术只用于尝试将三部分的皮肤相互靠近并进行缝合的情况下，是一种特定的缝合技术。

三、缝合材料的选择

缝线的选择在很大程度上取决于缝合的位置，原则上应选择适合解剖位置的最小规格的缝线。在面部，这项技术可以用于皮瓣的修复，可以选择 5-0 可吸收缝线；在四肢和头皮部位，可以使用 3-0 或 4-0 可吸收缝线；在背部和肩部，可以使用 2-0 或 3-0 缝线，但在需要将较粗的 2-0 缝线留在真皮浅层时应该谨慎，因为 2-0 缝线的水解速度相对较慢。单股和多股编织缝线都可以在这项技术中使用。

四、操作步骤

1. 通过埋入式缝合将皮瓣固定到位，使尖端张力最小并处于预期的位置上。牵开非皮瓣皮肤远端的伤口边缘，暴露真皮层。

2. 在非皮瓣部分远端右侧的真皮下层进针，缝针走行方向与预设的三个组织尖端汇合的缝线圈平行。一般来说，进针点距离伤口表皮边缘 1~3 mm，具体取决于真皮的厚度和预期的尖端张力程度。缝针和缝线穿过真皮深层的轨迹应保持在一致的深度。缝合范围取决于缝针的大小，为了减少组织坏死的风险，最好限制每一次缝合组织的范围。

3. 用手术镊夹持缝针，同时操作手松开持针器释放缝针。手术镊将缝针自组织中牵出后，重新用持针器持针，在皮瓣尖端上再次进针，逐步向左侧重复上述操作进行缝合。

4. 拉出一部分的缝线，在皮瓣顶端真皮层进针，重复同样的缝合步骤。

5. 在伤口皮肤近端非皮瓣的边缘重复同样的操作，使缝针与预设的缝线圈平行，并沿着相同的逆时针方向运动，直到缝针逐渐靠近伤口右侧的进针点。

6. 拉紧缝线，器械打结固定缝线，将线结包埋在深部（图 4-36A 至图 4-36E）。

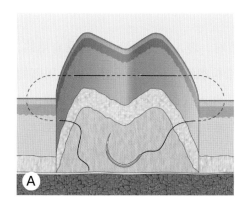

图 4-36A 埋入式尖端缝合的操作示意

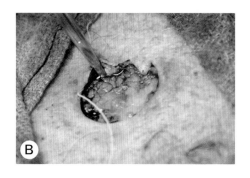

图 4-36B 平行于皮肤表面，从真皮中部进针，沿着尖端和伤口两边之间预设的缝线圈的轨迹走行

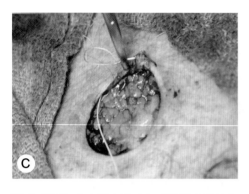

图4-36C 在皮瓣尖端以相同的深度穿过皮肤进针

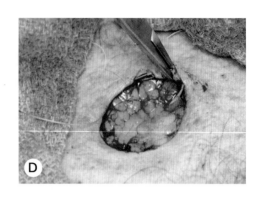

图4-36D 以相同的方向和深度沿对侧伤口边缘缝合

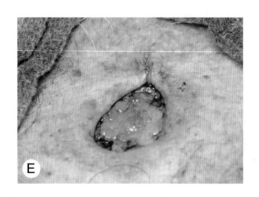

图4-36E 术后即刻的伤口外观，注意皮瓣尖端与周围的伤口边缘对合在一起

五、技巧与要点

当需要将一个皮瓣的尖端放到合适的位置时，埋入式尖端缝合是非常有用的。重要的是，这项技术的设计以较柔和的方式牵拉组织，使皮瓣正确地嵌入周围的皮肤中。虽然埋入式尖端缝合在技术上类似于埋入式荷包缝合，但要认识到，埋入式尖端缝合的这种设计并不是为了在较大的张力下缝合，因为缝线的较大张力可能会导致皮瓣的尖端出现淤血或缺血性坏死。在埋入式尖端缝合前可以先进行折返式真皮缝合、叠瓦式缝合或悬吊缝合，这将确保皮瓣尖端被置于周围皮肤之中时没有太大的张力。

根据患者的位置，三条伤口边缘可以按任何顺序进行缝合，这样可能会用到反手技术；或者也可以首先经皮瓣顶端进针，作为伤口闭合的第一步，然后再缝合其他的伤口边缘。后者可能会使线结位于皮瓣尖端，通常并不可取。

　　传统的尖端缝合的缺点是皮瓣尖端可能会陷入比周围组织更深的位置，这可能与标准尖端缝合的经皮缝线对非尖端部位有向上的拉力有关。埋入尖端缝合一般不会出现上述问题，这是它的另一个显著优点。

六、缺点与注意事项

　　由于一些可吸收缝线留在了真皮，可能会出现异物反应、脓肿或感染。这项技术只连接了组织的三个边缘，因此在原位也只留下了比标准埋入式缝合略多一些的缝线。

　　应用这项技术最大的风险是皮瓣尖端坏死，因为缝线穿过包括尖端血管在内的真皮层，这可能会影响局部的血供。这种风险可以通过打结相对松散来减轻，这样在打结时皮瓣的尖端不会被过度束紧。此外，如果伤口的边缘组织血供丰富，那么可以只缝进较少的、不到一半的皮瓣尖端真皮。这样即使远端皮瓣的线结收得较紧，也可以使血液经缝合处供应到皮瓣尖端。

　　尽管在埋入式尖端缝合中皮瓣尖端坏死是一大风险，但研究表明，与其他缝合的技术相比，包括在皮瓣尖端边缘放置两条垂直方向的缝线或直接穿过皮瓣尖端缝合，这项技术所引起的血管收缩更少。即使没有缝线通过皮瓣尖端，血管损伤和随之而来的组织坏死也是一种风险，因此，埋入式尖端缝合的应用很可能为同时满足组织对合和足够的血供需求提供了一种合理的平衡。

七、参考文献

CHAN J L, MILLER E K, JOU R M, et al. Novel surgical technique: placement of a deep tip stitch. Dermatol Surg, 2009,35(12): 2001-2003.

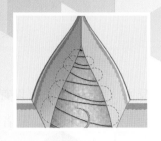

4.37 回溯式蝶形缝合

一、同义词

G 缝合；连续埋入倒缝式缝合（continuous buried backstitch）。

视频 4-37　回溯式蝶形缝合

（可通过 *www.AtlasofSuturingTechniques.com* 链接获取视频）

二、应用范围

　　回溯式蝶形缝合（backtracking running butterfly suture）是一项特定的组合式缝合技术，结合了蝶形缝合（具有减张、外翻和不经皮的特点）和连续锁边缝合（具有缝线紧锁能力、缝合速度快但缺乏顺应性）的特点。这项技术并不经常使用，因为"连续"缝合性质意味着缝合过程中任何一处的意外都可能导致伤口裂开。

三、缝合材料的选择

　　缝线的选择在很大程度上取决于缝合的位置，原则上应选择适合解剖位置的最小规格的缝线。在背部和肩部应用这项技术，可以使用 2-0 或 3-0 缝线，但如果伤口存在明显的张力，这项技术就不再适合作为主要的闭合伤口的方法，而是作为一种产生滑轮效应的辅助方法；在四肢部位，可以使用 3-0 或 4-0 可吸收缝线；在面部和其他张力最小的部位，使用 5-0 可吸收缝线就足够了。多股可吸收缝线被认为是这项技术的理想选择，因为它既有良好的锁紧性，又可以保持顺滑，可以充分利用多重缝线的滑轮效应。

四、操作步骤

1. 以内斜角修整伤口后，用手术镊或拉钩充分暴露伤口边缘。

2. 将缝线固定在伤口顶点远端的真皮下层，这可以通过在伤口顶点远端进针并将缝线打结来完成。为了最大限度地保障所打线结的安全性，建议至少打结 4 次。

3. 提起暴露的左侧伤口真皮，以反手方式持针，平行于皮肤表面将缝针插入到距离切口边缘 2 mm 的真皮下层的基底部。

4. 缝针顺着自身的弧度旋转，与皮肤表面平行，朝着术者移动。

5. 第一次进针，沿着缝针的弧度走行，从切口边缘出针，缝合的范围取决于缝针的大小、真皮的厚度、对外翻的需要和耐受性，缝针走行的轨迹相对于伤口表面的顶点应该在进针点及出针点之间。

6. 保持缝线松散的尾端处于前一进针点的远端，松开第一次进针侧的真皮。然后用手术镊轻轻地夹住对侧的组织并暴露视野。

7. 第二次进针，在伤口边缘的真皮乳头层进针，与皮肤表面平行，然后沿着缝针的弧度走行，注意避免缝及表皮，否则可能导致表皮凹陷的发生，在真皮层下方距离伤口边缘大约 2 mm 处的进针点远端出针。

8. 朝着术者的方向移动，按顺序重复步骤 2~7，其间不打结固定缝线，直至完成所需要的缝合循环数。每次后一针的回溯缝合都应该与前一针的缝线部分重叠，重合程度大约是前一针缝合跨度的一半。

9. 器械打结固定缝线（图 4-37A 至图 4-37H）。

五、技巧与要点

这项技术可以用作改良的绞式缝合或滑轮缝合，因为多重线环有助于减少整个大环中任何一个单环的张力，可以在明显的张力下闭合伤口。然而，由于每一次缝合都没有被固定，因此重要的是必须确保第一个和最后一个线结的牢固性。

与蝶形缝合一样，这项技术最好是采用内斜的切口。事实上，在这项技术中

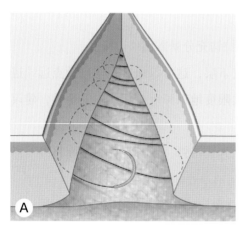

图4-37A 回溯式蝶形缝合的操作示意

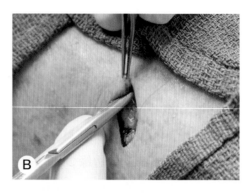

图4-37B 开始锚定缝合,从真皮下方进针,从切口边缘出针

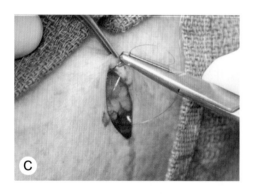

图4-37C 锚定缝合的第二部分,在对侧穿过伤口边缘进针,从伤口基底部出针

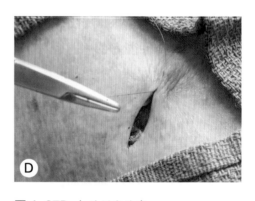

图4-37D 打结锚定缝线

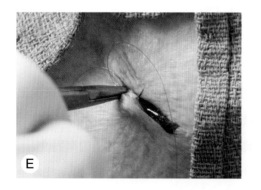

图4-37E 以持笔的方式抓握持针器,缝针旋转穿过真皮,进入真皮深层,平行于伤口边缘进行缝合,缝针在此次缝合的中段到达最高点

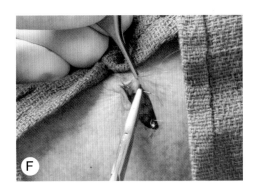

图 4-37F 在对侧伤口边缘以相似的方式进针，从对侧伤口边缘邻近前一侧出针点的位置出针，形成一个回溯式的轨迹

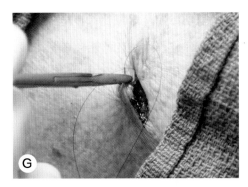

图 4-37G 在伤口两侧交替缝合，每次都从前一缝合的中点出针，形成连续回溯式缝合

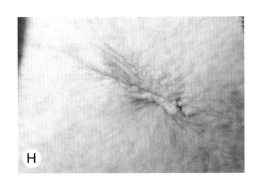

图 4-37H 术后即刻的伤口外观

水平方向的缝合可以被认为是一种带有回溯步骤的连续蝶形缝合。

　　考虑到理论上有缝线断裂或者抗张力不足的可能，这项技术最好是用于分层缝合中，要么是在实施间断埋入式缝合后应用该技术对浅表皮肤进行缝合，要么是在深部应用该技术缝合后再在浅层加一层埋入式缝合。

　　如果使用多股编织可吸收缝线，那么线环间的附加摩擦力可能有助于在每次缝合时锁定缝线，但应注意在每次缝合时拉出足够长度的缝线，因为这种摩擦力可能会使术者很难通过多个线环牵拉缝线。类似的，如果使用单股缝线，可以更轻松地拉线，但在打结前很难将缝线固定在适当的位置，而且在术者进行后续操作时，连续缝合的线环很容易张开。

与切口的两端相比，在更靠近伤口中心的位置将连续缝合的缝线收紧和打结可能更有益，因为这可能会在张力最大的伤口中心形成更明显的滑轮效应以减轻局部的张力。

考虑到线结可能滑脱或断裂，应确保连续缝合线环的第一个和最后一个线结的牢固性，这可以通过特别重视打结的牢固性、增加额外的线结或留下比传统线结更长的线尾等措施来提高。另一种方法是加用一个缠结来固定最后的线结，这同样可以提供额外的安全性。

这项技术要求在缝置水平方向的缝合环时，将其顶端轻微的向上倾斜（即缝线在切口边缘横向移动时）。这样在内斜的伤口上形成一个类似于蝶形缝合的外翻的伤口边缘。

六、缺点与注意事项

如前所述，这项技术通常不应作为单独的缝合技术使用。当伤口的张力较小（不需要实施间断埋入式缝合）或已经通过滑轮缝合将张力较高的伤口边缘靠拢在一起时，它可能是适合的辅助缝合方法。

这项技术的主要缺点是，它是一种连续缝合技术，在缝合的任何一个环节中缝线或线结出现问题都会导致伤口裂开。当使用多股编织缝线时，回溯缝合的锁定效果是有一定帮助的，但这不能保证在没有锚定缝线的情况下使伤口边缘保持锁定。

理论上，水平方向的缝合线环可能会增加伤口边缘坏死的风险，但还没有报道称它是一个常见的重要问题。与标准的埋入式缝合技术相比，回溯缝合会使更多的缝线留在伤口中，理论上增加了发生异物反应或其他并发症的风险。

七、参考文献

ALMUHAMMADI R A. The G-suture: continuous buried backstitch (CBB). An innovative aesthetic dermal suture technique. J Dtsch Dermatol Ges, 2011, 9(12): 1058-1061.

4.38 叠加反向皮下缝合

一、同义词

超环缝合（super loop suture）。

视频4-38　叠加反向皮下缝合
（可通过 *www.AtlasofSuturingTechniques.com* 链接获取视频）

二、应用范围

　　叠加反向皮下缝合（stacked backing out subcuticular suture）是一项特定的缝合技术，可以被认为是第一排皮下缝线放置在真皮深层的反向皮下缝合技术，或作为叠加双荷包缝合技术的一种变式。这项技术可以用于轻度至中度张力伤口的缝合，并可用在深层减张缝合之上。

三、缝合材料的选择

　　与其他技术一样，原则上应使用适合解剖位置的最小规格的缝线。由于这项技术并不是用来保持任何解剖位置的张力的，通常可以使用4-0或5-0缝线。这一点特别重要，因为应用这项技术会在伤口内保留较多的缝线。单股缝线通常是较为理想的选择，因为它的摩擦系数较小，拆线时的阻力较小，但这项技术有时也可以使用多股编织可吸收缝线。

四、操作步骤

1. 在伤口远端的右侧夹角处进针，距离伤口顶端2~5 mm，平行于切口线，缝针穿过切口顶端的外侧，直接穿过表皮，在伤口顶端的内侧穿出。

2. 线尾置于切口顶端外侧和伤口外部，轻轻提起伤口边缘暴露视野，在伤口远端的真皮深层或筋膜层进针，缝合轨迹与切口线平行。缝针和缝线穿过真皮或筋膜的轨迹保持在一致的深度。缝合组织的多少取决于缝针的大小，为了减少组织坏死的风险，还是应谨慎地限制每一次缝合的范围。缝针在切口边缘与进针点等距离的一点从真皮或筋膜层穿出。

3. 用外科钳夹持缝针，同时操作手松开持针器释放缝针。外科钳将缝针自组织中牵出，重新用持针器持针，在对侧伤口边缘适当的位置再次进针，重复以上步骤。

4. 拉出少量的缝线，牵开对侧皮肤后，在对侧伤口边缘的真皮深层或筋膜层进针，重复同样的动作。应在出针点近端（相对于缝合开始的伤口顶点）进针，从而对缝线的蛇形走向引入小程度的回溯。这将有助于减少组织过多积聚在切口内的风险。

5. 在切口线的对侧重复同样的操作，然后从切口线的每一侧轮流缝合，一直持续到伤口末端。此时，缝针转向相反的方向，朝向缝合开始的方向。

6. 反方向重复步骤1~5，但这一次是在真皮浅层走行，缝线的走行轨迹呈蛇形，如果需要，可使用反手技术。

7. 缝线可以和缝合起始部位的线尾打结固定，也可以在伤口的外部打结固定（图4-38A至图4-38J）。

五、技巧与要点

这是一项特定的缝合技术，因为在伤口处添加了第二排皮下缝合线，这样做可能只增加了适度的伤口安全性，而它作为一种连续缝合技术，却增加了一倍数量的缝线，这些缝线最终仍需要被移除或吸收。

作为标准的皮下缝合技术，合理的体位对保持有效、舒适的缝合操作有很大的帮助。大多数外科医生接受的操作训练是在手术部位平坦且垂直于他们身体的情况下完成的。由于与皮下缝合相关的操作为90°，外科医生的身体（两肩连线）

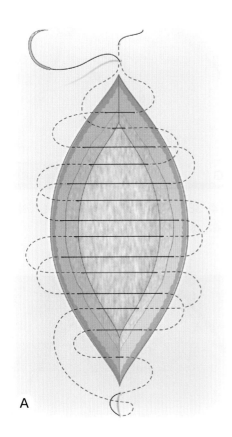

图 4-38A　叠加反向皮下缝合技术的操作示意

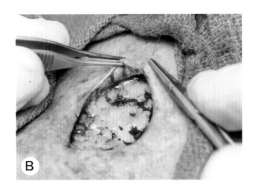

图 4-38B　从皮肤外部、伤口顶点的外侧进针，从伤口内部出针

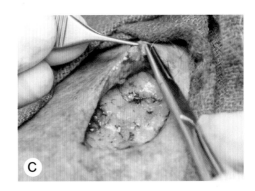

图 4-38C　缝针平行于伤口边缘，穿过深部真皮

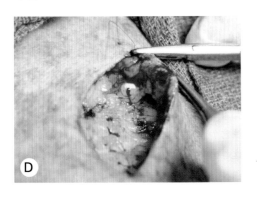

图 4-38D　沿着对侧伤口边缘重复上述步骤

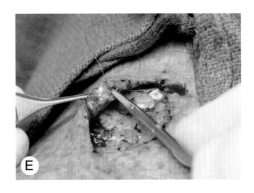

图 4-38E　在真皮深层，平行于伤口边缘，在两侧交替缝合

217

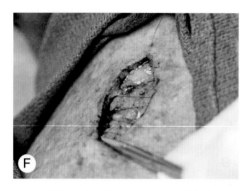

图4-38F 到达伤口末端时，缝针在伤口顶点外侧穿过真皮深层，并从顶点外侧的皮肤穿出

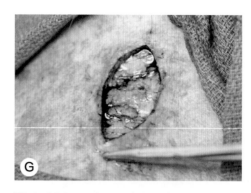

图4-38G 再次从顶点外侧进针，进入伤口内部，现在朝着相反的方向走行

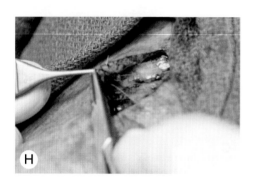

图4-38H 朝着初始进针点的方向，平行于伤口边缘，缝针穿过真皮浅层

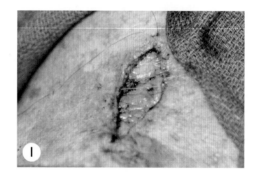

图4-38I 沿着伤口边缘在真皮浅层连续交替缝合，到达伤口末端时，缝针再次从顶点外侧穿出

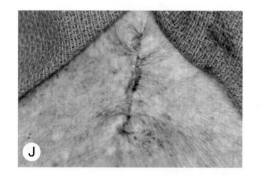

图4-38J 拉紧缝线打结之后的伤口外观。注意加固可以减轻伤口边缘之间组织的积聚，这样向下牵拉缝线环就不会扩大皮肤凹陷的程度

平行于切口线站立可能是有帮助的。这样有利于外科医生从右到左流畅地操作，而不需要转动肩部或手腕。这项技术要求外科医生在缝合的后半部分向相反的方向移动，所以在回到原来的伤口顶点的过程中，可能需要用到反手技术，这样做会显著地延长完成这个缝合所需的时间。

流畅的操作技术对于有效且高效地完成缝合至关重要。一些作者主张调整持针器的持针角度，从传统 90° 调整到 135°，来提高外科医生操作的舒适度，减少手术中身体扭曲的需要，尽管只需略微调整外科医生的身体位置就可以避免这种改变。

六、缺点与注意事项

这项技术可能被认为是双向的、两个不同深度的皮下缝合。这一技术中使用额外的一排缝线将深层的组织牵拉在一起，但也只是适度地提高了伤口的安全性，因为整条缝线是用一个线结固定的。因此，尽可能不要将这项技术作为一个单独的闭合伤口的方法来使用，而是应该在应用了其他更深层的缝合技术的基础上分层使用。

虽然这项技术的核心优势是完全皮内缝合，但这也可能是它主要的缺点之一。这项技术在真皮和深层组织中留下了大量的缝线，虽然对于背部等有着较厚真皮层的区域来说这并不是一个主要的问题，但在其他的解剖位置留置大量的缝线可能带来更大的感染、异物反应等风险，甚至留置的缝线本身可能会形成一种物理屏障，影响伤口的愈合。在这项技术中使用额外的一排深部缝线也增加了伤口边缘组织绞窄的可能，理论上可能与表皮下收紧缝线和过紧的打结有关。因此，需要保证缝合区域像面部一样有着充足的血供。

如果缝合中使用的是不可吸收缝线，理论上拆除长期放置的缝线后会产生一个细长的线道空间，选用最小规格的缝线可以降低这种风险。

七、参考文献

BOLANDER L. The super loop suture: a way of suturing skin and subcutaneous tissue. Plast Reconstr Surg, 1992, 89(4): 766.

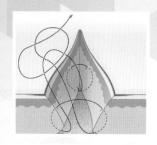

4.39 连续锁边皮内缝合

视频 4-39　连续锁边皮内缝合

（可通过 *www.AtlasofSuturingTechniques.com* 链接获取视频）

一、应用范围

连续锁边皮内缝合（running locked intradermal suture）是一项特定的组合式缝合技术，结合了传统的埋入式缝合（具有减张、不经皮的特点）和连续锁边缝合（具有缝合速度快、缺乏弹性以及缝线锁边固定的特点）的特点。锁定的缝合线环显著增加了残留缝线的数量，同时也使得这项技术相比其他的缝合技术掌握起来更有难度。

二、缝合材料的选择

缝线的选择在很大程度上取决于缝合的位置，原则上应选择适合解剖位置的最小规格的缝线。在背部和肩部应用这项技术，可以使用 3-0 缝线，但如果伤口有明显的张力，这项技术将不再适合作为主要的闭合伤口的方法。在四肢部位，可以使用 3-0 或 4-0 可吸收缝线；在面部和其他张力最小的部位，使用 5-0 可吸收缝线就足够了。

三、操作步骤

1. 使用手术镊或拉钩牵拉暴露伤口边缘。
2. 牵拉暴露真皮层的同时，在距离切口边缘 2 mm 的真皮下层垂直进针。
3. 第一针，沿着缝针的弧度走行，从切口边缘出针，缝针走行的轨迹相对于伤口表面的顶点在进针点与出针点之间。

4. 保持缝线处于放松、无张力的状态，松开进第一次进针侧的真皮，然后用相同的方式轻轻夹持暴露对侧切口边缘的组织。

5. 第二针，在切口边缘的真皮乳头层进针，沿着缝针的弧度走行，避免缝及表皮，否则可能导致表皮凹陷的发生。然后在伤口边缘远端大约 2 mm 的真皮下层出针。这一步与对侧第一针的操作形成镜像。

6. 器械打结固定缝线。

7. 朝着术者的方向移动，重复步骤 1~5，在锚定缝线和从创面中心进行第二次缝合的开始部位之间留下一个缝合线环。

8. 缝针插入缝合线环的下方，然后围绕线环形成第二个线环。

9. 缝针穿过第二个线环，轻轻地牵拉，把线环固定在原先的位置。

10. 缝针在新形成的线环下方插入到伤口的中心。

11. 依次重复步骤 7~10，同时朝着术者的方向缝合，其间不打结固定，直至完成所需的缝合线环数量。

12. 器械打结固定缝线。如果需要，也可以徒手打结（图 4-39A 至图 4-39K）。

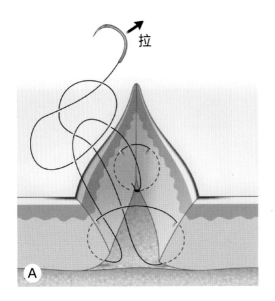

图 4-39A 连续锁边皮内缝合的操作示意

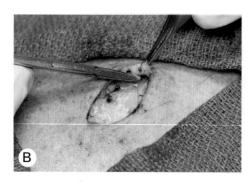

图4-39B 锚定缝线，第一针从真皮进针，从伤口边缘出针

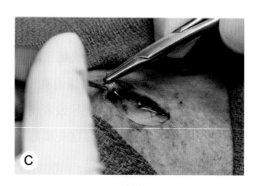

图4-39C 再从对侧伤口边缘进针，从真皮出针，打结固定缝线并剪除缝线松散的一端

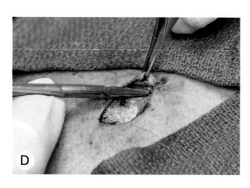

图4-39D 朝着术者的方向缝合，缝针穿过真皮并留下一个线环，再从伤口边缘出针

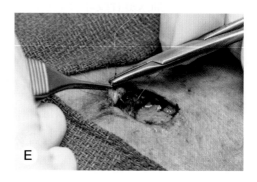

图4-39E 在对侧重复上述步骤，从伤口顶点和新放置的缝线之间出针

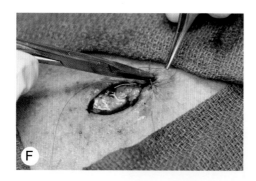

图4-39F 在对侧，缝针穿过留下的线环

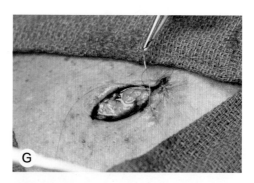

图4-39G 用手术镊轻轻地抓持缝针

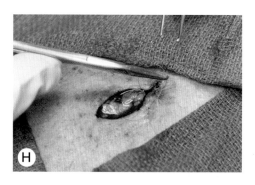

图 4-39H　缝针再次穿过缝合线环

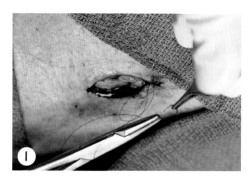

图 4-39I　缝针再次穿过新形成的第二个缝合线环

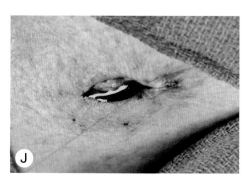

图 4-39J　拉紧缝线，将缝线锁定在位，沿着伤口长轴连续重复进行

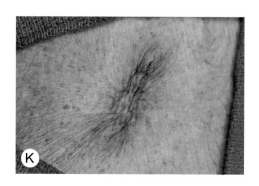

图 4-39K　术后即刻的伤口外观

四、技巧与要点

连续锁边皮内缝合是一项复杂的技术，需要一段时间的练习才能掌握。这项技术的主要优点是，虽然每个缝合都没有单独锁定，但缝线被牢牢地锁定，缝线上的一些意外不会导致缝线失去安全保障。

与其他的技术一样，如果使用多股编织可吸收缝线，那么线环间的附加摩擦力可能有助于在每次缝合时锁定缝线，但应注意在每次缝合时拉出足够的缝线，因为这种摩擦力可能会阻碍术者通过多个线环牵拉缝线。类似的，如果使用单股缝线，可以更轻松地拉线，但在打结前将缝线固定在适当的位置可能会更加困难。

　　确保连续缝合线环的第一个和最后一个线结的牢固性是有益的。这可以通过特别重视打结、多打一个完整的结、增加额外的结或者保留比传统线结更长的线尾等措施来实现。

五、缺点与注意事项

　　连续锁边皮内缝合的主要缺点是学习和操作起来有一定的难度。但是，一旦掌握了这项技术，就可以为术者提供一个确保深层缝合稳固的可行的选择，尽管和其他的缝合技术一样，这项技术的应用也存在一定的局限性。

　　这项技术在切口边缘留下了大量的缝线，这些缝线可能会成为伤口愈合的障碍，并且增加了缝线排异的风险，这是它的一大缺点。此外，一些缝线被放置在更浅的位置，并且沿着切口边缘横向延伸，如果缝线断裂或脓肿已经形成，这将会成为棘手的问题，因为它可能影响更大范围的伤口，而不是像间断缝合那样单一的点状区域。

　　由于每次缝合都需要锁定缝线，所以连续缝合较间断缝合重要的优势之一——快速高效性被弱化了，因为每条缝线打结缝合和有效锁边缝合所需的时间差异可能并不明显。

　　与标准的埋入式真皮缝合一样，这项技术带来的伤口外翻程度小于其他的缝合方法，如折返式真皮缝合或埋入式垂直褥式缝合，后两种缝合方法的连续锁边变式可能比皮下连续锁边缝合更可取，因为随着时间的推移，伤口外翻可以得到改善，其美容效果更好。

六、参考文献

WONG N L. The running locked intradermal suture. A cosmetically elegant continuous suture for wounds under light tension. J Dermatol Surg Oncol, 1993, 19(1): 30-36.

第 5 章

浅表组织的缝合技术：
经皮缝合

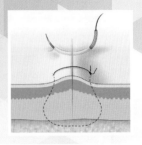

5.1 单纯间断缝合

视频 5-1　单纯间断缝合

（可通过 *www.AtlasofSuturingTechniques.com* 链接获取视频）

一、应用范围

单纯间断缝合（simple interrupted suture）是一项标准的基本缝合方法，适用于表皮及邻近处组织的缝合。它可以单独用于轻微或无张力的小伤口的缝合，例如由小穿孔钻取活检或创伤性裂伤形成的伤口。单纯间断缝合也经常用作第二层的缝合技术，用于真皮缝合或其他深部组织缝合后辅助表皮的对合。

二、缝合材料的选择

对于所有的缝合技术来说，最好是使用符合缝合位置张力要求的最小规格的缝线，以减少缝线痕迹和异物反应的发生风险。缝线的选择在很大程度上取决于解剖位置和缝合目的。单纯间断缝合可以用于以下方面：①在中等张力下完成表皮缝合，例如由撕裂或钻取活检形成的伤口；②在更深层的真皮或筋膜缝合的基础上，对张力已经转移至深部组织的伤口表皮进行微调。

在眼睑和面部应用这项技术，可以使用 6-0 或 7-0 单股缝线，当单纯间断缝合的目的仅仅是对合表皮时，这种缝线也可用于四肢部位。在张力较小的区域应用这项技术，使用 5-0 单股缝线；在中等张力区域可采用 4-0 单股缝线，缝合的目的是缓解表皮的张力和促进表皮的对合；在某些特定的高张力区域，也可以使用 3-0 单股缝线，特别是在多种缝合方法组合应用的情况下，例如，在伤口中心进行褥式缝合，以缓解伤口的张力和形成外翻，同时在伤口的外侧边缘进行单纯间断缝合，以减少折角的形成。

三、操作步骤

1. 垂直于表皮进针，进针点与伤口边缘之间的距离大约为缝针半径的一半。这样使缝针可以很容易地沿着自身的弧度走行，在对侧伤口与进针点至伤口边缘等距离的一点穿出。

2. 随着手腕的连贯旋转运动，缝针在真皮层内旋转，使缝针在深处比在表面咬合更多的组织，然后针尖从对侧皮肤穿出。

3. 左手抓握手术镊夹持缝针针体，注意避免夹住针尖，针尖很容易因反复摩擦而变钝。松开持针器释放缝针，用手术镊夹持缝针并从组织中牵出。或者，可以在持针器释放缝针后，再次在伤口的对侧用持针器持针，使缝针通过自身弧度完成旋转，而不必使用手术镊。

4. 轻柔地收紧缝线打结，注意将表皮的张力降到最低，避免过度束紧伤口边缘（图 5-1A 至图 5-1D）。

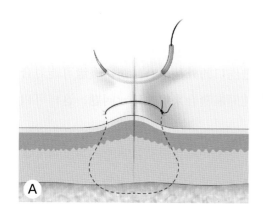

图 5-1A 单纯间断缝合的操作示意

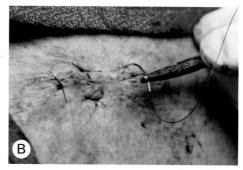

图 5-1B 开始单纯间断缝合，注意垂直于皮肤进针，然后沿缝针的弧度走行，形成一个烧瓶样的轨迹

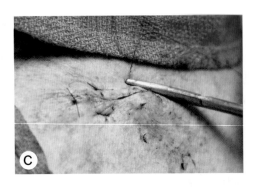

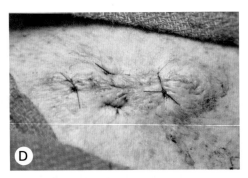

图 5-1C 完成单纯间断缝合，注意垂直于皮肤出针

图 5-1D 单纯间断缝合术后的外观，注意附近的水平褥式缝合和深度校正单纯间断缝合，它们的术后伤口外观和单纯间断缝合是一样的

四、技巧与要点

垂直于表皮进针这一点非常重要，在应用这项技术时，允许缝针稍微横向地离开伤口边缘，然后完全沿着缝针的弧度走行，这将尽可能地促进伤口外翻以及伤口边缘对合。缝合后的最终横截面示意图应该是一个烧瓶样的形状，底部比表面更宽。

单纯间断缝合也可用于另一个深部组织缝合顶部的缝合，对表皮的对合进行微调。例如，如果实施垂直褥式缝合来促进伤口的外翻，有时伤口边缘可能对合不佳，那么可以在伤口边缘的远端实施单纯间断缝合来解决这一问题，这样可以使伤口边缘精确地对合在一起。

应注意避免在表皮下过浅地缝合组织，这是由缝针没有以垂直的角度进入皮肤且没有沿着缝针的弧度走行所引起的。这样可能会导致伤口内翻，因为过浅的组织缝合所产生的向下的牵拉张力会将伤口边缘向外和向下牵拉。

五、缺点与注意事项

在应用任何缝合技术之前，熟悉相关的解剖学知识是至关重要的。应用单纯间断缝合时，重要的是要记清皮下深部组织的结构，这些结构可能会因缝针和缝线的通过而受到损伤。例如，缝针可能刺穿血管，导致出血增加。同样，如果线结打得过紧，深部组织可能会被挤压，引起缺血坏死，甚至在理论上可能损伤浅表神经。

在切口很深伴有小血管出血的情况下，收紧深部组织缝线有助于外科医生的处理。与其扩大伤口、定位出血点、结扎单个血管，还不如简单地放置一条间断缝合的缝线，将出血的血管包含在缝合弧内，拉紧线结，从而间接地结扎血管。注意，只有在出血血管相对较小的情况下，才能使用这种方法，否则这种间接结扎的方法存在很大的风险。此外，缝线打结太紧可能会增加出现缝线痕迹或表层坏死的风险。

与不需要缝线穿过切口线的技术（如埋入式缝合、皮下缝合）相比，这项技术可能会增加缝线痕迹、组织坏死以及其他并发症的风险。因此，建议尽早将缝线拆除，以减少这些并发症的发生，在无法及时拆除缝线的情况下，应考虑采取其他的缝合技术。一些研究还表明，如果单独应用间断缝合而没有进行深层的真皮张力缓解缝合，那么伤口裂开的概率会增加。需要强调的是，这项技术要么用于较小张力下的伤口闭合，要么与更深层的张力缓解缝合技术配合使用。

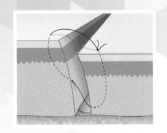

5.2 深度校正单纯间断缝合

一、同义词

梯度校正缝合（step-off correction suture）。

视频 5-2　深度校正单纯间断缝合
（可通过 *www.AtlasofSuturingTechniques.com* 链接获取视频）

二、应用范围

当伤口两侧的表皮存在明显的高度差时，可以应用深度校正单纯间断缝合（depth-correcting simple interrupted suture）来校正。这个问题通常是由深层的缝线放置不准确所引起的，但也可能与某些解剖部位的真皮厚度不同有关，例如鼻外侧和内侧面颊的边界。

三、缝合材料的选择

对于所有的缝合技术来说，最好是使用符合张力要求的最小规格的缝线，以减少缝线痕迹和异物反应的发生风险。由于这项技术仅仅是用于表皮深度的微调，而不需要承受较大的张力，6-0 单股缝线往往是合适的。在某些存在较大张力的区域，如躯干和四肢部位，可以使用 5-0 单股缝线。

四、操作步骤

1. 垂直于表皮进针，进针点与伤口边缘之间的距离大约为缝针半径的一半。
2. 如果第一次进针侧高于对侧，则采取浅缝，即缝针掠过真皮 - 表皮交界处并从伤口中心穿出。如果第一次进针侧低于对侧，则采取深缝，即缝针通过真皮深层穿出或进入到真皮层的下表面，具体取决于所需校正的程度。

3. 左手抓握手术镊夹持缝针，松开持针器释放针体，用手术镊夹持缝针牵出组织。

4. 用持针器重新持针，用手术镊轻轻地提起并暴露对侧伤口边缘。

5. 如果第二次进针侧低于第一次进针侧，那么根据所需校正的深度，可以从伤口对侧真皮层下方进针，也可以从真皮深层进针。如果第二次进针侧高于第一次进针侧，则需要通过真皮 – 表皮交界处进行浅缝，以校正两侧高度。

6. 旋转缝针穿过表皮，在伤口对侧与进针点至伤口边缘等距离的位置出针。

7. 轻柔地收紧缝线打结，注意将表皮的张力降到最低，避免过度束紧伤口边缘（图 5-2A 至图 5-2E）。

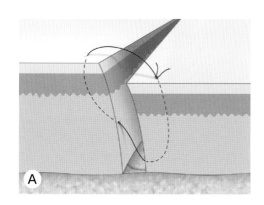

图 5-2A　深度校正单纯间断缝合的操作示意

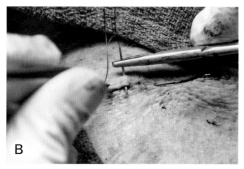

图 5-2B　深度校正单纯间断缝合的第一个线结。出针侧相对于伤口对侧边缘更浅，即缝针在这一侧穿过真皮浅层，并从伤口中心穿出

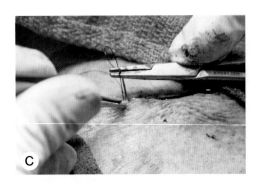

图 5-2C 在对侧（较深侧）进针，注意向上牵拉皮肤使缝针穿过更深的真皮层下表面

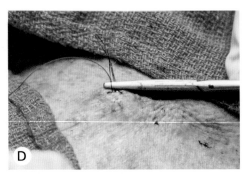

图 5-2D 垂直于皮肤出针

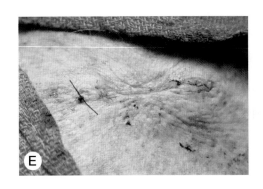

图 5-2E 缝合后的最终外观，注意现在两侧的伤口边缘是等深的

五、技巧与要点

这项技术对于纠正伤口两侧的深度差非常有用。对于存在深度差的伤口，相比移除深部的缝线进行重新缝合，加用这种缝合方法来微调伤口两侧的深度差更加容易和方便。

深度校正单纯间断缝合也可以用于另一个深部组织缝合后顶部的缝合，以微调伤口两侧皮肤的高度，使表皮对合良好。例如，如果实施垂直褥式缝合促进伤口的外翻，偶尔会出现伤口边缘深度稍有不同的情形，这时在高度差最明显的位置实施一个小的深度校正单纯间断缝合，就可以有效地解决这一问题，使伤口边缘精确地对合在一起。

这项技术还可以用于单纯连续缝合中，它可以在单纯缝合的顶部应用，也可以与连续缝合技术联合应用，即在传统的单纯连续缝合的两次进针之间（以 90° 角穿入和穿出伤口的外侧）穿插应用，来调节伤口两侧表皮的相对深度。这使得外科医生可以将所需打结的数量降到最低，但该技术只能在伤口处于很小张力的情况下应用，因为深度校正缝合的安全性可能会随着时间推移因伤口表面松弛度增加以及缝线拉伸的不可预测性而受到影响。

六、缺点与注意事项

这项技术可以用于纠正伤口边缘深度不等的微小缺陷。然而，在理想情况下，这项技术不应该经常被使用，因为只要深层的缝合准确、适当，几乎没有必要再应用它来调整伤口两侧的深度差。因此，应避免将这一技术用作常规缝合的补救措施。外科医生要认识到，这项技术的应用是一种"例外"，而不是"常规"，不应用它来代替对深层缝合的细节和精确性的关注。

然而，某些解剖位置，无论怎样调整，呈现给术者的都是真皮厚度不同的区域。在这种情况下，除非深层真皮没有被均匀地缝合，否则可能需要用到深度校正单纯间断缝合。这些解剖位置包括鼻腔侧壁、脸颊 - 眼睑对合部、鼻翼沟以及其他皮肤褶皱区域。

在纠正表皮深度的轻微不平衡时，要谨慎地避免过度缝合。虽然可能仅需放置 1~2 条深度校正缝合线，但适度是缝合的关键原则，因为放置的每一条缝线对于机体来说都是额外的异物，可能引起炎症反应。

七、参考文献

MOY R L, WALDMAN B, HEIN D W. A review of sutures and suturing techniques. J Dermatol Surg Oncol, 1992, 18(9): 785-795.

5.3 单纯连续缝合

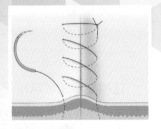

视频 5-3　单纯连续缝合

（可通过 *www.AtlasofSuturingTechniques.com* 链接获取视频）

一、应用范围

单纯连续缝合（simple running suture）是用于表皮对合的标准的连续性缝合技术。它可以单独用于轻微或无张力的小伤口的闭合，例如那些由创伤性裂伤形成的伤口。当已使用真皮或其他深层缝合技术缝合了深部组织时，这项技术也经常用于辅助表皮的对合。

二、缝合材料的选择

对于所有缝合技术来说，最好是使用符合张力要求的最小规格的缝线，以减少缝线痕迹和异物反应的发生风险。缝线的选择在很大程度上取决于解剖位置和缝合目的。单纯连续缝合可以用于：①在轻度至中度张力下完成表皮的对合，例如撕裂伤或其他常见的情况；②在更深层的真皮或筋膜缝合的基础上，对张力已经转移至深部组织的伤口的表皮进行微调。

在眼睑和面部应用这项技术，可以使用 6-0 或 7-0 单股缝线。当单纯连续缝合的目的仅仅是对合表皮时，也可以在四肢部位使用 6-0 单股缝线。在张力较小的伤口区域应用这项技术，可以使用 5-0 单股缝线。在中等张力区域可以使用 4-0 单股缝线，缝合的目的是缓解表皮的张力和促进表皮的对合。

三、操作步骤

1. 在伤口远端垂直于表皮进针，进针点与伤口边缘之间的距离大约为缝针半径的一半。这样使缝针可以很容易地沿着自身的弧度走行，在对侧伤口与进针点至伤口边缘等距离的一点穿出。

2. 随着手腕的连贯旋转运动，缝针在真皮层内旋转，使缝针在深处比在表面咬合更多的组织，然后针尖从对侧皮肤穿出。

3. 左手抓握手术镊夹持缝针针体，注意避免夹住针尖，针尖很容易因反复摩擦而变钝。松开持针器释放缝针，用手术镊夹持缝针并从组织中牵出。或者，可以在持针器释放缝针后，再次在伤口的对侧用持针器持针，使缝针通过自身的弧度完成旋转，而不必使用手术镊。

4. 轻柔地收紧缝线打结，注意将表皮的张力降到最低，避免过度束紧伤口边缘。这样形成了连续缝合的第一个锚定线结。剪断松散的线尾，用持针器重新持针。

5. 自术者远端向近端逐步缝合，重复步骤 1~3。

6. 其间不打结，继续依次重复步骤 1~3，直至伤口末端。

7. 近端伤口顶部的最后一针，用反手技术持针，在前一针出针点的同侧靠近术者的近端再次垂直于皮肤进针，然后在对侧皮肤出针。

8. 拉出一部分缝线，在出针点对侧保留一个线圈。

9. 进行器械打结，将线尾与对侧线圈打结固定（图 5-3A 至图 5-3I）。

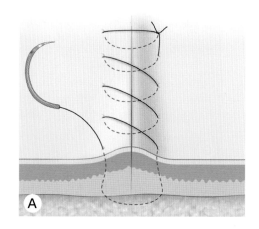

图 5-3A 单纯连续缝合的操作示意

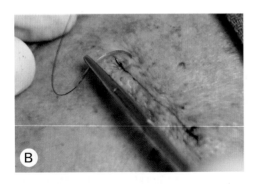

图 5-3B 连续单纯缝合的第一个锚定线结，注意垂直于皮肤进针，随后向远离伤口边缘的方向移动

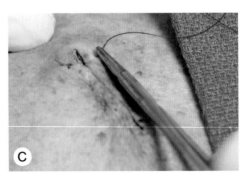

图 5-3C 完成第一个锚定线结，注意缝针咬合较多的真皮组织

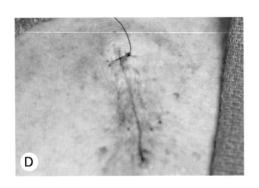

图 5-3D 打结固定锚定线结

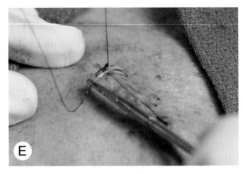

图 5-3E 连续缝合伤口，注意垂直于皮肤进针

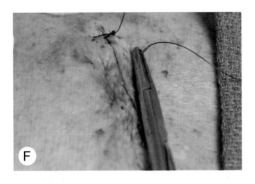

图 5-3F 完成第一个连续缝合，注意垂直于皮肤出针

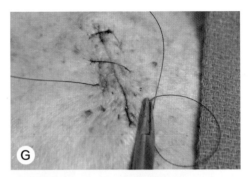

图 5-3G 用相似的方式完成之后的缝合

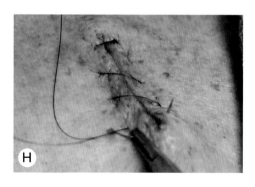

图 5-3H 用反手技术完成最后一个线结

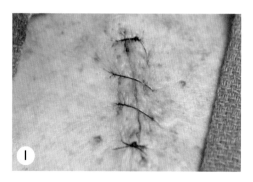

图 5-3I 单纯连续缝合后的伤口外观

四、技巧与要点

与单纯间断缝合一样，垂直于表皮进针这一点非常重要，在应用这项技术时，允许缝针稍微横向地离开伤口边缘，然后完全沿着缝针的弧度走行，这将尽可能地促进伤口外翻以及伤口边缘对合。

单纯连续缝合通常用于另一个深部组织缝合顶部的分层缝合，以微调表皮的对合。例如，如果实施折返式真皮缝合来促进伤口的外翻，有时伤口边缘可能对合不佳，通过浅层的单纯连续缝合可以解决这一问题。

应注意避免在表皮下过浅地缝合组织，这是由缝针没有以垂直的角度进入皮肤且没有沿着缝针的弧度走行所引起的。这样可能会导致伤口内翻，因为过浅的组织缝合所产生的向下的牵拉张力会将伤口边缘向外和向下牵拉。

为了保证连续缝合在体外可见的缝线长度一致，并使缝合线环保持平行，重要的是采用简单的旋转缝合技术，使每次进针的位置及咬合的组织范围保持相对一致。每一个随后的缝合线环都应该从伤口边缘外侧的同一距离开始，并且与术者的距离要比前一个进针点更近。

一些外科医生更倾向于巧妙地处理缝合线环，使缝合环看起来垂直于切口线。然而，这项技术要求连续缝合的每一个线环都要以一个均匀的角度穿过切口边缘，而不是垂直于切口边缘。由于缝线放置的角度会影响整个伤口的张力方向，而且一排平行的对角缝合线坏在视觉上也更加美观，所以这样的处理方式是一个合理但并非必要的选择。

在应用这项技术时，保持表皮与缝线之间足够的松弛度是至关重要的，这样能够减少出现缝线痕迹或明显的炎症反应的风险。考虑到这项技术是专为表皮对合而设计的，并且术后会出现一定程度的伤口水肿，应进一步强调保持缝线松弛的必要性。

五、缺点与注意事项

与所有连续性缝合技术一样，这项技术的最大缺点是整条缝线的完整性仅仅取决于两个线结，而且，缝线上任何一处的意外都可能导致整条缝线的完整性丧失。但是，由于这项技术是为低张力环境而设计的，即使是在缝线断裂的情况下，剩余的缝线可能也会维持一部分表皮的对合。

由于所有的缝合线环都是连续放置的，这项技术不像单纯间断缝合那样可以对表皮对合进行微调。这就必须要对使用一条缝线连续缝合的快速性以及间断缝合的打结稳妥性进行权衡。

连续缝合的每一个线环是用来保持等量的张力的，在较大张力下的伤口区域，例如伤口中心，可能会有裂开的趋势或增加缝线痕迹形成的风险。

在应用任何的缝合技术之前，熟悉相关的解剖学知识是至关重要的。应用单纯连续缝合时，重要的是要记清皮下深部组织的结构，这些结构可能会因缝针和缝线的通过而受到损伤。例如，缝针可能刺穿血管，导致出血增加。同样，如果线结打得过紧，深部组织可能会被挤压，损伤血管而引起组织坏死，甚至理论上可能损伤浅表神经。反之，这种风险也可以通过保持缝合处有着足够的松弛度来减少。

与不需要缝线穿过切口线的缝合技术（如埋入式缝合、皮下缝合）相比，这项技术可能会增加缝线痕迹、组织坏死以及其他并发症的发生风险。因此，建议尽早将缝线拆除，以减少这些并发症的发生，在无法及时拆除缝线的情况下，应考虑采取其他的缝合技术。

六、参考文献

1.　ADAMS B, LEVY R, RADEMAKER A E, et al. Frequency of use of suturing and repair techniques preferred by dermatologic surgeons. Dermatol Surg, 2006, 32(5): 682-689.

2.　GURUSAMY K S, TOON C D, ALLEN V B, et al. Continuous versus interrupted skin sutures for non-obstetric surgery. Cochrane Database Syst Rev, February 14, 2014, 2: CD010365.

3.　MCLEAN N R, FYFE A H, FLINT E F, et al. Comparison of skin closure using continuous and interrupted nylon sutures. Brit J Surg, 1980, 67(9): 633-635.

4.　OROZCO-COVARRUBIAS M L, RUIZ-MALDONADO R. Surgical facial wounds: simple interrupted percutaneous suture versus running intradermal suture. Dermatol Surg, 1999, 25(2): 109-112.

5.　PAUNIAHO S L, LAHDES-VASAMA T, HELMINEN M T, et al. Non-absorbable interrupted versus absorbable continuous skin closure in pediatric appendectomies. Scandinavian J Surg, 2010, 99(3): 142-146.

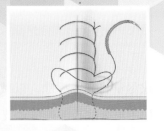

5.4 连续锁边缝合

视频 5-4　连续锁边缝合
（可通过 *www.AtlasofSuturingTechniques.com* 链接获取视频）

一、应用范围

连续锁边缝合（running locking suture）是一种加入了锁定缝合技术的标准连续缝合的变化形式，用于表皮的对合。它可以单独用于轻微或无张力伤口的闭合，例如由创伤性裂伤形成的伤口。当已使用真皮缝合或其他深层缝合技术缝合了深部组织时，这项技术也常用于辅助表皮的对合。连续锁边缝合的应用主要包括 3 个方面：①协助止血；②改善标准连续缝合的外翻效果；③在连续缝合的所有线环间提供相等的张力。

二、缝合材料的选择

对于所有的缝合技术来说，最好是使用符合张力要求的最小规格的缝线，以减少缝线痕迹和异物反应的发生风险。缝线的选择在很大程度上取决于解剖位置和缝合目的。在眼睑和面部应用这项技术，可以使用 6-0 或 7-0 单股缝线。当连续锁边缝合的目的仅限于表皮对合时，也可在四肢部位使用 6-0 单股缝线。在张力较小的伤口区域应用这项技术，可以使用 5-0 单股缝线。在中等张力区域可采用 4-0 单股缝线，缝合的目的是缓解表皮的张力、止血以及表皮的对合。

三、操作步骤

1. 在伤口远端垂直于表皮进针，进针点与伤口边缘之间的距离大约为缝针半径的一半。这样使缝针可以很容易地沿着自身的弧度走行，在对侧伤口与进针点至伤口边缘等距离的一点穿出。

2. 随着手腕的连贯旋转动作，缝针在真皮层内旋转，使缝针在深处比在表面咬合更多的组织，然后针尖从对侧的皮肤穿出。

3. 左手抓握手术镊夹持缝针，松开持针器释放针体，用手术镊夹持缝针从组织中牵出。或者，可以在持针器释放缝针后，再次在伤口的对侧用持针器持针，使缝针通过自身的弧度完成旋转，而不必使用手术镊。

4. 轻柔地收紧缝线打结，并注意将表皮的张力降到最低，避免过度束紧伤口边缘。这样形成了连续缝合的第一个锚定线结。剪断松散的线尾，用持针器重新持针。

5. 自术者远端向近端逐步缝合，重复步骤 1~3。但在完成一个循环缝合后并不是将所有的缝线拉出，而是在前次出针点与本次进针点之间留下一个缝合线环，然后缝针穿过线环，牵拉锁定缝线。

6. 不进行打结，依次重复步骤 5，直至伤口末端。

7. 近端伤口顶部的最后一针，用反手技术持针，在前一针出针点的同侧靠近术者的近端再次垂直于皮肤进针，然后在对侧出针。

8. 拉出一部分缝线，在出针点对侧保留一个缝线线圈。

9. 进行器械打结，将线尾与对侧线圈打结固定（图 5-4A 至图 5-4L）。

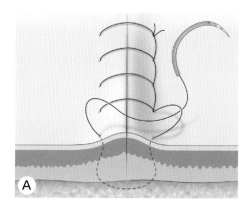

图 5-4A 连续锁边缝合的操作示意

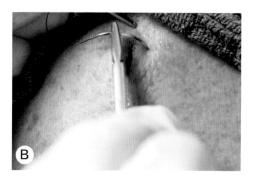

图 5-4B 开始连续锁边缝合的第一次缝合，注意垂直于皮肤进针

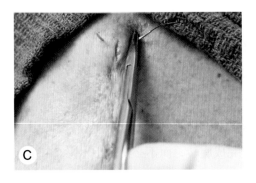

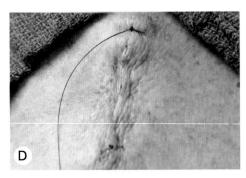

图 5-4C 完成连续锁边缝合的第一个锚定线结，这本质上是一个用来锚定连续缝合缝线的单纯间断缝合

图 5-4D 锚定缝线后打结

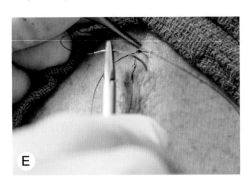

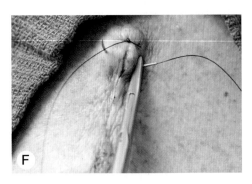

图 5-4E 开始连续缝合

图 5-4F 完成第一个连续缝合

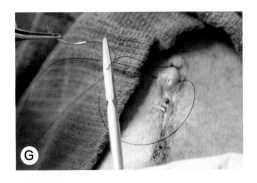

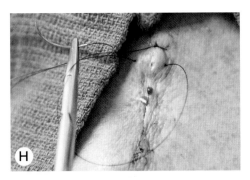

图 5-4G 锁定缝线，注意持针器先穿过前一个线结形成的缝线环，随后持针，发挥这种缝合的锁定效果

图 5-4H 再次用持针器持针

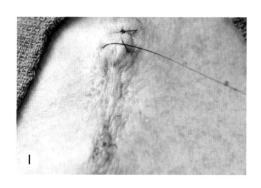

图 5-4I　向旁边牵拉缝线和缝针，锁定缝线

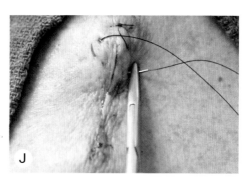

图 5-4J　继续进行连续缝合

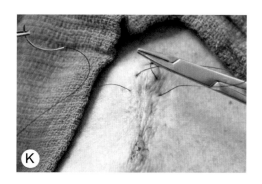

图 5-4K　用连续的线结锁定缝线

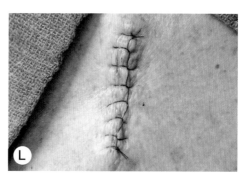

图 5-4L　完成连续锁边缝合后的伤口外观

四、技巧与要点

连续锁边缝合相比标准的单纯连续缝合技术拥有更好的止血作用，因此，这项技术可用于创伤性裂伤伤口（可能存在少量渗血）的缝合，也可用于正在服用阿司匹林或出于其他原因有少量渗血的患者中，作为深层缝合后在浅层的第二层缝合方式。需要注意的是，锁边缝合的止血作用不能替代深部血管缝扎止血或小血管的电凝止血。

与标准的连续缝合方法相比，这项技术有着更好的伤口的外翻效果，因为在表皮处锁边缝合的效果与水平褥式缝合相似，有时也会沿着伤口线形成一个脊样隆起。

应用标准的单纯连续缝合可能会导致伤口中心区域的裂开，因为在伤口张力强度分布不均匀的情况下，缝线上每个线环的张力相等，意味着处于最大张力下的区域——伤口的中心区域可能产生横向的牵拉力,而在只有最小张力的区域——伤口的顶端则不会产生类似的效果。应用连续锁边缝合则不存在这一趋势,因为横跨伤口的每个缝合环上的张力都是单独控制的。

在缝针和缝线穿过线环之前,助手可以协助将每个线环保持在较小程度的张力下。这有助于保持每个缝合线环处于均等的张力下,而且使每个缝合线环可以轻松地被锁定。

与单纯间断缝合一样,垂直于表皮进针这一点非常重要,在应用这项技术时,允许缝针稍微横向地离开伤口边缘,然后完全沿着缝针的弧度走行,这将尽可能地促进伤口外翻以及伤口边缘对合。

应注意避免在表皮下过浅地缝合组织,这是由缝针没有以垂直的角度进入皮肤且没有沿着缝针的弧度走行所引起的。这样可能会导致伤口内翻,因为过浅的组织缝合所产生的向下的牵拉张力会将伤口边缘向外和向下牵拉。

为了保持连续缝合在体外可见的缝线长度一致,并使缝合线环保持平行,重要的是采用简单的旋转缝合技术,使每次进针及咬合组织的范围保持相对一致。每一个随后的缝合线环都应该从伤口边缘外侧的同一距离开始,并且与术者的距离要比前一个进针点更近。

与单纯连续缝合一样,在应用这项技术时,保持表皮和缝线之间有足够的松弛度是至关重要的,这样能够减少出现缝线痕迹或明显的炎症反应的风险。考虑到这一技术是专为表皮对合而设计的,并且术后会出现一定程度的伤口水肿,应进一步强调保持缝线松弛的必要性。

五、缺点与注意事项

与所有连续缝合技术一样,这项技术的最大缺点是整条缝线的完整性仅仅取决于两个线结,而且缝线上任何一处的意外都可能导致缝线的完整性丧失。但是这项技术是为低张力环境而设计的,而且由于皮肤对缝线的压力,缝合线环被锁紧固定在位,与其他的连续缝合方法相比缝线断裂的问题不那么明显。

为了避免伤口边缘的坏死，最重要的是不要过于拉紧缝线的锁紧线环。应该避免为了实现最大限度地发挥止血效果而过度拉紧每一个线环，这一点尤其重要，因为术后水肿可能导致缝线变得更紧，随着时间的推移进一步增加了发生组织绞窄的风险。

由于所有的缝合环都是连续放置的，这项技术不像单纯间断缝合那样可以对表皮对合进行微调。这就必须要对使用一条缝线连续缝合的快速性以及间断缝合的打结稳妥性进行权衡。

虽然这项技术可能有助于将与连续缝合技术相关的缝线痕迹（由伤口不同区域的张力差异引起）形成的潜在风险降到最低，但过度收紧缝线反而可能增加这种风险，因为锁紧的线环会导致与切口线平行的连续性缝线引起继发的皮肤皱褶。

在应用任何的缝合技术之前，熟悉相关的解剖学知识是至关重要的。应用连续锁边缝合时，重要的是要记清皮下深部组织的结构，这些结构可能会因缝针和缝线的通过而受到损伤。例如，缝针可能刺穿血管，导致出血增加。同样，如果线结打得过紧，深部组织可能会被挤压，损伤血管而引起组织坏死，甚至理论上可能损伤浅表神经。反之，这种风险也可以通过保持缝合处有着足够的松弛度来减少。

与不需要缝线穿过切口线的缝合技术（如埋入式缝合、皮下缝合）相比，这项技术可能会增加缝线痕迹、组织坏死以及其他并发症的发生风险。因此，建议尽早将缝线拆除，以减少这些并发症的发生，在无法及时拆除缝线的情况下，应考虑采取其他的缝合技术。

六、参考文献

1. JOSHI A S, JANJANIN S, TANNA N, et al. Does suture material and technique really matter? Lessons learned from 800 consecutive blepharoplasties. Laryngoscope, 2007, 117(6): 981-984.

2. MACDOUGAL B A. Locking a continuous running suture. J Am Coll Surg, 1995, 181(6): 563-564.

3. SCHLECHTER B, GUYURON B. A comparison of different suture techniques for microvascular anastomosis. Ann Plast Surg, 1994, 33(1): 28-31.

4. WONG N L. The running locked intradermal suture. A cosmetically elegant continuous suture for wounds under light tension. J Dermatol Surg Oncol, 1993, 19(1): 30-36.

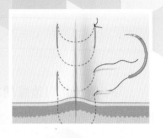

5.5 水平褥式缝合

视频 5-5　水平褥式缝合

（可通过 *www.AtlasofSuturingTechniques.com* 链接获取视频）

一、应用范围

　　水平褥式缝合（horizontal mattress suture）是一项常用的外翻缝合技术，用于伤口闭合和表皮对合。与许多间断缝合技术一样，它可以单独用于较小张力的伤口缝合，例如由小穿孔钻取活检或创伤性裂伤形成的伤口。当已使用真皮缝合或其他深层缝合技术缝合了深部组织时，这项技术也常用作辅助的外翻缝合。除此之外，这项技术也可以用于缺乏弹性的皮肤的缝合，因为更广泛的锚定缝合可能有助于限制组织的撕裂，这在单纯间断缝合中可能发生。

二、缝合材料的选择

　　对于所有的缝合技术来说，最好是使用符合张力要求的最小规格的缝线，以减少缝线痕迹和异物反应的发生风险。缝线的选择在很大程度上取决于解剖位置和缝合目的。水平褥式缝合的目的是：①形成外翻；②在深层缝合的基础上增加一层额外的缝合，以关闭伤口和减少无效腔。

　　在眼睑和面部应用这项技术，可以使用 6-0 或 7-0 单股缝线，为了省去拆线步骤，也可以在眼睑和耳部使用快速可吸收肠线。当水平褥式缝合的目的仅仅是促进伤口边缘外翻时，也可以在四肢部位使用较小规格的缝线。5-0 单股缝线可以用于张力较小的伤口区域；4-0 单股缝线可以用于中等张力区域，缝合的目的是缓解表皮的张力以及促进表皮的对合。在某些特定的高张力区域，也可以使用 3-0 单股缝线，有时也可用于组合式缝合中，例如在伤口中心张力最大的区域进行褥式缝合，以最大限度地缓解张力和形成外翻，并避免大张力创口的组织坏死以及皮下无效腔的形成。

三、操作步骤

1. 垂直于表皮进针，进针点与伤口边缘之间的距离大约为缝针半径的一半。这样使缝针可以很容易地沿着自身的弧度走行，在对侧伤口与进针点至伤口边缘等距离的一点穿出。

2. 随着手腕的连贯旋转动作，缝针在真皮层内旋转，使缝针在深处比在表面咬合更多的组织，然后针尖从对侧皮肤穿出。

3. 左手抓握手术镊夹持缝针，松开持针器释放针体，用手术镊夹持缝针从组织中牵出。或者，可以在持针器释放缝针后，再次在伤口的对侧用持针器持针，使缝针通过自身的弧度完成旋转，而不必使用手术镊。

4. 然后以反手的方式重新持针，沿着切口线在出针点同侧的近端（相对于术者）垂直于表皮进针。

5. 缝针顺着自身的弧度旋转，在伤口右侧（相对于术者）穿出，与第 2 步和第 3 步的操作形成镜像。

6. 轻柔地收紧缝线打结，注意将表皮的张力降到最低，避免过度束紧伤口边缘（图 5-5A 至图 5-5F）。

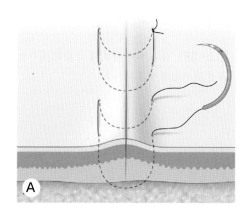

图 5-5A 水平褥式缝合的操作示意

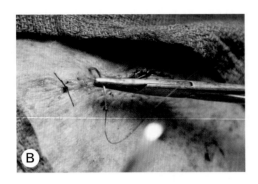

图 5-5B　开始水平褥式缝合的第一个缝合，注意垂直于皮肤进针

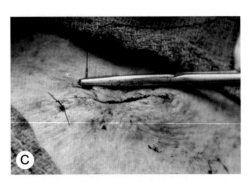

图 5-5C　完成水平褥式缝合的第一个缝合，注意在对侧伤口边缘垂直于皮肤出针

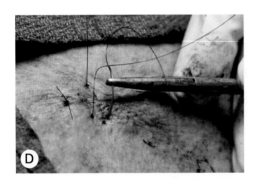

图 5-5D　开始水平褥式缝合的第二个缝合，注意在出针点的远端垂直于皮肤进针

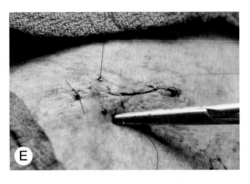

图 5-5E　完成水平褥式缝合的第二个缝合，注意在对侧伤口边缘垂直于皮肤出针

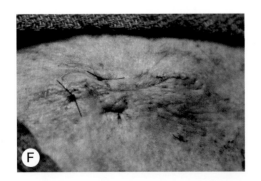

图 5-5F　实施水平褥式缝合后的伤口外观，注意伤口边缘明显的外翻

四、技巧与要点

与单纯间断缝合一样，垂直于表皮进针这一点非常重要，在应用这项技术时，允许缝针稍微横向地离开伤口边缘，然后完全沿着缝针的弧度走行，这将尽可能地促进伤口外翻以及伤口边缘对合。

与单纯间断缝合一样，应注意避免在表皮下过浅地缝合组织，这是由缝针没有以垂直的角度进入皮肤且没有沿着缝针的弧度走行所引起的。这样可能会导致伤口内翻，因为过浅的组织缝合所产生的向下的牵拉张力会将伤口边缘向外和向下牵拉。

由于缝合线环包含了较多的真皮和表皮，避免缝线打结过紧尤其重要，这样能够避免引起伤口边缘的坏死。一些外科医生在高张力区域应用这项技术时会使用加固及支撑材料，例如在背部使用 3-0 缝线以避免缝线痕迹和减少组织坏死的发生，其他用于支撑加固的材料包括纱布、牙科棉卷或塑料管。但在实际应用中，大部分的伤口在实施筋膜或真皮埋入式缝合后张力已经向深部转移，很少会用到支撑材料。

五、缺点与注意事项

对于同样程度的伤口，应用这项技术后伤口边缘的对合效果可能不如其他的表皮缝合技术，因为这项缝合技术的外翻作用可能会引起伤口中心小程度的裂开。如果已经对更深层的组织实施了缝合，这种情况极少会发生，因为在深部组织缝合的基础上伤口边缘可以被很好地对齐。如果没有深部组织缝合的基础，或者需要在水平褥式缝合的基础上进一步地对合伤口边缘，那么可以在水平褥式缝合处实施单纯间断缝合，使伤口边缘更精确地对合在一起。

这项技术可能比单纯间断缝合更需要尽早拆线，如果缝线留置的时间较长，一些缝线可能已经被增生的表皮覆盖，线结也会被脊样增生的组织掩盖。

在应用任何的缝合技术之前，熟悉相关的解剖学知识是至关重要的。应用水平褥式缝合时，重要的是要记清皮下深部组织的结构，这些结构可能会因缝针和缝线的通过而受到损伤。例如，缝针可能刺穿血管，导致出血增加。同样，如果线结打得过紧，深部组织可能会被挤压，损伤血管而引起组织坏死，甚至理论上可能损伤浅表神经。与单纯间断缝合相比，水平褥式缝合的这些问题更为严重，因为每一针缝合了更多的皮肤和皮下组织，增加了组织绞窄的风险。

在切口很深伴有小血管出血的情况下，收紧深部组织缝线保持张力有助于外科医生的处理。与其扩大伤口、定位出血点、结扎单个血管，还不如简单地放置一条水平褥式缝合的缝线，将出血的血管包含在缝合弧内，拉紧线结，从而间接地结扎血管。注意，只有在出血血管相对较小的情况下，才能应用这项技术，否则这种间接结扎的方法存在很大的风险。此外，缝线打结太紧可能会增加发生缝线痕迹或表层坏死的风险。

与不需要缝线穿过切口线的缝合技术（如埋入式缝合、皮下缝合）相比，这项技术可能会增加缝线痕迹、组织坏死以及其他并发症的发生风险。因此，建议尽早将缝线拆除，以减少这些并发症的发生，在无法及时拆除缝线的情况下，应考虑采取其他的缝合技术。

六、参考文献

ZUBER T J. The mattress sutures: vertical, horizontal, and corner stitch. Am Fam Physician, 2002, 66(12): 2231-2236.

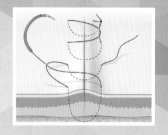

5.6 锁边水平褥式缝合

一、同义词

改良锁边水平褥式缝合（modified locking horizontal mattress）。

视频 5-6　锁边水平褥式缝合
（可通过 *www.AtlasofSuturingTechniques.com* 链接获取视频）

二、应用范围

锁边水平褥式缝合（locking horizontal mattress suture）是一项常用的外翻缝合技术，是水平褥式缝合的一种改进，用于伤口闭合和表皮对合。与许多间断缝合技术一样，它可以单独用于较小张力的伤口缝合，例如由小穿孔钻取活检或创伤性裂伤形成的伤口。当已使用真皮缝合或其他深层缝合技术缝合了深部组织时，这项技术也常用作辅助的外翻缝合。这一技术也可用于缺乏弹性的皮肤的缝合，因为更广泛的锚定缝合可能有助于限制组织的撕裂，这在单纯间断缝合中可能发生。与传统的水平褥式缝合相比，这种锁定变化带来了两个优点：更容易拆线以及促进伤口边缘对合。

三、缝合材料的选择

对于所有的缝合技术来说，最好是使用符合张力要求的最小规格的缝线，以减少缝线痕迹和异物反应的发生风险。缝线的选择在很大程度上取决于解剖位置和缝合目的。锁边水平褥式缝合的目的是：①形成外翻；②在深层缝合的基础上增加一层额外的缝合，以关闭伤口和减少无效腔。

在面部应用这项技术，可以使用 6-0 或 7-0 单股缝线，为了省去拆线步骤，也可以在眼睑和耳部使用快速可吸收肠线。在上述部位，标准的水平褥式缝合比锁边水平褥式缝合更可取。当水平褥式缝合的目的仅仅是促进伤口边缘的外翻时，也可以在四肢部位使用较小规格的缝线。在张力很小的伤口区域，可以采用 5-0 单股缝线；4-0 单股缝线可以用于中等张力区域，缝合的目的是缓解表皮的张力和促进伤口边缘对合；在某些特定的高张力区域，也可以使用 3-0 单股缝线。

四、操作步骤

1. 垂直于表皮进针，进针点与伤口边缘之间的距离大约为缝针半径的一半。这样使缝针可以很容易地沿着自身的弧度走行，在对侧伤口与进针点至伤口边缘等距离的一点穿出。

2. 随着手腕的连贯旋转动作，缝针在真皮层内旋转，使缝针在深处比在表面咬合更多的组织，然后针尖从对侧的皮肤穿出。

3. 左手抓握手术镊夹持缝针针体，注意避免夹住针尖，针尖很容易因反复摩擦而变钝。松开持针器释放缝针，用手术镊夹持缝针并从组织中牵出。或者，可以通过持针器释放后，再次在伤口的对侧用持针器持针，使缝针通过自身的弧度完成旋转，而不必使用手术镊。

4. 然后以反手的方式重新持针，沿着切口线在出针点同侧的近端（相对于术者）垂直于表皮进针。重要的是，在伤口表面前次出针点与本次进针点之间保留一个缝线线环。

5. 缝针顺着自身的弧度旋转，在伤口右侧（相对于术者）穿出，与第 2 步和第 3 步的操作形成镜像。

6. 缝针穿入对侧的缝合线环的下方。

7. 轻柔地收紧缝线打结，注意将表皮的张力降到最低，避免过度束紧伤口边缘（图 5-6A 至图 5-6F）。

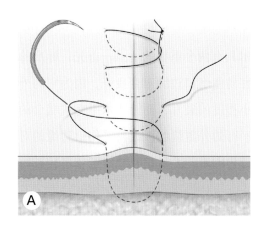

图 5-6A　锁边水平褥式缝合的操作示意

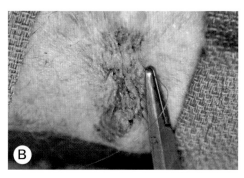

图 5-6B　垂直于皮肤进针，在对侧伤口边缘出针

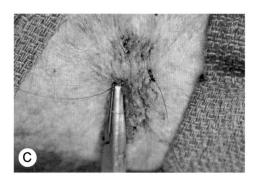

图 5-6C　再次从出针点的同侧进针，然后在开始缝合的一侧稍远的位置出针

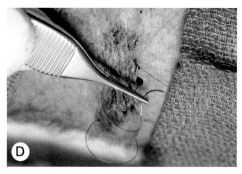

图 5-6D　缝针穿过新形成的线环

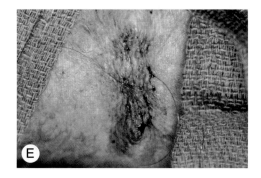

图 5-6E　将缝线锁定在线环下

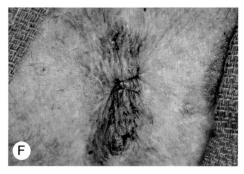

图 5-6F　术后即刻的伤口外观

五、技巧与要点

与传统的水平褥式缝合相比，锁边技术具有两个重要的优点。首先，标准的水平褥式缝合与其他经皮缝合方式相比不容易使伤口边缘对合良好，因为它的外翻作用可能会引起水平褥式缝合中心部位小程度的裂开，而锁边水平褥式缝合的锁定缝线效应相当于在伤口中心处有两排平行的外置缝线，改善了伤口边缘的对合效果。其次，标准的水平褥式缝合拆线较为困难，尤其是在缝线留置了较长时间的情况下，一些缝线可能已经被增生的表皮覆盖，同时线结也会被脊样增生的组织掩盖，而锁边水平褥式缝合将线结与两排外在的平行缝线集中在一起，使线结在拆线时更容易被抓取。

这项技术还有一种改进方式，即不是由缝针穿过缝合环下方，而是将线环合并到线结中，这样能够提高缝合的效率。这种改进方式与该技术前面的步骤是一样的，留下一个线环直到步骤 5，不同的是，之后用缝针连接的缝线末端绕持针器两圈，持针器通过线环抓住缝线的尾部，这样一旦线尾被拉紧，水平褥式缝合的缝线就被锁定了。

垂直于表皮进针这一点非常重要，在应用这项技术时，允许缝针稍微横向地离开伤口边缘，然后完全沿着缝针的弧度走行，这将尽可能地促进伤口外翻以及伤口边缘对合。

与单纯间断缝合一样，应注意避免在表皮下过浅地缝合组织，这是由缝针没有以垂直的角度进入皮肤且没有沿着缝针的弧度走行所引起的。这样可能会导致伤口的内翻，因为过浅的组织缝合所产生的向下的牵拉张力会将伤口边缘向外和向下牵拉。

六、缺点与注意事项

在应用任何的缝合技术之前，熟悉相关的解剖学知识是至关重要的。应用锁边水平褥式缝合时，重要的是要记清皮下深部组织的结构，这些结构可能会因缝针和缝线的通过而受到损伤。例如，缝针可能刺穿血管，导致出血增加。同样，如果线结打得过紧，深部组织可能会被挤压，损伤血管而引起组织坏死，甚至理论上可能损伤浅表神经。与单纯间断缝合相比，锁边水平褥式缝合的这些问题可能更为严重，因为每一针缝合了更多的皮肤和皮下组织，增加了组织绞窄的发生风险。

在切口很深伴有小血管出血的情况下，收紧深部组织缝线保持张力有助于外科医生的处理。与其扩大伤口、定位出血点、结扎单个血管，还不如简单地放置一条锁边水平褥式缝合的缝线，将出血的血管包含在缝合弧内，拉紧线结，从而间接地结扎血管。注意，只有在出血血管相对较小的情况下，才能应用这项技术，否则这种间接结扎的方法存在很大的发生风险。此外，缝线打结过紧可能会增加出现缝线痕迹或表层坏死的风险。

与不需要缝线穿过切口线的缝合技术（如埋入式缝合、皮下缝合）相比，这项技术可能会增加缝线痕迹、组织坏死以及其他并发症的发生风险。因此，建议尽早将缝线拆除，以减少这些并发症的发生，在无法及时拆除缝线的情况下，应考虑采取其他的缝合技术。

七、参考文献

1. HANASONO M M, HOTCHKISS R N. Locking horizontal mattress suture. Dermatol Surg, 2005, 31(5): 572-573.

2. NIAZI Z B. Two novel and useful suturing techniques. Plast Reconstr Surg, 1997, 100(6): 1617-1618.

3. OLSON J, BERG D. Modified locking horizontal mattress suture. Dermatol Surg, 2014, 40(1): 72-74.

4. ZUBER T J. The mattress sutures: vertical, horizontal, and corner stitch. Am Fam Physician, 2002, 66(12): 2231-2236.

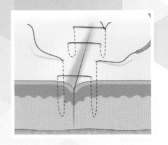

5.7 内翻水平褥式缝合

视频 5-7　内翻水平褥式缝合

（可通过 *www.AtlasofSuturingTechniques.com* 链接获取视频）

一、应用范围

内翻水平褥式缝合（inverting horizontal mattress suture）是一项特定的技术，旨在促进伤口边缘的内翻，主要是用于重建生理性的褶皱。这项技术可以用来重建腋窝皱褶、重塑耳轮或重建下巴纹。

二、缝合材料的选择

对于所有的缝合技术来说，最好是使用符合张力要求的最小规格的缝线，以减少缝线痕迹和异物反应的发生风险。一般情况下，这项技术通常用于面部和耳部的缝合，最好是使用 6-0 或 7-0 单股缝线，为了省去拆线步骤，也可以使用快速可吸收肠线。

三、操作步骤

1. 在距离伤口边缘约 5 mm 的位置垂直于表皮进针，缝针方向与切口边缘平行。缝针沿着自身的弧度旋转穿过真皮，在同侧伤口边缘的近端（相对于术者）穿出。

2. 然后以反手的方式重新持针，在伤口的对侧与出针点对称的位置垂直于表皮进针，缝针方向与伤口边缘平行且与之前的方向相反。随着手腕的旋转，缝针旋转穿过真皮，从同侧伤口边缘与初始进针点对称的一点穿出。

3. 轻柔地收紧缝线打结，注意将表皮的张力降到最低，避免过度束紧伤口边缘（图 5-7A 至图 5-7F）。

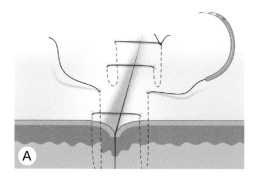

图 5-7A　内翻水平褥式缝合的操作示意

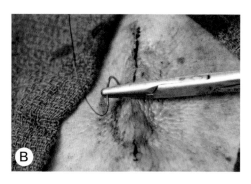

图 5-7B　垂直于表皮进针，缝合轨迹与切口边缘平行

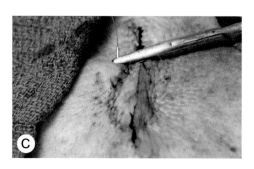

图 5-7C　缝针沿着切口边缘在远处与进针点至伤口边缘等距离的一点穿出

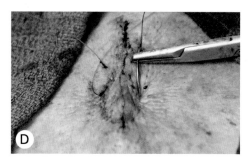

图 5-7D　从对侧伤口边缘附近进针，与出针点同一水平，缝针再次沿着平行于伤口边缘的轨迹走行

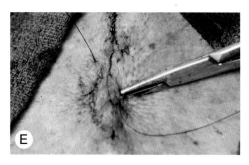

图 5-7E　沿着平行于伤口边缘的轨迹走行，在与初始进针点同一水平的位置出针

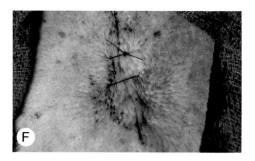

图 5-7F　术后即刻的伤口外观

四、技巧与要点

传统的外翻缝合有使生理性皱褶变平顺的倾向，当试图重建生理性皱褶时，这项技术非常有用。由于人们的目光会自然地被皮肤的折叠或皱褶所吸引，这个小小的变化可能会对组织修复的最终结果产生巨大的影响。

与传统的水平褥式缝合不同的是，这项技术不会导致皮下血管丛明显受压，仅仅在伤口的表面形成轻微的张力。

缝合过程中要在缝线与伤口边缘之间留有一个间隙，因为伤口边缘的内翻会使伤口形成相对周围皮肤的凹陷。因此，这项技术几乎不会留下缝线痕迹。

将内翻水平褥式缝合的进针点定在切口边缘外侧约 5 mm 的位置，这样可以使伤口边缘外侧的皮肤相对提升，有助于加强伤口内翻的效果。

五、缺点与注意事项

应用这项技术会形成明显的伤口内翻，因此只有当缝合的目标是重建一个生理性皱褶时，才可以应用这一技术。此外，由于伤口内翻可能与长期的美容效果不佳有关，应权衡这项技术在内翻方面的获益与长期美容效果不理想的缺点。另外，这项技术所引起的伤口边缘的过度内翻在拆线后会有所减轻，使伤口边缘重新对合并愈合。

这项技术实际上没有使伤口边缘精准对合的作用，这也是选择应用时需要慎重考虑的一个问题。最好是在实施了深层真皮缝合已经使伤口边缘对合良好的情况下应用。

六、参考文献

WENTZELL J M, LUND J J. The inverting horizontal mattress suture: applications in dermatologic surgery. Dermatol Surg, 2012, 38(9): 1535-1539.

5.8 连续水平褥式缝合

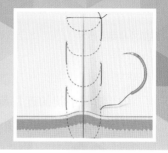

视频 5-8 连续水平褥式缝合

（可通过 *www.AtlasofSuturingTechniques.com* 链接获取视频）

一、应用范围

连续水平褥式缝合（running horizontal mattress suture）是一项常用的连续外翻缝合技术，用于伤口闭合及表皮对合。当已使用深层缝合技术缝合了真皮组织时，这项技术也常用作辅助的外翻缝合，尤其适用于面部。这项技术可用于缺乏弹性的皮肤的缝合，因为更广泛的锚定缝合可能有助于限制组织的撕裂，这在单纯间断缝合中可能发生。

二、缝合材料的选择

对于所有的缝合技术来说，最好是使用符合张力要求的最小规格的缝线，以减少缝线痕迹和异物反应的发生风险。在眼睑和面部应用这项技术，可以使用 6-0 或 7-0 单股缝线，为了省去拆线步骤，也可以在眼睑和耳部使用快速可吸收肠线。当连续水平褥式缝合的目的仅仅是促进伤口边缘的外翻时，也可以在四肢部位使用较小规格的缝线。

三、操作步骤

1. 垂直于表皮进针，进针点与伤口边缘之间的距离大约为缝针半径的一半。这样使缝针可以很容易地沿着自身的弧度走行，在对侧伤口与进针点至伤口边缘等距离的一点穿出。

2. 随着手腕的连贯旋转动作，缝针在真皮层内旋转，使缝针在深处比在表面咬合更多的组织，然后针尖从对侧皮肤穿出。

3. 左手抓握手术镊夹持缝针针体，注意避免夹住针尖，针尖很容易因反复摩擦而变钝。松开持针器释放缝针，用手术镊夹持缝针并从组织中牵出。或者，可以通过持针器释放缝针后，再次在伤口的对侧用持针器持针，使缝针通过自身的弧度完成旋转，而不必使用手术镊。

4. 轻柔地收紧缝线打结，注意将表皮的张力降到最低，避免过度束紧伤口边缘。

5. 朝着术者近端的方向开始缝合，再次垂直于表皮进针，进针点与伤口边缘之间的距离大约为缝针半径的一半。

6. 随着手腕的连贯旋转动作，缝针在真皮层内旋转，使缝针在深处比在表面咬合更多的组织，然后从对侧皮肤穿出。

7. 左手抓握手术镊夹持缝针，松开持针器释放针体，用手术镊夹持缝针并从组织中牵出。

8. 然后以反手的方式重新持针，沿着切口线在出针点同侧的近端（相对于术者）垂直于表皮进针。

9. 缝针顺着自身的弧度旋转，在伤口右侧（相对于术者）穿出，与第6步的操作形成镜像。

10. 朝着术者近端的方向移动，依次重复步骤5~9，直至伤口末端。在倒数第二个进针点留下一个线环，将缝合完成后的线尾与线环打结固定，注意将表皮的张力降到最低，避免过度束紧伤口边缘（图5-8A至图5-8H）。

四、技巧与要点

这项技术常用于面部的缝合，因为它有助于形成良好的伤口外翻效果。通常情况下，如果在真皮层已经实施了折返式真皮缝合，那么就不需要再进行额外的外翻缝合。然而，如果应用的是埋入式真皮缝合或埋入式垂直褥式缝合，那么有

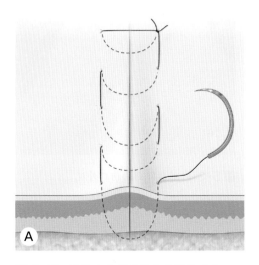

图 5-8A　连续水平褥式缝合的操作示意

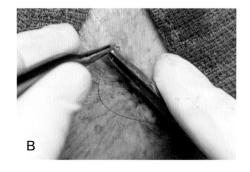

图 5-8B　开始连续水平褥式缝合的锚定缝合，注意垂直于表皮进针

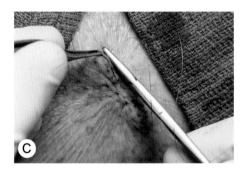

图 5-8C　完成第一针，注意垂直于表皮出针

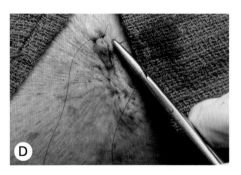

图 5-8D　打结锚定缝线，开始进行连续缝合

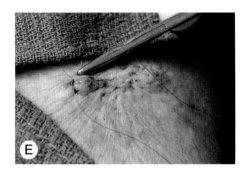

图 5-8E　完成连续缝合的第一针

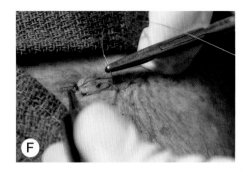

图 5-8F　邻近出针点，在同侧的伤口边缘用反手技术再次进针

261

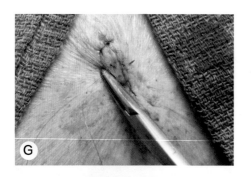

图5-8G 从对侧伤口边缘出针

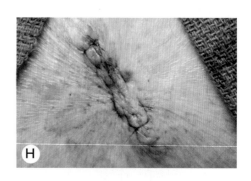

图5-8H 术后即刻的伤口外观

时可能不会达到预期的外翻效果。

这项技术还有助于减少十字交叉样的缝线痕迹，因为缝线不会跨越切口边缘。同样，应用这项技术术后伤口的外观更加整洁，即使每一针咬合的组织范围不均匀，外观上看起来也并不明显，因为只有与切口线平行的缝线部分是可见的。

与大多数的经皮缝合技术一样，垂直于表皮进针这一点非常重要，在应用这项技术时，允许缝针稍微横向地离开伤口边缘，然后完全沿着缝针的弧度走行，这将尽可能地促进伤口外翻以及伤口边缘对合。

与单纯间断缝合一样，应注意避免在表皮下过浅地缝合组织，这是由缝针没有以垂直的角度进入皮肤且没有沿着缝针的弧度走行所引起的。这样可能会导致伤口内翻，因为过浅的组织缝合所产生的向下的牵拉张力会将伤口边缘向外和向下牵拉。

五、缺点与注意事项

对于同样程度的伤口，应用这项技术后伤口边缘的对合效果可能不如其他的表皮缝合技术，因为这项缝合技术的外翻作用可能会引起伤口中心小程度的裂开，而且缝线不横越伤口边缘会增加裂开的风险。如果已经对更深层的组织实施了缝合，这种情况极少会发生，因为在深部组织缝合的基础上伤口边缘可以被很好地对齐。如果没有深部组织缝合的基础，或者需要在水平褥式缝合的基础上进一步对合伤口边缘，那么可以在水平褥式缝合处实施单纯间断缝合，使伤口边缘更精确地对合在一起。

与单纯间断缝合相比，这项技术的拆线可能更为复杂。尤其是在缝线留置了较长时间的情况下，一些缝线可能已经被增生的表皮覆盖，同时线结也会被脊样增生的组织掩盖。此外，这是一种连续缝合技术，因为拆线时最好是尽量减少牵拉缝线的长度，所以可能很难轻易地找到可以剪除的缝线。

在应用任何缝合技术之前，熟悉相关的解剖学知识是至关重要的。应用连续水平褥式缝合时，重要的是要记清皮下深部组织的结构，这些结构可能会因缝针和缝线的通过而受到损伤。例如，缝针可能刺穿血管，导致出血增加。同样，如果线结打得过紧，深部组织可能会被挤压，损伤血管而引起组织坏死，甚至理论上可能损伤浅表神经。与单纯连续缝合相比，连续水平褥式缝合的这些问题更为严重，因为每一针缝合了更多的皮肤和皮下组织，从而增加了组织绞窄的发生风险。

与不需要缝线穿过切口线的缝合技术（如埋入式缝合、皮下缝合）相比，这项技术可能会增加缝线痕迹、组织坏死以及其他并发症的发生风险。因此，建议尽早将缝线拆除，以减少这些并发症的发生，在无法及时拆除缝线的情况下，应考虑采取其他的缝合技术。

六、参考文献

MOODY B R, MCCARTHY J E, LINDER J, et al. Enhanced cosmetic outcome with running horizontal mattress sutures. Dermatol Surg, 2005, 31(10): 1313-1316.

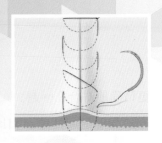

5.9 连续水平褥式缝合合并间歇单环缝合

视频 5-9　连续水平褥式缝合合并间歇单环缝合

（可通过 *www.AtlasofSuturingTechniques.com* 链接获取视频）

一、应用范围

与标准的连续水平褥式缝合一样，连续水平褥式缝合合并间歇单环缝合（running horizontal mattress suture with intermittent simple loops）是一项用于伤口闭合和表皮对合的连续外翻缝合技术。当已使用深部缝合技术缝合了真皮组织时，这项技术也常用作辅助的外翻缝合，尤其适用于面部。这项技术也可用于缺乏弹性的皮肤的缝合，因为更广泛的锚定缝合可能有助于限制组织的撕裂，这在单纯间断缝合中可能发生。

二、缝合材料的选择

对于所有的缝合技术来说，最好是使用符合张力要求的最小规格的缝线，以减少缝线痕迹和异物反应的发生风险。在眼睑和面部应用这项技术，可以使用 6-0 或 7-0 单股缝线，为了省去拆线步骤，也可以在眼睑和耳部使用快速可吸收肠线。当应用这项技术的目的仅仅是促进伤口边缘的外翻时，也可以在四肢部位使用较小规格的缝线。

三、操作步骤

1. 垂直于表皮进针，进针点与伤口边缘之间的距离大约为缝针半径的一半。这样使缝针可以很容易地沿着自身的弧度走行，在对侧伤口与进针点至伤口边缘等距离的一点穿出。

2. 随着手腕的连贯旋转动作，缝针在真皮层内旋转，使缝针在深处比在表面咬合更多的组织，然后针尖从对侧皮肤穿出。

3. 左手抓握手术镊夹持缝针针体，注意避免夹住针尖，针尖很容易因反复摩擦而变钝。松开持针器释放缝针，用手术镊夹持缝针并从组织中牵出。或者，可以通过持针器释放缝针后，再次在伤口的对侧用持针器持针，使缝针通过自身的弧度完成旋转，而不必使用手术镊。

4. 轻柔地收紧缝线打结，注意将表皮的张力降到最低，避免过度束紧伤口边缘，然后剪断线尾。

5. 朝着术者近端的方向开始缝合，再次垂直于表皮进针，进针点与伤口边缘之间的距离大约为缝针半径的一半。

6. 随着手腕的连贯旋转动作，缝针在真皮层内旋转，使缝针在深处比在表面咬合更多的组织，然后从对侧的皮肤穿出。

7. 左手抓握手术镊夹持缝针，松开持针器释放针体，用手术镊夹持缝针从组织中牵出。

8. 然后以反手的方式重新持针，沿着切口线在出针点同侧的近端（相对于术者）垂直于表皮进针。

9. 缝针顺着自身的弧度旋转，在伤口右侧（相对于术者）穿出，与第 6 步的操作形成镜像。

10. 依次重复步骤 5~9。

11. 朝着术者近端的方向移动，在伤口右侧垂直于表皮进针，进针点与伤口边缘之间的距离大约为缝针半径的一半。

12. 随着手腕的连贯动作，缝针在真皮层内旋转，使缝针在深处比在表面咬合更多的组织，然后从对侧皮肤穿出。

13. 再次朝着术者近端的方向移动，在伤口右侧垂直于表皮进针，进针点与伤口边缘之间的距离大约为缝针半径的一半。

14. 随着手腕的连贯动作，缝针在真皮层内旋转，使缝针在深处比在表面咬合更多的组织，然后从对侧皮肤穿出。

15. 然后以反手的方式重新持针，沿着切口线在出针点同侧的近端（相对于术者）垂直于表皮进针。

16. 缝针顺着自身的弧度旋转，在伤口右侧（相对于术者）穿出，与第6步的操作形成镜像。

17. 朝着术者近端的方向移动，依次重复这些步骤，偶尔在连续水平褥式缝合之间插入单纯间断缝合，直至伤口末端。在倒数第二个缝合循环中留下一个线环，将缝合完成后的线尾与线环打结固定，注意将表皮的张力降到最低，避免过度束紧伤口边缘（图5-9A至图5-9I）。

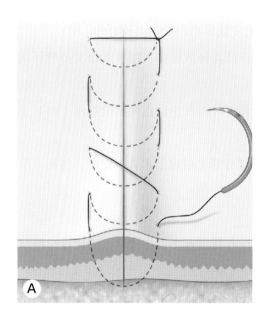

图5-9A 连续水平褥式缝合合并间歇单环缝合的操作示意

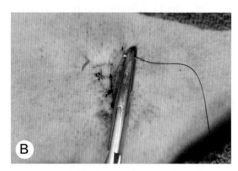

图5-9B 放置锚定缝线

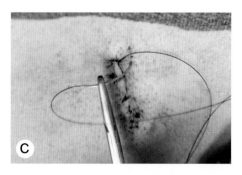

图5-9C 打结锚定缝线，开始第一个水平褥式缝合，注意垂直于皮肤进针

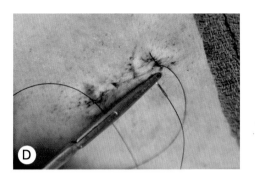

图 5-9D 继续进行第一个连续水平褥式缝合

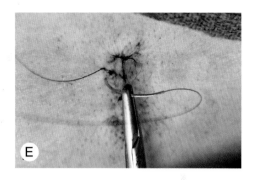

图 5-9E 用反手的方式持针，再次垂直于皮肤进针

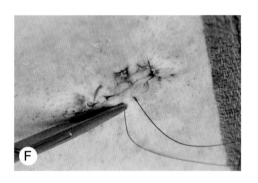

图 5-9F 再次以标准的方式持针，穿过皮肤

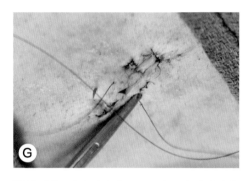

图 5-9G 重复这个步骤，形成一个连续缝合的单环

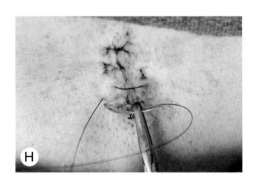

图 5-9H 继续进行水平褥式缝合部分

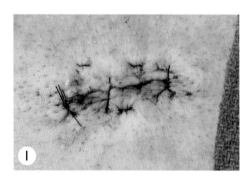

图 5-9I 术后即刻的伤口外观

四、技巧与要点

应用这种方法时可设置水平褥式缝合与单纯连续缝合的比值大于 1，许多外科医生赞成 2∶1 的比例，而最初发表的文献则提倡 4∶1 的比例。在修复面部相对较短的伤口时，可以在伤口中心放置一个间歇的单纯连续缝合线环。

这种方法有助于解决连续水平褥式缝合带来的拆线困难问题。单纯连续缝合的线环在拆线时很容易被找到，并且可以轻松地被切断和拉出。另一个好处是，间歇的单纯连续缝合有助于伤口边缘的对齐，因为水平褥式缝合虽然有使伤口边缘外翻的倾向，但并不总能使伤口边缘像术者所希望的那样理想地对合在一起。

这项技术经常用于面部的缝合，因为它有助于形成良好的伤口外翻效果。通常情况下，如果真皮层已经实施了折返式真皮缝合，那么就不需要在进行额外的外翻缝合。然而，如果应用的是埋入式真皮缝合或埋入式垂直褥式缝合，那么有时可能不会达到预期的外翻效果。

这项技术还有助于尽量减少十字交叉样的缝线痕迹，因为绝大多数的缝线不会跨越伤口边缘。同样，应用这项技术后伤口的外观更加整洁，即使每一针咬合的组织多少不均匀，外观上看起来也并不明显，因为只有与切口线平行的缝线部分是可见的。

与大多数经皮缝合技术一样，垂直于表皮进针这一点非常重要，在应用这项技术时，允许缝针稍微横向地离开伤口边缘，然后完全沿着缝针的弧度走行，这将尽可能地促进伤口外翻以及伤口边缘对合。

与单纯间断缝合一样，应注意避免在表皮下过浅地缝合组织，这是由缝针没有以垂直角度进入皮肤且没有沿着缝针的弧度走行所引起的。这样可能会导致伤口内翻,因为过浅的组织缝合所产生的向下的牵拉张力会将伤口边缘向外和向下牵拉。

五、缺点与注意事项

即使放置了间歇性的单纯连续缝合线环，应用这项技术后伤口边缘的对合效果也可能不如其他的表皮缝合技术，因为这项缝合技术的外翻作用可能会引起水平褥式缝合中心的裂开，而且缝线不横跨伤口边缘会增加裂开的风险。如果已经对更深层的组织实施了缝合，这种情况极少会发生，因为在深层缝合的基础上伤口边缘可以被很好地对齐。

在应用任何缝合技术之前，熟悉相关的解剖学知识是至关重要的。应用这项技术时，重要的是要记清皮下深部组织的结构，这些结构可能会因缝针和缝线的通过而受到损伤。深部组织结构可能会因打结过紧而被挤压，这可能导致组织缺血坏死、浅表神经损伤。与单纯连续缝合相比，连续水平褥式缝合的这些问题可能更为严重，因为每一针缝合了更多的皮肤和皮下组织，从而增加了组织绞窄的发生风险。

与不需要缝线穿过切口线的缝合技术（如埋入式缝合、皮下缝合）相比，这项技术可能会增加缝线痕迹、组织坏死以及其他并发症的发生风险。因此，建议尽早将缝线拆除，以减少这些并发症的发生，在无法及时拆除缝线的情况下，应考虑采取其他的缝合技术或使用快速可吸收肠线。

六、参考文献

WANG S Q, GOLDBERG L H. Surgical pearl: running horizontal mattress suture with intermittent simple loops. J Am Acad Dermatol, 2006, 55(5): 870-871

5.10 连续 - 单纯交替
水平褥式缝合

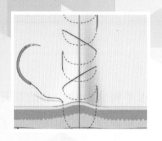

一、同义词

连续复合褥式缝合（running combined mattress suture）。

视频 5-10　连续 - 单纯交替水平褥式缝合
（可通过 *www.AtlasofSuturingTechniques.com* 链接获取视频）

二、应用范围

连续 - 单纯交替水平褥式缝合（running alternating simple and horizontal mattress suture）是一项组合式的连续外翻缝合技术，用于伤口闭合和表皮对合，包括了促进伤口外翻的水平褥式缝合和促进伤口边缘对合的单纯连续缝合。这项技术也可用于缺乏弹性的皮肤的缝合，因为水平褥式缝合部分更广泛的锚定缝合可能有助于限制组织的撕裂，这在单纯间断缝合中可能发生。

三、缝合材料的选择

对于所有的缝合技术来说，最好是使用符合张力要求的最小规格的缝线，以减少缝线痕迹和异物反应的发生风险。在眼睑和面部应用这项技术，可以使用 6-0 或 7-0 单股缝线。由于这项技术的主要目的是促进伤口边缘的外翻，在四肢部位应用时也可以使用较小规格的缝线。但如果伤口处于明显张力状态下，或者该技术的单纯连续缝合部分用于显著张力下伤口边缘的对合，那么可以在四肢和颈部使用 5-0 缝线。如果在躯干部位预期的张力更大，也可以使用更粗的缝线，包括 3-0 缝线。

四、操作步骤

1. 垂直于表皮进针，进针点与伤口边缘之间的距离大约为缝针半径的一半。这样使缝针可以很容易地沿着自身的弧度走行，在对侧伤口与进针点至伤口边缘等距离的一点穿出。

2. 随着手腕的连贯旋转动作，缝针在真皮层内旋转，使缝针在深处比在表面咬合更多的组织，然后针尖从对侧皮肤穿出。

3. 左手抓握手术镊夹持缝针针体，注意避免夹住针尖，针尖很容易因反复摩擦而变钝。松开持针器释放缝针，用手术镊夹持缝针并从组织中牵出。或者，可以通过持针器释放缝针后，再次在伤口的对侧用持针器持针，使缝针通过自身的弧度完成旋转，而不必使用手术镊。

4. 轻柔地收紧缝线打结，注意将表皮的张力降到最低，避免过度束紧伤口边缘，然后剪断线尾。

5. 朝着术者近端的方向开始缝合，再次垂直于表皮进针，进针点与伤口边缘之间的距离大约为缝针半径的一半。

6. 随着手腕的连贯旋转动作，缝针在真皮层内旋转，使缝针在深处比在表面咬合更多的组织，然后从对侧的皮肤穿出。

7. 左手抓握手术镊夹持缝针，松开持针器释放针体，用手术镊夹持缝针并从组织中牵出。

8. 然后以反手的方式重新持针，沿着切口线在出针点同侧的近端（相对于术者）垂直于表皮进针。

9. 缝针顺着自身的弧度旋转，在伤口右侧（相对于术者）穿出，与第 6 步的操作形成镜像。

10. 朝着术者近端的方向开始缝合，再次垂直于表皮进针，进针点与伤口边缘之间的距离大约为缝针半径的一半。

11. 随着手腕的连贯动作，缝针在真皮层内旋转，使缝针在深处比在表面咬合更多的组织，然后从对侧皮肤穿出。

12. 左手抓握手术镊夹持缝针，松开持针器释放针体，用手术镊夹持缝针并从组织中牵出。

13. 朝着术者近端的方向开始缝合，再次垂直于表皮进针，进针点与伤口边缘之间的距离大约为缝针半径的一半。

14. 随着手腕的连贯旋转动作，缝针在真皮层内旋转，使缝针在深处比在表面咬合更多的组织，然后从对侧皮肤穿出。

15. 左手抓握手术镊夹持缝针，松开持针器释放针体，用手术镊夹持缝针从组织中牵出。

16. 然后以反手的方式重新持针，沿着切口线在出针点同侧的近端（相对于术者）垂直于表皮进针。

17. 缝针顺着自身的弧度旋转，在伤口右侧（相对于术者）出针，与第6步的操作形成镜像。

18. 朝着术者近端的方向移动，依次重复这些步骤，交替进行单纯连续缝合和水平褥式缝合，直至伤口末端。在倒数第二个进针点留下一个线环，轻轻地与缝线线尾打结，注意将表皮的张力降到最低，避免过度束紧伤口边缘（图 5-10A 至图 5-10G）。

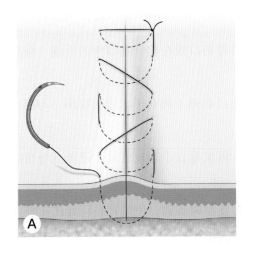

图 5-10A 单纯 – 连续交替水平褥式缝合的操作示意

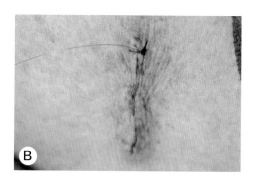

图 5-10B 打结锚定缝线

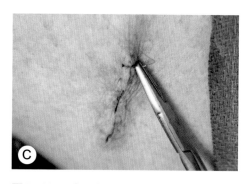

图 5-10C 穿过皮肤进针，沿对角线旋转跨过伤口，从对侧出针

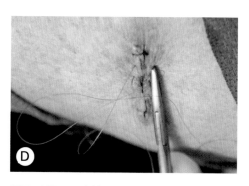

图 5-10D 再次持针，从伤口对侧进针，缝针沿垂直于伤口边缘的轨迹走行

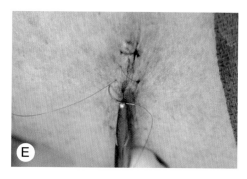

图 5-10E 在同侧用反手技术进针，缝针轨迹直接跨过伤口边缘

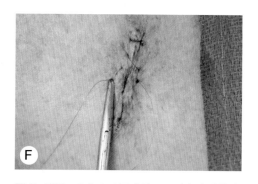

图 5-10F 再次从同侧进针，沿对角线旋转跨过伤口，沿着伤口线用这种方式缝合

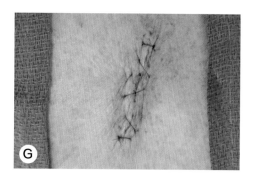

图 5-10G 术后即刻的伤口外观

五、技巧与要点

这项技术需要交替进行单纯连续缝合和连续水平褥式缝合，为了有效地结合这些缝合方法，应该从伤口的两侧各缝合一次。

这项技术解决了水平褥式缝合的一个弊端，即能使伤口边缘有效地外翻但伤口边缘位置对合不佳。该技术将两种缝合技术结合起来，其水平褥式缝合部分促进了伤口边缘的外翻，而单纯连续缝合部分促进了伤口边缘的对合。

传统水平褥式缝合的一个弊端是拆线困难，而这项技术交替进行褥式缝合与单纯连续缝合，单纯连续缝合线环易于显露和被钳夹，因此，拆线也变得更加容易。

与大多数经皮缝合技术一样，垂直于表皮进针这一点非常重要，在应用这项技术时，允许缝针稍微横向地离开伤口边缘，然后完全沿着缝针的弧度走行，这将尽可能地促进伤口外翻以及准确的伤口边缘对合。

应注意避免在表皮下过浅地缝合组织，这是由缝针没有以垂直的角度进入皮肤且没有沿着缝针的弧度走行所引起的。这可能会导致伤口内翻，因为过浅的组织缝合所产生的向下的牵拉张力会将伤口边缘向外和向下牵拉。

六、缺点与注意事项

标准的连续水平褥式缝合的优点之一是没有缝线穿过切口，留下缝线痕迹的可能性很小。而这项技术包括单纯连续缝合，缝线痕迹可能是一个潜在的并发症，因此建议尽早拆线。

在应用任何缝合技术之前，熟悉相关的解剖学知识是至关重要的。皮下深部组织结构可能会因打结过紧而被挤压，损伤血管而引起组织坏死，甚至理论上可能损伤浅表神经。与单纯连续缝合相比，连续 – 单纯交替水平褥式缝合更容易引起这些问题，因为每一针缝合了更多的皮肤和皮下组织，从而增加了组织绞窄的发生风险。

与不需要缝线穿过切口线的缝合技术（如埋入式缝合、皮下缝合）相比，这项技术可能会增加缝线痕迹、组织坏死以及其他并发症的发生风险。因此，建议尽早将缝线拆除，以减少这些并发症的发生，在无法及时拆除缝线的情况下，应考虑采取其他的缝合技术。

七、参考文献

NIAZI Z B. Two novel and useful suturing techniques. Plast Reconstr Surg, 1997, 100(6): 1617-1618.

5.11 连续锁边水平褥式缝合

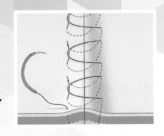

一、同义词

连续环状褥式缝合（running looped mattress suture）。

视频 5-11　连续锁边水平褥式缝合

（可通过 *www.AtlasofSuturingTechniques.com* 链接获取视频）

二、应用范围

连续锁边水平褥式缝合（running locking horizontal mattress suture）是连续水平褥式缝合的一种改进方法，用于伤口闭合及表皮对合，是一种外翻缝合技术。最好是用作已经实施了深部组织缝合的伤口的浅层缝合。这项技术特别适合用于缺乏弹性的皮肤的缝合，因为更广泛的锚定缝合可能有助于限制组织的撕裂。与传统的水平褥式缝合相比，该技术有两大优点：①便于拆线；②伤口边缘对合得更好。

三、缝合材料的选择

对于所有的缝合技术来说，最好是使用符合张力要求的最小规格的缝线，以减少缝线痕迹和异物反应的发生风险。缝线的选择在很大程度上取决于解剖位置和缝合目的。在面部应用这项技术，可以使用 6-0 或 7-0 单股缝线，为了省去拆线步骤，也可以在眼睑和耳部使用快速可吸收肠线。在上述部位，标准的水平褥式缝合比锁定缝合更可取。当连续锁边水平褥式缝合的目的仅仅是促进伤口边缘外翻时，也可以在四肢部位使用较小规格的缝线。如果伤口的张力较小，可以使用 5-0 单股缝线；4-0 单股缝线适用于中等张力区域，缝合的目的是缓解张力和促进表皮对合；在某些特定的高张力区域，也可以使用 3-0 单股缝线。

四、操作步骤

1. 垂直于表皮进针，进针点与伤口边缘之间的距离大约为缝针半径的一半。这样使缝针可以很容易地沿着自身的弧度走行，在对侧伤口与进针点至伤口边缘等距离的一点穿出。

2. 随着手腕的连贯旋转动作，缝针在真皮层内旋转，使缝针在深处比在表面咬合更多的组织，然后从对侧皮肤穿出。

3. 左手抓握手术镊夹持缝针，松开持针器释放针体，用手术镊夹持缝针从组织中牵出。

4. 轻柔地收紧缝线打结，注意将表皮的张力降到最低，避免过度束紧伤口边缘，剪断松散的线尾。

5. 朝着术者近端的方向移动，再次垂直于表皮进针，进针点与伤口边缘之间的距离大约为缝针半径的一半。

6. 随着手腕的连贯旋转动作，缝针在真皮层内旋转，使缝针在深处比在表面咬合更多的组织，然后从对侧皮肤穿出。

7. 左手抓握手术镊夹持缝针，松开持针器释放针体，用手术镊夹持缝针从组织中牵出。

8. 然后以反手的方式重新持针，沿着切口线在出针点同侧的近端（相对于术者）垂直于表皮进针。重要的是，在伤口表面前次出针点和本次进针点之间保留一个缝线线环。

9. 缝针顺着自身的弧度旋转，在伤口的右侧（相对于术者）穿出，与第 6 步和第 7 步的操作形成镜像。

10. 缝针穿过对侧线环，牵拉缝线锁定所述缝线的位置。

11. 朝着术者近端的方向移动，依次重复步骤 5~10。

12. 轻柔地收紧缝线打结，注意将表皮的张力降到最低，避免过度束紧伤口边缘（图 5-11A 至图 5-11G）。

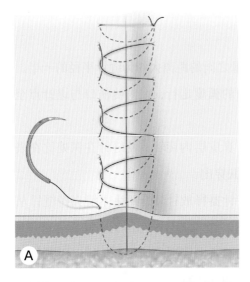

图 5-11A 连续锁边水平褥式缝合的操作示意

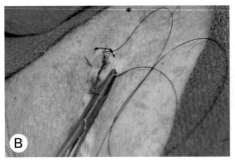

图 5-11B 放置锚定缝线后，再次垂直于表皮进针，从对侧伤口边缘出针

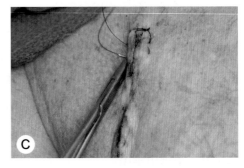

图 5-11C 以反手技术持针，在同侧伤口边缘进针，从对侧出针

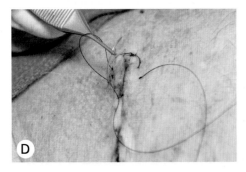

图 5-11D 缝针随后从水平褥式缝合的线环穿过

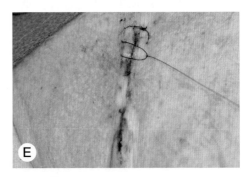

图 5-11E 侧向牵拉缝针，固定缝线环

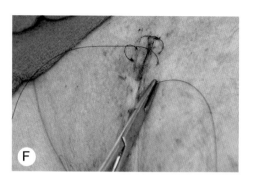

图 5-11F 沿着伤口线继续缝合

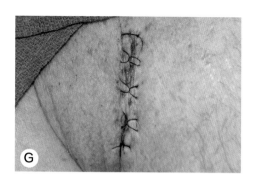

图 5-11G 术后即刻的伤口外观

五、技巧与要点

　　与传统的连续水平褥式缝合相比，连续锁边缝合技术具有两个重要的优点。首先，标准的水平褥式缝合与其他的经皮缝合技术相比，不容易使伤口边缘对合良好，因为它的外翻作用可能会引起水平褥式缝合中心部位小程度的裂开，而锁边缝合的锁定缝线效应相当于在伤口中心处有两排平行的外置缝线，从而改善了伤口边缘的对合效果。其次，标准的连续水平褥式缝合拆线较为困难，尤其是在缝线留置了较长时间的情况下，一些缝线可能已经被增生的表皮覆盖，同时线结也会被脊样增生的组织掩盖，而锁边褥式缝合将线结与两排外在的平行缝线集中在一起，使线结在拆线时更容易被抓取。

　　与大多数经皮缝合技术一样，垂直于表皮进针这一点非常重要，在应用这项技术时，允许缝针稍微横向地离开伤口边缘，然后完全沿着缝针的弧度走行，这将尽可能地促进伤口外翻以及伤口边缘对合。

　　与单纯间断缝合一样，应注意避免在表皮下过浅地缝合组织，这是由缝针没有以垂直的角度进入皮肤且没有沿着缝针的弧度走行所引起的。这样可能会导致伤口内翻，因为过浅的组织缝合所产生的向下的牵拉张力会将伤口边缘向外和向下牵拉。

六、缺点与注意事项

与标准的连续水平褥式缝合相比，这种变化有一个缺点，即每次进针时都会有缝线跨过切口线。由于穿过伤口中心的缝线可能与瘢痕增生有关，因此在应用前需要对这一缺点与其他的优点进行权衡。

在缝线处于明显的张力下时，深部组织结构可能会被挤压，损伤血管而引起组织坏死，甚至理论上可能损伤浅表神经。与单纯连续缝合相比，连续锁边水平褥式缝合的这些问题更为严重，因为每一针缝合了更多的皮肤和皮下组织，从而增加了组织绞窄的发生风险。

在伤口深部有慢性渗血的情况下，收紧深部组织缝线保持张力有助于外科医生的伤口处理，可以起到间接地结扎出血血管的作用。但只有在出血血管相对较小的情况下，才能应用这项技术，否则这种间接结扎存在很大的风险。此外，缝线打结过紧可能会增加出现缝线痕迹或表层坏死的风险。

与不需要缝线穿过切口线的缝合技术（如埋入式缝合、皮下缝合）相比，这项技术可能会增加缝线痕迹、组织坏死以及其他并发症的发生风险。因此，建议尽早将缝线拆除，以减少这些并发症的发生，在无法及时拆除缝线的情况下，应考虑采取其他的缝合技术。

七、参考文献

1. HANASONO M M, HOTCHKISS R N. Locking horizontal mattress suture. Dermatol Surg, 2005, 31(5): 572-573.
2. NIAZI Z B. Running looped mattress suturing technique. Plast Reconstr Surg, 1998, 101(1): 248-249.
3. NIAZI Z B. Two novel and useful suturing techniques. Plast Reconstr Surg, 1997, 100(6): 1617-1618.
4. OLSON J, BERG D. Modified locking horizontal mattress suture. Dermatol Surg, 2014, 40(1): 72-74.
5. ZUBER T J. The mattress sutures: vertical, horizontal, and corner stitch. Am Fam Physician, 2002, 66(12): 2231-2236.

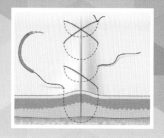

5.12 十字交叉褥式缝合

一、同义词

"8"字缝合（figure of 8 suture）。

视频 5-12　十字交叉褥式缝合
（可通过 *www.AtlasofSuturingTechniques.com* 链接获取视频）

二、应用范围

十字交叉褥式缝合（cruciate mattress suture）是一项特定的缝合技术，结合了单纯间断缝合、褥式缝合以及单纯连续缝合技术。当需要考虑伤口缝合的稳固性时，可以应用这项技术，因为使用间断缝合放置多个线结可以使伤口的闭合更加稳固。此外，如果伤口的长度对于单纯间断缝合来说相对较长，也可以应用这项技术。这种方法需要接连放置两个单纯间断缝合，然后将缝线打结固定，使跨越伤口边缘的缝线呈现"X"形。这项技术可以单独用于较小张力或无张力的伤口的缝合，例如小穿孔钻取活检或创伤性裂伤所形成的伤口。这项技术常用作深层缝合基础上的第二层浅表缝合技术，用于表皮的对合，此外，还可用于血管结扎和止血，被称为经典的"8"字缝合。

三、缝合材料的选择

对于所有的缝合技术来说，最好是使用符合张力要求的最小规格的缝线，以减少缝线痕迹和异物反应的发生风险。缝线的选择在很大程度上取决于解剖位置和缝合目的。这项技术很少在面部应用，如果确实需要，可选用 6-0 或 7-0

单股缝线,用于表皮的对合。对于四肢部位的小张力伤口,可以使用5-0单股缝线；对于中等张力区域,缝合目的是减张、止血以及表皮对合,可以选择4-0单股缝线；对于某些特定的高张力区域,可以使用3-0单股缝线。这项技术用于伤口内部止血时,可以使用4-0可吸收缝线。

四、操作步骤

1. 垂直于表皮进针,进针点与伤口边缘之间的距离大约为缝针半径的一半。这样使缝针可以很容易地沿着自身的弧度走行,在对侧伤口与进针点至伤口边缘等距离的一点穿出。

2. 随着手腕的连贯旋转动作,缝针在真皮层内旋转,使缝针在深处比在表面咬合更多的组织,然后针尖从对侧皮肤穿出。

3. 左手抓握手术镊夹持缝针针体,注意避免夹住针尖,针尖很容易因反复摩擦而变钝。松开持针器释放缝针,用手术镊夹持缝针并从组织中牵出。或者,可以通过持针器释放缝针后,再次在伤口的对侧用持针器持针,使缝针通过自身的弧度完成旋转,而不必使用手术镊。

4. 朝着术者近端的方向开始缝合,重复步骤1~3。

5. 轻柔地收紧缝线打结（图5-12A至图5-12E）。

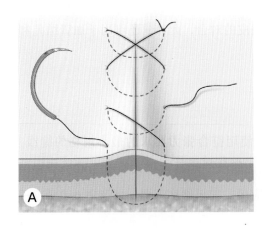

图 5-12A 十字交叉褥式缝合的操作示意,本质上是一种有两个缝线环的单纯连续缝合

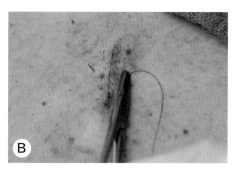

图 5-12B　十字交叉褥式缝合的第一步，垂直于表皮进针，旋转缝针穿过对侧伤口，垂直于表皮出针

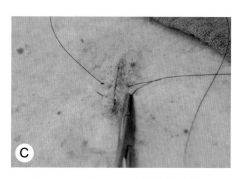

图 5-12C　十字交叉褥式缝合的第二步，旋转缝针穿过皮肤，重复第一步

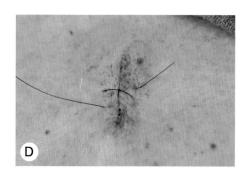

图 5-12D　缝合两针后的伤口外观

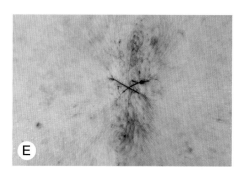

图 5-12E　打结固定缝线后的伤口外观，注意典型的十字外观

五、技巧与要点

这项技术常用于钻取活检的小伤口的止血，也可用于正在服用阿司匹林或接受其他抗凝药治疗有渗出的患者中。作为一种经皮"8"字缝合，这项技术能够结扎真皮及皮下小血管。有趣的是，在兽医学文献中也经常提及这一技术。

与大多数经皮缝合技术一样，垂直于表皮进针这一点非常重要，在应用这项技术时，允许缝针稍微横向地离开伤口边缘，然后完全沿着缝针的弧度走行，这将尽可能地促进伤口外翻以及伤口边缘对合。

与单纯间断缝合一样，应注意避免在表皮下过浅地缝合组织，这是由缝针没有以垂直的角度进入皮肤且没有沿着缝针的弧度走行所引起的。这样可能会导致伤口内翻，因为过浅的组织缝合所产生的向下的牵拉张力会将伤口边缘向外和向下牵拉。

六、缺点与注意事项

应用这项技术时，需要放置较多穿过皮肤的缝线，这意味着相较于同类技术更容易留下缝线痕迹。不同于单纯间断缝合，十字交叉褥式缝合在皮肤上形成"X"形缝线。在愈合过程中，缝线有被表皮掩盖的倾向，而且这种现象在术后水肿发生时更为明显。如果不及时移除缝线，将会增加缝线痕迹形成的风险。

在应用任何的缝合技术之前，熟悉相关的解剖学知识是至关重要的。应用十字交叉褥式缝合时，重要的是要记清皮下深部组织的结构，这些结构可能会因缝针和缝线的通过而受到损伤。例如，缝针可能刺穿血管，导致出血增加。该技术无须打结过紧，这是它的优势之一。因为如果打结过紧，皮下深部组织可能会被过度挤压，损伤血管而引起组织坏死，甚至理论上可能损伤浅表神经。

对于切口深处的小血管渗血，通过放置十字褥式缝线，将渗血的小血管包括在缝合弧内，拉紧线结，可以达到间接结扎止血的目的。相比扩大创口、定位出血点、结扎单个血管，这种处理方式更为简单。不过这只能用于小血管渗血的情况下，否则这种间接结扎的方法存在很大的风险。此外，缝线打结过紧可能会增加出现缝线痕迹或表层坏死的风险。

与不需要缝线穿过切口线的缝合技术（如埋入式缝合、皮下缝合）相比，这项技术可能增加缝线痕迹、组织坏死以及其他并发症的发生风险。因此，建议尽早将缝线拆除，以减少并发症的发生，在无法及时拆除缝线的情况下，应考虑采取其他的缝合技术。

5.13 连续斜褥式缝合

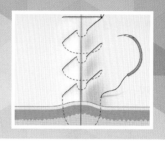

一、同义词

持续斜褥式缝合（continuous oblique mattress suture）。

视频 5-13　连续斜褥式缝合

（可通过 *www.AtlasofSuturingTechniques.com* 链接获取视频）

二、应用范围

连续斜褥式缝合（running oblique mattress suture）是一项混合式连续外翻缝合技术，用于伤口闭合和表皮对合。这项技术包含倾斜的褥式缝合，能够促进伤口外翻和伤口边缘对合。它可以用于缺乏弹性的皮肤的缝合，因为更广泛的锚定缝合可能有助于限制组织的撕裂，同时能够改善伤口边缘的外翻效果。

三、缝合材料的选择

对于所有的缝合技术来说，最好是使用符合张力要求的最小规格的缝线，以减少风险痕迹和异物反应的发生风险。最初这项技术被用于躯干和四肢部位伤口的缝合，主张采用 2-0 不可吸收缝线。除非伤口有明显的张力，否则较小规格的缝线往往是最佳的选择。实际上，连续斜褥式缝合的主要目的是促进伤口边缘的外翻，因此较小规格的缝线也可用于四肢部位。如果伤口处于显著的张力下，在四肢与颈部可以使用 5-0 缝线。较大规格的缝线，包括 3-0 缝线，可以用于躯干部位预期张力较大的伤口。

四、操作步骤

1. 在距离伤口边缘大约 6 mm 的位置垂直于表皮进针。

2. 随着手腕的连贯旋转动作，缝针在真皮层内旋转，使缝针在深处比在表面咬合更多的组织，然后针尖从对侧皮肤穿出。

3. 左手抓握手术镊夹持缝针针体，注意避免夹住针尖，针尖很容易因反复摩擦而变钝。松开持针器释放缝针针体，用手术镊夹持缝针并从组织中牵出。或者，可以通过持针器释放缝针后，再次在伤口的对侧用持针器持针，使缝针通过自身的弧度完成旋转，而不必使用手术镊。

4. 轻柔地收紧缝线打结，注意将表皮的张力降到最低，避免过度束紧伤口边缘，剪断线尾。

5. 朝着术者近端的方向开始缝合，距离上一进针点约 2 mm，在距离右侧伤口边缘 3 mm 的表皮垂直进针。

6. 随着手腕的连贯旋转动作，缝针在真皮层内旋转，在对侧距离伤口边缘 3 mm 处出针。

7. 以反手的方式重新持针，在出针点同侧再次进针，进针点的位置为朝着术者近端方向距离出针点约 3 mm 同时距离伤口边缘约 6 mm。

8. 缝针顺着自身的弧度旋转，从对侧距离伤口边缘约 6 mm 的位置穿出。

9. 朝着术者近端方向移动，依次重复步骤 5~8，直至缝合完毕。在倒数第二个缝合点预留一个线圈，然后轻柔地打结，注意将表皮的张力降到最低，且避免过度束紧伤口边缘（图 5-13A 至图 5-13F）。

五、技巧与要点

与单纯 – 连续交替水平褥式缝合一样，这项缝合技术弥补了标准褥式缝合的不足，即能够使伤口边缘有效地外翻但对合效果可能不佳。作为一种混合式技术，该技术不仅能使伤口边缘有效地外翻，而且还能改善伤口边缘的对合效果。

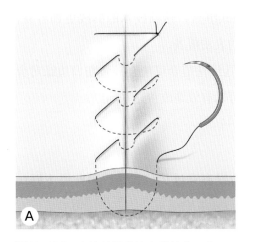

图 5-13A　连续斜褥式缝合的操作示意

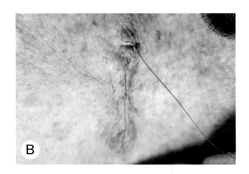

图 5-13B　打结锚定缝线

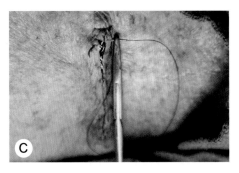

图 5-13C　在切口线附近垂直于皮肤进针，从邻近切口线的对侧出针

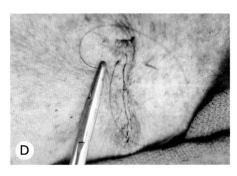

图 5-13D　以反手的方式重新持针，在出针点远端进针，远离切口线，然后沿着垂直于切口线的路径走行，从远离切口线的位置出针

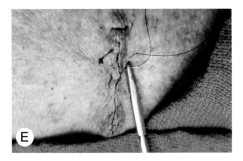

图 5-13E　在出针点远端进针，靠近切口线，从对侧邻近切口线的位置出针。沿着伤口的走行用这种方式重复缝合

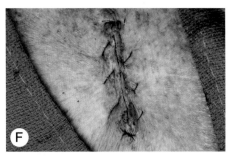

图 5-13F　术后即刻的伤口外观

相较于连续水平褥式缝合或连续垂直褥式缝合，这项技术的拆线更加容易，因为经皮缝合部分的缝线很少会被迅速愈合的表皮覆盖。

对于缺乏弹性的皮肤而言，应用传统的连续性缝合可能会导致伤口边缘对合不佳甚至伤口撕裂，而使用连续斜褥式缝合可以有效地改善这些问题。

六、缺点与注意事项

同水平褥式缝合一样，连续斜褥式缝合没有穿过切口边缘，因此留下缝线痕迹的可能性很低。倾斜放置的缝线能够有效减少术后水肿的发生，但如果没有及时拆线，那么可能留下倾斜的缝线痕迹。

在应用任何缝合技术之前，熟悉相关的解剖学知识是至关重要的。缺损处的深部组织可能会被挤压，损伤血管而引起组织坏死，甚至理论上可能损伤浅表神经。与单纯连续缝合相比，斜褥式缝合的这些问题更加严重，因为该技术不仅需要更宽的缝合弧度，而且缝合了更多的皮肤和深层组织，组织绞窄的发生风险也随之增加。

与不需要缝线穿过切口线的缝合技术（如埋入式缝合、皮下缝合）相比，这项技术可能会增加缝线痕迹、组织坏死以及其他并发症的发生风险。因此，建议尽早将缝线拆除，以减少并发症的发生，在无法及时拆除缝线的情况下，应考虑采取其他的缝合技术。

七、参考文献

SONANIS S V, GHOLVE P A. Continuous oblique mattress suture. Plast Reconstr Surg, 2003, 111(7): 2472-2473.

5.14 双锁边水平褥式缝合

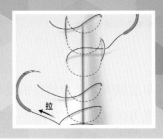

一、同义词

双环褥式缝合（double loop mattress suture）。

视频 5-14　双锁边水平褥式缝合

（可通过 *www.AtlasofSuturingTechniques.com* 链接获取视频）

二、应用范围

　　双锁边水平褥式缝合（double locking horizontal mattress suture）是对锁边水平褥式缝合的改进，这项技术额外增加了半个水平褥式缝合，然后通过每个形成的线环来锁定缝线。同许多间断缝合技术一样，这项技术可以单独用于较小张力的伤口缝合，例如小穿孔钻取活检或者创伤性裂伤形成的伤口。它可以用于腭裂的修复，当深层结构已经被闭合时，它也可以作为一种经皮浅层缝合技术。这项技术还可以用于缺乏弹性的皮肤的缝合，广泛的锚定缝合可能有助于限制组织的撕裂。与传统水平褥式缝合相比，双锁边水平褥式缝合有 3 个优点：①便于拆线；②改善伤口边缘的对合；③提高抗拉强度。

三、缝合材料的选择

　　对于所有的缝合技术来说，最好是使用符合张力要求的最小规格的缝线，以减少缝线痕迹和异物反应的发生风险。缝线的选择在很大程度上取决于解剖位置和缝合目的。尽管这项技术很少用于眼睑和面部的缝合，但如果确实需要，可选用 6-0 或 7-0 单股缝线，这种情况下，标准水平褥式缝合可能优于锁边缝合。此外，在张力很小的伤口区域，可以使用 5-0 单股缝线；在中等张力区域，可以使用 4-0

单股缝线，缝合的目的是缓解表皮的张力以及促进表皮的对合；在某些特定的高张力区域，可以选用3-0单股缝线。

四、操作步骤

1. 垂直于表皮进针，进针点与伤口边缘之间的距离大约为缝针半径的一半。这样使缝针可以很容易地沿着自身的弧度走行，在对侧伤口与进针点至伤口边缘等距离的一点穿出。

2. 随着手腕的连贯旋转动作，缝针在真皮层内旋转，使缝针在深处比在表面咬合更多的组织，然后针尖从对侧皮肤穿出。

3. 左手抓握手术镊夹持缝针针体，注意避免夹住针尖，针尖很容易因反复摩擦而变钝。松开持针器释放缝针，用手术镊夹持缝针并从组织中牵出。或者，可以通过持针器释放缝针后，再次在伤口的对侧用持针器持针，使缝针通过自身的弧度完成旋转，而不必使用手术镊。

4. 以反手的方式重新持针，沿着切口线在出针点同侧的近端（相对于术者）垂直于表皮进针。重要的是，在伤口表面前次出针点与本次进针点之间保留一个线环。

5. 缝针顺着自身的弧度旋转，在步骤2和步骤3的镜像位置从伤口的右侧（相对于术者）出针。

6. 用标准方式重新持针，沿着切口线在出针点同侧的近端（相对于术者）垂直于表皮进针。再次在前次出针点与本次进针点之间留置线环。

7. 缝针顺着自身的弧度旋转，从伤口的左侧（相对于术者）出针。

8. 持针器穿过第一个线环夹住缝线尾端并小心地穿过该环，暂时收紧缝线将其锁定到位，然后松开缝线尾端。

9. 持针器穿过第二个线环夹住缝针并小心地穿过该环，同样，将其收紧锁定到位。这时缝线的前端和尾端都在切口线的同一侧。

10. 轻柔地收紧缝线打结（图5-14A至图5-14J）。

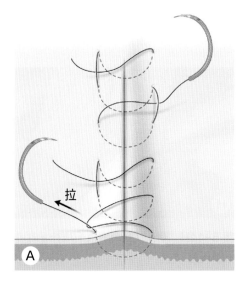

图 5-14A　双锁边水平褥式缝合的操作示意

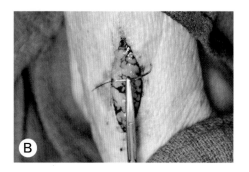

图 5-14B　垂直穿过皮肤进针

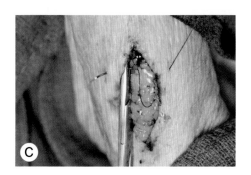

图 5-14C　重新夹持缝针，从真皮下进针，再从对侧出针。注意对于小伤口前两步可以合并为一步

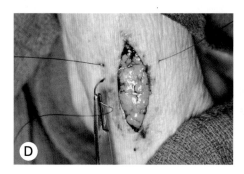

图 5-14D　以 90° 角在同侧进针，从伤口开放空间出针

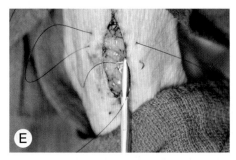

图 5-14E　穿过真皮层下表面进针，从对侧伤口边缘出针

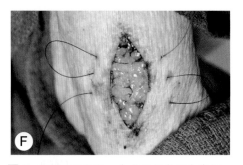

图 5-14F　再放置一个水平褥式缝合线环，从对侧出针

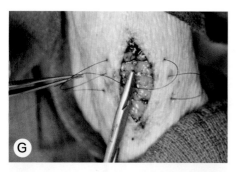

图 5-14G 牵拉缝线的尾端穿过最近的线环

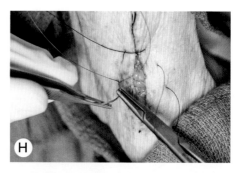

图 5-14H 牵拉缝线的前端和缝针穿过另一个线环

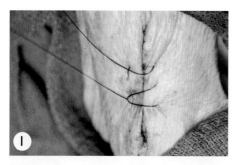

图 5-14I 穿过两个线环之后的伤口外观

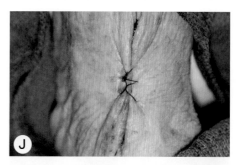

图 5-14J 将缝线末端打结后的伤口外观

五、技巧与要点

这种双锁边缝合技术可以达到一定的伤口外翻效果，同时利用滑轮效应能够将张力分散到多个线环上。这项技术的核心优势是，它的强度比标准的锁边水平褥式缝合更高，因此可以用于张力明显的伤口的闭合，例如背部和肩部的伤口，或是在需要经皮入路但无法实施深部缝合的情况下应用，例如活检部位缺损的闭合。

与传统水平褥式缝合相比，双锁边水平褥式缝合有着三大优势。首先，标准水平褥式缝合与其他经皮缝合方式相比，不容易使伤口边缘对合良好，因为它的外翻作用可能会引起水平褥式缝合的中心部位小程度的裂开，而双锁边缝合技术既有伤口中心处的线结，又有平行的外部缝线，能够改善伤口边缘的对合效果。

其次，标准的水平褥式缝合拆线较为困难，尤其是在缝线留置时间较长的情况下，一些缝线已被表皮覆盖，同时线结可能在外翻修复时被脊样增生的组织掩盖，而双锁边缝合技术将线结与平行的外置缝线集中在一起，这样线结在拆线时更容易被抓取。最后，双锁边缝合技术增加了缝合的轮滑效应，这样能够提高缝合的强度，闭合张力较高的伤口。此外，这项技术还有一个优点，即双锁边技术包含了一个额外的水平褥式缝合，这意味着每次缝合都沿着伤口线延伸到更远，所以相同长度的切口需要打的结更少。

与大多数经皮缝合技术一样，垂直于表皮进针这一点非常重要，在应用这项技术时，允许缝针稍微横向地离开伤口边缘，然后完全沿着缝针的弧度走行，这将尽可能地促进伤口外翻以及伤口边缘对合。

与单纯间断缝合一样，应注意避免在表皮下过浅地缝合组织，这是由缝针没有以垂直的角度进入皮肤且没有沿着缝针的弧度走行所引起的。这样可能会导致伤口内翻，因为过浅的组织缝合所产生的向下的牵拉张力会将伤口边缘向外和向下牵拉。

六、缺点与注意事项

这项技术中有三股缝线穿过伤口，并且留有大量与伤口平行的缝线，因此相比其他技术可能更容易留下缝线痕迹。而且双锁边缝合引起张力的改变，降低了水平褥式缝合的外翻效果，从而弱化了这种方法的主要优点之一。此外，缝合相关的张力并不是均匀地垂直于切口线，这在理论上增加了组织过度聚拢的可能。

多线道缝合可能会引起深层组织结构被过度挤压，损伤血管导致组织坏死、出血，甚至理论上可能损伤浅表神经。与单纯间断缝合相比，双锁边水平褥式缝合更容易引发这些问题，因为该技术不仅有着较宽的缝合弧度，而且水平方向缝合包含了更多的皮肤和皮下组织，从而增加了组织绞窄的发生风险。

与不需要穿过切口边缘的缝合技术（如埋入式缝合、皮下缝合）相比，这项技术可能会增加缝线痕迹、组织坏死以及其他并发症的发生风险，因此最好是用于有着明显张力的伤口。但无论如何，都应尽早将缝线移除，以减少并发症的发生，在无法及时拆除缝线的情况下，应考虑采取其他的缝合技术。

七、参考文献

BIDDLESTONE J, SAMUEL M, CREAGH T, et al. The double loop mattress suture. Wound Repair Regen, 2014, 22(3): 415-423.

5.15 连续对角褥式缝合

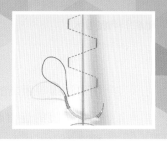

一、同义词

胜利缝合（victory stitch）、连续"V"字褥式缝合（running V mattress）。

视频 5-15　连续对角褥式缝合
（可通过 *www.AtlasofSuturingTechniques.com* 链接获取视频）

二、应用范围

连续对角褥式缝合（running diagonal mattress suture）是对连续水平褥式缝合技术的改进，表现为缝线以对角线的形式穿过伤口。这项技术常用于需要外翻效果的低张力部位，例如面部和四肢，这些部位的伤口通常需要更加明显的外翻效果。

三、缝合材料的选择

对于所有的缝合技术来说，最好是使用符合张力要求的最小规格的缝线，以减少缝线痕迹和异物反应的发生风险。在眼睑和面部应用这项技术，可以使用 6-0 或 7-0 单股缝线，为了省去拆线步骤，也可以在眼睑和耳部使用快速可吸收肠线。由于连续对角褥式缝合的主要目的是促进伤口边缘的外翻，在四肢部位应用时可以使用较小规格的缝线。

四、操作步骤

1. 垂直于表皮进针，进针点与伤口边缘之间的距离大约为缝针半径的一半。这样使缝针可以很容易地沿着自身的弧度走行，在对侧伤口与进针点至伤口边缘等距离的一点穿出。

2. 随着手腕的连贯旋转动作，缝针在真皮层内旋转，使缝针在深处比在表面咬合更多的组织，然后针尖从对侧皮肤穿出。

3. 左手抓握手术镊夹持缝针针体，注意避免夹住针尖，针尖很容易因反复摩擦而变钝。松开持针器释放缝针，用手术镊夹持缝针并从组织中牵出。或者，可以通过持针器释放缝针后，再次在伤口的对侧用持针器持针，使缝针通过自身的弧度完成旋转，而不必使用手术镊。

4. 轻柔地收紧缝线打结，注意将表皮的张力降到最低，避免过度束紧伤口边缘，剪断线尾。

5. 朝着术者近端的方向开始缝合，再次垂直于表皮进针，进针点与伤口边缘之间的距离大约为缝针半径的一半。不过进针轨迹的角度应相对于切口线呈 45°~60°，方向为自起始点指向外侧。

6. 随着手腕的连贯旋转动作，缝针在真皮层内旋转，然后从对侧皮肤穿出，出针点应在沿切口线较进针点更远的位置。

7. 松开持针器释放缝针，左手抓握手术镊夹持缝针针体。

8. 以反手的方式重新持针，垂直于表皮进针，进针点在前次出针点的近端（相对于术者）且位于切口线同侧。进针轨迹的角度仍与切口线呈 45°~60°，方向为自起始点指向外侧。

9. 缝针在真皮层内沿自身的弧度旋转，然后从对侧皮肤穿出，出针点应在沿切口线较进针点更远的位置。

10. 朝着术者近端方向移动，重复步骤 5~9，直至缝合完成。在倒数第二次缝合时留下一个线圈，然后将线尾与线圈轻柔打结，注意将表皮的张力降到最低，且避免过度束紧伤口边缘（图 5-15A 至图 5-15F）。

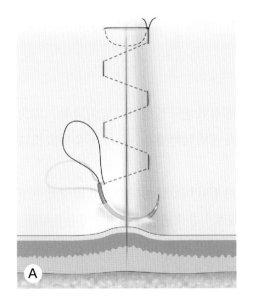

图 5-15A 连续对角褥式缝合的操作示意

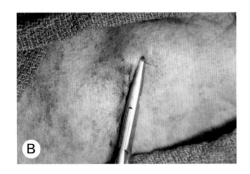

图 5-15B 放置锚定缝线

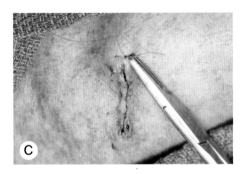

图 5-15C 打结锚定缝线后，从邻近锚定缝线处垂直于表皮进针，与切口线呈 45° 角穿过伤口

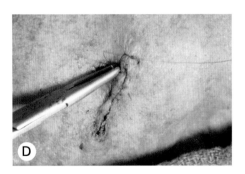

图 5-15D 沿着伤口的长轴走行，再从出针点附近垂直于表皮进针，与切口线呈 45° 角穿过伤口

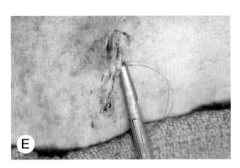

图 5-15E 沿着伤口的长轴按这种方式连续缝合

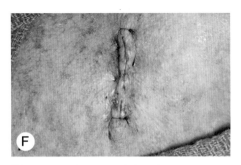

图 5-15F 术后即刻的伤口外观

五、技巧与要点

与连续水平褥式缝合相比，这项技术能够有效地降低组织坏死的风险。因为以对角线方式缝合比垂直于切口线缝合损伤血管的风险要小，几乎不会导致伤口组织的坏死。

这项技术还有一项优点是，采取非常短的平行切口线的缝合方式即便是留下缝线痕迹也非常短而且不明显。因此，在这项技术中非常适合使用快速可吸收缝线，例如快速可吸收肠线，如果使用缓慢降解的缝线那么可能有留下缝线痕迹的风险。

因为这项技术有利于形成明显的伤口外翻，所以常常被用于面部伤口的缝合。一般情况下，如果已经使用了折返式真皮缝合来闭合真皮层，那么就不需要再进行额外的伤口外翻缝合。然而，如果应用的是埋入式真皮缝合或埋入式垂直褥式缝合，那么有时可能不会达到预期的伤口外翻效果。

由于缝线没有越过切开的伤口边缘，这项技术还有助于减少留下十字交叉样缝线痕迹的风险。此外，应用该技术术后伤口的外观更加整洁，即使每一针咬合的组织多少不均匀，外观上看起来也不那么明显，因为只有与切口线平行的少部分缝线是可见的。

六、缺点与注意事项

这项技术中缝线是以对角线的形式穿过伤口的，因此在伤口表面引入了一个不垂直切缘的牵拉力。如果已经进行了深部组织的缝合，伤口处只有轻微的张力，这不是一个重要的问题，因为连续对角褥式缝合的主要作用是促使伤口边缘外翻，而不是减少穿过切口线的张力。然而，如果伤口存在明显的张力，那么选用连续水平褥式缝合可能更为适宜，因为它能够维持垂直于切口线的张力。

和连续水平褥式缝合一样，与其他的经皮缝合技术相比，这项技术不容易使伤口边缘对合良好，因为它的外翻作用可能会引起水平褥式缝合中心部位小程度的裂开，而且缝线不会越过切口边缘。如果已经进行了深部组织的缝合，那么这将不是一个显著的缺陷，因为在深部组织缝合的基础上伤口边缘可以被很好地对齐。如果没有深部组织缝合的基础，或者需要在连续对角褥式缝合的基础上进一步对合伤口边缘，那么可以在褥式缝合中间隔加用单纯间断缝合，使伤口边缘更精确地对合在一起。

与单纯间断缝合相比，连续对角褥式缝合的拆线更为困难，尤其是在缝线留置时间较长的情况下，这些缝线常常会被愈合的表皮覆盖。此外，这是一项连续缝合技术，在拆线时可能很难找到合适的剪切位置，因为在拆线时最好是将缝线需要牵拉的长度降至最低。因此，如果使用不可吸收缝线，可以每隔 1~3 cm 实施一次单纯连续缝合，以便于拆线。

同其他缝合技术一样，熟悉相关的解剖学知识是至关重要的。使用连续对角线褥式缝合时，重要的是要记清皮下深部组织的结构，这些结构可能会因缝针和缝线的通过而受到损伤。

七、参考文献

ELEFTHERIOU L I, WEINBERGER C H, ENDRIZZI B T, et al. The victory stitch: a novel running v-shaped horizontal mattress suturing technique. Dermatol Surg, 2011, 37(11): 1663-1665.

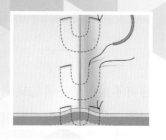

5.16 垂直褥式缝合

一、同义词

多纳蒂（Donati）缝合；阿尔格沃 – 多纳蒂（Allgöwer-Donati）缝合。

视频 5-16　垂直褥式缝合
（可通过 *www.AtlasofSuturingTechniques.com* 链接获取视频）

二、应用范围

垂直褥式缝合（vertical mattress suture）是一项经常用于伤口闭合和表皮对合的外翻缝合技术。与许多间断缝合技术一样，这项技术可以单独用于较小张力的伤口缝合，如小穿孔钻取活检或创伤性裂伤形成的伤口。与水平褥式缝合一样，当已使用深层缝合技术缝合了真皮层时，这项技术常用于第二层的浅层缝合来帮助伤口边缘外翻。

三、缝合材料的选择

对于所有的缝合技术来说，最好是使用符合张力要求的最小规格的缝线，以减少缝线痕迹和异物反应的发生风险。缝线的选择在很大程度上取决于解剖位置和缝合目的。在面部应用这项技术，可以使用 6-0 或 7-0 单股缝线，为了省去拆线步骤，也可以在眼睑和耳部使用快速可吸收肠线。当垂直褥式缝合的目的仅仅是促进伤口边缘的外翻时，也可以在四肢部位使用较小规格的缝线。如果伤口的张力较小，可以使用 5-0 单股缝线；如果伤口处于中等张力，可以使用 4-0 单股缝线，缝合的目的主要是缓解张力和促进表皮对合；在某些特定的高张力区域，可以选用 3-0 单股缝线。

四、操作步骤

1. 在距离伤口边缘约 6 mm 的位置垂直于表皮进针。

2. 随着手腕的连贯旋转动作，缝针在真皮层内旋转，使缝针在深处比在表面咬合更多的组织，然后针尖从对侧皮肤穿出。如果缝针的半径太小，无法通过一次旋转运动完成这一缝合弧线，则可将这一步分为两步，即缝针先从切口边缘之间穿出，然后再重新进针并从对侧伤口穿出。

3. 左手抓握手术镊夹持缝针针体，注意避免夹住针尖，针尖很容易因反复摩擦而变钝。松开持针器释放缝针，用手术镊夹持缝针并从组织中牵出。或者，可以通过持针器释放缝针后，再次在伤口的对侧用持针器持针，使缝针通过自身的弧度完成旋转，而不必使用手术镊。

4. 以反手的方式重新持针，垂直于表皮进针，进针点与前一出针点位于切口线同侧，距离伤口边缘约 3 mm，即在前一出针点与伤口边缘之间。

5. 缝针在皮肤浅层沿着自身的弧度旋转，然后在对侧距离伤口边缘约 3 mm 的位置穿出。

6. 轻柔地收紧缝线打结，注意将表皮的张力降到最低，避免过度束紧伤口边缘（图 5-16A 至图 5-16F）。

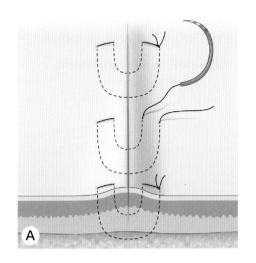

图 5-16A 垂直褥式缝合的操作示意

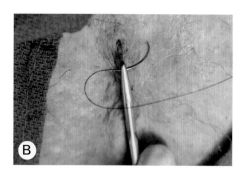

图 5-16B 垂直于皮肤进针，穿透表皮后稍向外斜行

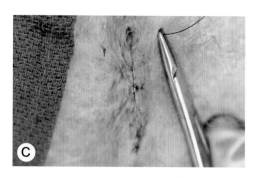

图 5-16C 缝针在伤口下方沿自身的弧度走行，从对侧穿出。注意伤口更大或者缝针更小时，缝针先从伤口中心穿出，然后再次进针

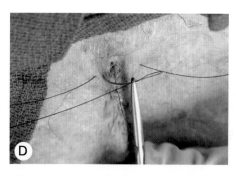

图 5-16D 再从同侧进针，更靠近伤口边缘，再次垂直穿过伤口表面

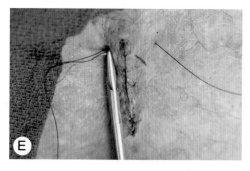

图 5-16E 缝针沿较浅的路径走行，从对侧出针，较初始的进针点更靠近伤口边缘

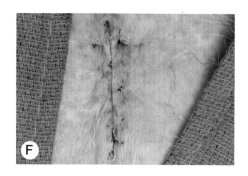

图 5-16F 术后即刻的伤口外观

五、技巧与要点

这项技术因其显著的伤口外翻效果而被使用。虽然它适用于大多数伤口的闭合，但在伤口边缘需要内翻或者已经在深部使用了埋入式缝合技术使伤口边缘形

成了明显外翻效果的情况下，应避免应用这项技术。

与大多数经皮缝合技术一样，垂直于表皮进针这一点非常重要，在应用这项技术时，允许缝针稍微横向地离开伤口边缘，然后完全沿着缝针的弧度走行，这将尽可能地促进伤口外翻以及伤口边缘对合。

与单纯间断缝合一样，应注意避免在表皮下过浅地缝合组织，这是由缝针没有以垂直的角度进入皮肤且没有沿着缝针的弧度走行所引起的。这样可能会导致伤口内翻，因为过浅的组织缝合所产生的向下的牵拉张力会将伤口边缘向外和向下牵拉。

这项技术的一个优点是，没有缝线穿过切口边缘，而且同样没有跨越伤口表面。虽然这样无法对表皮对合进行微调，但是有助于降低留下不美观的缝线痕迹的风险。

这项技术根据其进针点和出针点的位置，常常以一种"近近 - 远远"缝合而被提及。首先，在远离切口边缘处进针，再在对侧远离切口边缘处出针；接着，在同侧切口边缘的近处重新进针，再从对侧切口边缘的近处出针。需要注意的是，第二次缝合的深度应该较第一次的更浅，且第二次缝合的距离较第一次的更短，使缝线形成一种嵌套的样式，这样既有利于伤口的外翻也有利于伤口边缘的对合。

Allgöwer 缝合技术涉及半埋入式垂直褥式缝合：①缝针通过远处的进针点到达伤口内部；②在伤口对侧采用埋入式垂直褥式缝合，进入到真皮下层，并从切口边缘出针。然后，缝针回到原来的一侧，进入切口边缘附近，使一半伤口用标准的垂直褥式缝合技术闭合，另一半则用埋入式垂直褥式缝合技术闭合。

六、缺点与注意事项

与其他的经皮缝合技术相比，这项技术不容易使伤口边缘对合良好。如果已经进行了深部组织的缝合，那么这将不是一个显著的缺陷，因为在深部组织缝合的基础上伤口边缘可以被很好地对齐。如果没有深层缝合的基础或者需要在垂直褥式缝合后进一步提高伤口边缘的对合程度，那么可以间隔加用单纯间断缝合，使伤口边缘更精确地对合在一起。

垂直褥式缝合较单纯间断缝合拆线更为困难，尤其是在缝线留置时间过长的情况下，这些缝线常常会被愈合的表皮覆盖。

同其他缝合技术一样，熟悉相关的解剖学知识是至关重要的。使用垂直褥式缝合时，重要的是要记清皮下深部组织的结构，这些结构可能因缝针和缝线的通过而受到损伤，也可能因被过度束紧而受到挤压。这项技术的垂直缝合方式有助于将这些风险降至最低。

与不需要穿过切口边缘的缝合技术（如埋入式缝合、皮下缝合）相比，这项技术可能会增加缝线痕迹、组织坏死以及其他并发症的发生风险。因此，建议尽早将缝线拆除，以减少并发症的发生，在无法及时拆除缝线的情况下，应考虑采取其他的缝合技术。

七、参考文献

1. BOLSTER M, SCHIPPER C, VAN STERKENBURG S, et al. Single interrupted sutures compared with Donati sutures after open carpal tunnel release: a prospective randomised trial. J Plast Surg Hand Surg, 2013, 47(4): 289-291.

2. DIETZ U A, KUHFUSS I, DEBUS E S, et al. Mario Donati and the vertical mattress suture of the skin. World J Surg, 2006, 30(2): 141-148.

3. TRIMBOS J B, MOUW R, RANKE G, et al. The Donati stitch revisited: favorable cosmetic results in a randomized clinical trial. J Surg Res, 2002, 107(1): 131-134.

4. ZUBER T J. The mattress sutures: vertical, horizontal, and corner stitch. Am Fam Physician, 2002, 66(12): 2231-2236.

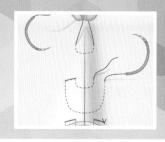

5.17 简易垂直褥式缝合

一、同义词

多纳蒂（Donati）缝合。

视频 5-17　简易垂直褥式缝合
（可通过 *www.AtlasofSuturingTechniques.com* 链接获取视频）

二、应用范围

简易垂直褥式缝合（shorthand vertical mattress suture）是对垂直褥式缝合的改进，是一项常用于伤口闭合和表皮对合的外翻缝合技术。与许多间断缝合技术一样，它可以单独用于小张力伤口的缝合，如小穿孔钻取活检或创伤性裂伤形成的伤口。和水平褥式缝合一样，当已使用深层缝合技术缝合了真皮层时，该技术常用作第二层的浅层缝合来帮助伤口边缘外翻。

三、缝合材料的选择

对于所有的缝合技术来说，最好是使用符合张力要求的最小规格的缝线，以减少缝线痕迹和异物反应的发生风险。缝线的选择在很大程度上取决于解剖位置和缝合目的。在面部应用这项技术，可以使用 6-0 或 7-0 单股缝线，为了省去拆线步骤，也可以在眼睑和耳部使用快速可吸收肠线。当简易垂直褥式缝合的目的仅仅是促进伤口边缘外翻时，也可以在四肢部位使用较小规格的缝线。如果伤口张力较小，可以使用 5-0 单股缝线；如果伤口处于中等张力，可以使用 4-0 单股缝线，缝合的目的主要是缓解张力和表皮对合；在某些特定的高张力区域，可以选用 3-0 单股缝线。

四、操作步骤

1. 在距离伤口边缘约 3 mm 的位置垂直于表皮进针。

2. 随着手腕的连贯旋转动作，缝针在真皮层旋转，针尖从对侧皮肤穿出。

3. 左手抓握手术镊夹持缝针，松开持针器释放针体，用手术镊夹持缝针从组织中牵出。

4. 以反手的方式重新持针，在与前次出针点同侧同一水平且距离伤口边缘 6 mm 的位置垂直进针。

5. 轻拉缝线使伤口边缘对合得更紧密，缝针沿着自身的弧度旋转，穿过深层组织，再从伤口对侧距离切口边缘 6 mm 的位置穿出。

6. 轻柔地收紧缝线打结，注意将表皮的张力降到最低，避免过度束紧伤口边缘（图 5-17A 至图 5-17E）。

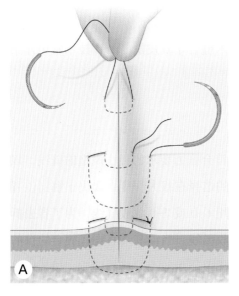

图 5-17A 简易垂直褥式缝合的操作示意

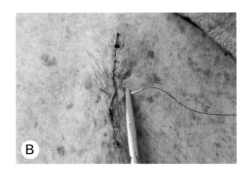

图 5-17B 在切口线周围垂直于表皮进针，沿着表浅的位置穿过真皮，从对侧邻近切口线处出针

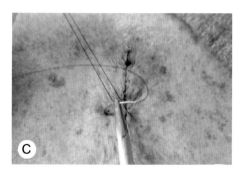

图 5-17C　用非惯用手抓住缝线，轻轻地向上拉，使伤口边缘向上提升，缝针从远离伤口边缘的位置穿出

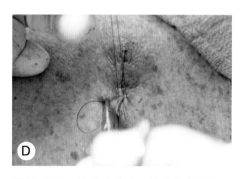

图 5-17D　缝针沿着更深的路径在真皮层走行，从对侧远离伤口边缘的位置穿出

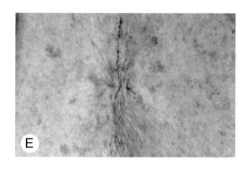

图 5-17E　简易垂直褥式缝合后的伤口外观

五、技巧与要点

　　这项技术是标准垂直褥式缝合的一种变式，被认为是一种与标准技术功能相同但更快速的缝合技术。

　　与大多数经皮缝合技术一样，垂直于表皮进针这一点非常重要，在应用这项技术时，允许缝针稍微横向地离开伤口边缘，然后完全沿着缝针的弧度走行，这将尽可能地促进伤口外翻以及伤口边缘对合。

　　简易垂直褥式缝合技术又被称为"近近 - 远远"技术。因为缝线先从近切缘处进针并从对侧近切缘处出针，然后再从远离切缘处进针并从对侧远离切缘处出针。这正好与标准的垂直褥式缝合相反。

六、缺点与注意事项

与单纯间断缝合一样，应注意避免在表皮下过浅地缝合组织，这是由缝针没有以垂直角度进入皮肤且没有沿着缝针的弧度走行所引起的，这样可能会导致伤口内翻。初学者在进行缝合操作时要特别重视这一问题，因为最初在表面放置的缝线位置太浅，很容易导致组织撕裂。

由于简易垂直褥式缝合的第二条较深层的缝线是在盲视下放置的，因此存在潜在的血管或神经损伤或绞窄的风险，操作时需要特别注意。而在使用标准的垂直褥式缝合时很少出现这类问题，因为首先放置的是较深的缝线，可以在充分暴露深部组织结构的情况下完成。

与其他经皮缝合技术相比，这项技术不容易使伤口边缘对合良好，因为它的外翻作用可能会引起垂直褥式缝合中心部位的裂开。

与标准的垂直褥式缝合一样，这项技术较单纯间断缝合拆线更为困难，尤其是在缝线留置时间过长的情况下，这些缝线常常会被愈合的表皮覆盖。

与不需要穿过切口线的缝合技术（如埋入式缝合、皮下缝合）相比，这项技术可能会增加缝线痕迹、组织坏死以及其他并发症的发生风险。因此，建议尽早将缝线拆除，以减少并发症的发生，在无法及时拆除缝线的情况下，应考虑采取其他的缝合技术。

七、参考文献

1. JONES J S, GARTNER M, DREW G, et al. The shorthand vertical mattress stitch: evaluation of a new suture technique. Am J Emerg Med, 1993, 11(5): 483-485.
2. SNOW S N, GOODMAN M M, LEMKE B N. The shorthand vertical mattress stitch—a rapid skin everting suture technique. J Dermatol Surg Oncol, 1989, 15(4): 379-381.

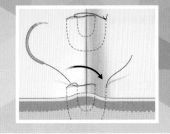

5.18 锁边垂直褥式缝合

一、同义词

环形褥式缝合（loop mattress suture）。

视频 5-18　锁边垂直褥式缝合
（可通过 *www.AtlasofSuturingTechniques.com* 链接获取视频）

二、应用范围

锁边垂直褥式缝合（locking vertical mattress suture）也被称为环形褥式缝合，是垂直褥式缝合的一种锁边变式，用于伤口闭合以及表皮对合。与标准垂直褥式缝合相比，这项技术添加了一条穿过切口边缘顶部的缝线，这可能有助于切口边缘对合。与许多间断缝合技术一样，这项技术可以单独用于轻度张力伤口的缝合，如小穿孔钻取活检或创伤性裂伤形成的伤口。

三、缝合材料的选择

对于所有的缝合技术来说，最好是使用符合张力要求的最小规格的缝线，以减少缝线痕迹和异物反应的发生风险。缝线的选择在很大程度上取决于解剖位置和缝合目的。在面部应用这项技术，可以使用 6-0 或 7-0 单股缝线；为了省去拆线步骤，也可以在眼睑和耳部使用快速可吸收肠线。当锁边垂直褥式缝合的目的仅仅是促进伤口边缘的外翻时，也可以在四肢部位使用较小规格的缝线。如果伤口的张力较小，可以使用 5-0 单股缝线；如果伤口处于中等张力，可以使用 4-0 单股缝线，缝合的目的主要是缓解张力和表皮对合；在某些特定的高张力区域，也可以使用 3-0 单股缝线。

四、操作步骤

1. 在距离伤口边缘约 6 mm 的位置垂直于表皮进针。

2. 随着手腕的连贯旋转动作，缝针在真皮层内旋转，然后针尖从对侧皮肤穿出。如果缝针的半径太小，无法通过一次旋转运动完成这一缝合弧线，则可将这一步分为两步，即缝针先从切口边缘之间穿出，然后再重新进针并从对侧伤口穿出。

3. 左手抓握手术镊夹持缝针，注意避免夹住针尖，针尖很容易因反复摩擦而变钝。松开持针器释放缝针，用手术镊夹持缝针并从组织中牵出。或者，可以通过持针器释放缝针后，再次在伤口的对侧用持针器持针，使缝针通过自身的弧度完成旋转，而不必使用手术镊。

4. 以反手的方式重新持针，垂直于表皮进针，进针点与前一出针点位于切口线同侧同一水平，距离伤口边缘约 3 mm，即在前一出针点与伤口边缘之间。

5. 缝针在皮肤浅层沿自身的弧度旋转，然后在对侧距离伤口边缘约 3 mm 的位置穿出。此时不要拉紧缝线，而是在该位置，即前一出针点与进针点之间，留下一个缝合线环。

6. 缝针穿过对侧出针点和入针点之间的线环，锁定伤口上方的缝线。

7. 轻柔地收紧缝线打结，注意将表皮的张力降到最低，避免过度束紧伤口边缘（图 5-18A 至图 5-18F）。

五、技巧与要点

锁边垂直褥式缝合被定义为一种由垂直褥式缝合、单纯间断缝合和滑轮缝合组合起来的缝合技术。这项技术可以像垂直褥式缝合那样使伤口边缘形成明显的外翻，像单纯间断缝合那样使伤口边缘对合良好，也可以像滑轮缝合那样形成多个线环从而有效地降低缝线张力。

与大多数经皮缝合技术一样，垂直于表皮进针这一点非常重要，然后完全沿着缝针的弧度走行，这将尽可能地促进伤口外翻以及伤口边缘对合。

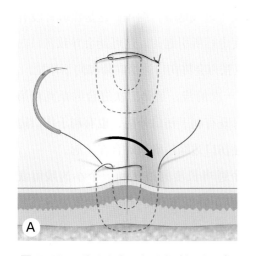

图 5-18A　锁边垂直褥式缝合的操作示意

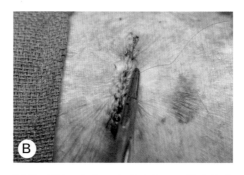

图 5-18B　垂直于皮肤进针，沿着缝针的弧度走行，从对侧出针

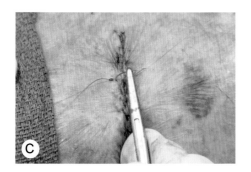

图 5-18C　反手持针，从出针点内侧进针

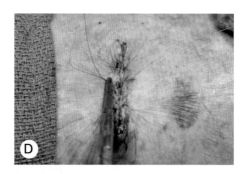

图 5-18D　缝针沿着表浅的路径走行，从对侧初始进针点内侧出针

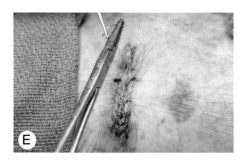

图 5-18E　缝针穿过进针点及出针点之间的缝合线环，再从对侧进针

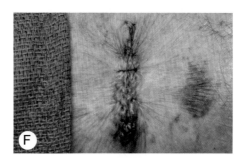

图 5-18F　术后即刻的伤口外观，缝线的锁定部分横跨伤口边缘

311

与单纯间断缝合一样，应注意避免在表皮下过浅地缝合组织，这是由缝针没有以垂直的角度进入皮肤且没有沿着缝针的弧度走行所引起的。这可能会导致伤口内翻，因为过浅的组织缝合所产生的向下的牵拉张力会将伤口边缘向外和向下牵拉。

需要注意的是，第二次缝合的深度较第一次的浅，且第二次缝合的距离较第一次的短，使缝线形成一种嵌套的样式，这样既有利于伤口外翻，也有利于伤口边缘对合，并且最后一环穿过切口线的缝线能使伤口边缘精确地对合在一起。

在形成最终的锁边环之前，只留下一个适当长度的线尾和一个小的残留线环，这样有助于拉动大部分的缝线，而且有助于降低拉动缝线过程中发生缝线缠绕的风险。

六、缺点与注意事项

这项技术理想的手术效果是形成一个外翻的伤口，并且使伤口边缘对合良好，这是因为切口表面有缝线锁环的存在。在实践中，锁定步骤有可能导致伤口边缘内翻，因此选择应用该技术前应加以考虑。

无论哪种缝合技术，熟悉相关的解剖学知识是至关重要的。当应用锁边垂直褥式缝合时，重要的是要记清皮下深部组织的结构，这些结构可能因缝针和缝线的通过而受到损伤，也可能因被过度束紧而受到挤压。这项技术的垂直缝合方式有助于将这些风险降至最低。

与不需要穿过切口线的缝合技术（如埋入式缝合、皮下缝合）相比，这项技术可能会增加缝线痕迹、组织坏死以及其他并发症的发生风险。因此，建议尽早将缝线拆除，以减少并发症的发生，在无法及时拆除缝线的情况下，应考虑采取其他的缝合技术。

七、参考文献

GAULT D T, BRAIN A, SOMMERLAD B C, et al. Loop mattress suture. Br J Surg, 1987, 74(9): 820-821.

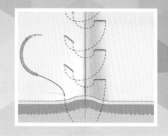

5.19 连续垂直褥式缝合

视频 5-19　连续垂直褥式缝合

（可通过 *www.AtlasofSuturingTechniques.com* 链接获取视频）

一、应用范围

连续垂直褥式缝合（running vertical mattress suture）是一项用于伤口闭合和表皮对合的连续外翻缝合技术。同其他连续缝合技术一样，这项技术可以单独用于低张力伤口的缝合，如外阴部伤口和创伤性裂伤。与间断垂直褥式缝合一样，当已使用深层缝合技术缝合了真皮层时，这项技术常用作第二层的浅层缝合来帮助伤口边缘外翻。

二、缝合材料的选择

与所有的缝合技术一样，最好是使用符合张力要求的最小规格的缝线，以减少缝线痕迹和异物反应的发生风险。缝线的选择在很大程度上取决于解剖位置和缝合目的。在面部应用这项技术，可以使用 6-0 或 7-0 单股缝线；为了省去拆线步骤，也可以在眼睑和耳部使用快速可吸收肠线。当连续垂直褥式缝合的目的仅仅是促进伤口边缘的外翻时，也可以在四肢部位使用较小规格的缝线。如果伤口张力较小，可以使用 5-0 单股缝线；如果伤口处于中等张力，可以使用 4-0 单股缝线，缝合的目的主要是缓解张力和促进表皮对合。偶尔也可以使用 3-0 单股缝线。

三、操作步骤

1. 在距离伤口边缘约 6 mm 的位置垂直于表皮进针。

2. 随着手腕的连贯旋转动作，缝针在真皮层内旋转，使缝针在深处比在表面咬合更多的组织，然后针尖从对侧皮肤穿出。如果缝针的半径太小，无法通过一次旋转运动完成这一缝合弧线，那么可以将这一步分为两步，即缝针先从切口边缘之间穿出，然后再重新进针并从对侧伤口穿出。

3. 左手抓握手术镊夹持缝针针体，注意避免夹住针尖，针尖很容易因反复摩擦而变钝。松开持针器释放缝针，用手术镊夹持缝针并从组织中牵出。或者，可以通过持针器释放缝针后，再次在伤口的对侧用持针器持针，使缝针通过自身的弧度完成旋转，而不必使用手术镊。

4. 以反手的方式重新持针，垂直于表皮进针，进针点与前一出针点位于切口线同侧，距离伤口边缘约 3 mm。

5. 缝针在皮肤浅层沿自身的弧度旋转，然后在对侧距离切口边缘约 3 mm 的位置穿出。

6. 轻柔地收紧缝线打结，注意将表皮的张力降到最低，避免过度束紧伤口边缘。

7. 只剪断缝线尾端。

8. 然后按照步骤 1，重新持针，在前一缝合的出针点再次进针，对侧皮肤的出针点在伤口的近端（相对于术者）和外侧（相对于切口边缘）。

9. 依次重复步骤 1~5，这样每次操作后在出针点的近端和外侧形成新的进针点，形成连续缝合。

10. 缝合到达伤口末端后，轻柔地打结固定缝线（图 5-19A 至图 5-19G）。

四、技巧与要点

应用这项技术可以相对快速地放置一层外翻缝线，它被认为是一种比简易垂直褥式缝合（近近－远远）更快的缝合技术。

与间断垂直褥式缝合一样，当伤口边缘需要内翻或已经在深部使用了埋入式缝合技术使伤口边缘形成了明显外翻时，应避免应用这项技术。

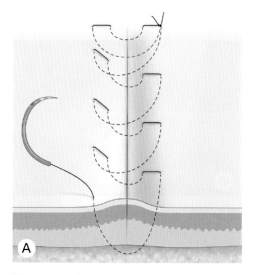

图 5-19A　连续垂直褥式缝合的操作示意

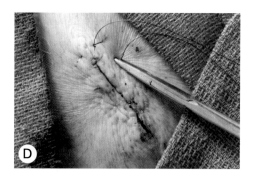

图 5-19B　从远端的伤口顶点开始，在远离切口边缘的位置垂直于皮肤进针，从对侧远离伤口边缘的位置出针

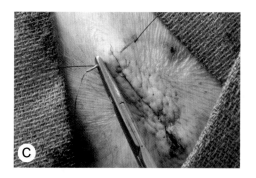

图 5-19C　以反手的方式重新持针，在靠近伤口边缘的位置进针，沿着表浅的路径走行，从对侧初始进针点的内侧出针。打结固定缝线，形成一个锚定的垂直褥式缝合

图 5-19D　沿着伤口的长轴走行，从远离切口边缘的位置进针，再从对侧远离切口边缘的位置出针

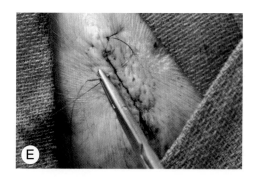

图 5-19E　以反手的方式重新持针，在伤口边缘近处进针，沿着表浅的路径走行，从对侧伤口出针

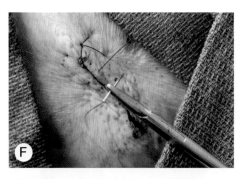

图 5-19F 沿着伤口走行，再从远离伤口边缘的位置进针，重复这种方式

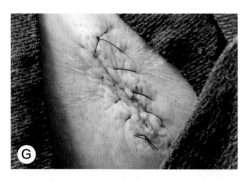

图 5-19G 术后即刻的伤口外观

与大多数经皮缝合技术一样，垂直于表皮进针这一点非常重要，在应用这项技术时，允许缝针稍微横向地离开伤口边缘，然后完全沿着缝针的弧度走行，这将尽可能地促进伤口外翻以及伤口边缘对合。

这项技术的一个优点是，没有缝线穿过切口边缘，而且同样没有跨越伤口表面。虽然这样无法对表皮对合进行微调，但是有助于降低留下不美观的缝线痕迹的风险。

与间断垂直褥式缝合一样，第二次缝合的位置较第一次缝合（更深的远 - 远缝合）更浅，这使缝线呈嵌套式放置。这样既有利于伤口外翻，也有利于伤口边缘对合。

五、缺点与注意事项

作为一项连续缝合技术，整条缝线的完整性取决于两个线结的安全性。因为这项技术并不用于缓解张力，所以虽然存在缝线断裂、线结滑脱的风险，但不会导致灾难性的伤口裂开。实际上，缝线的牵引本身就提供了一部分的安全性，即使是在线结断裂的情况下，也能有效地维持伤口外翻。

和间断垂直褥式缝合一样，相比其他的经皮缝合技术，这项技术不容易使伤口边缘对合良好，因为其外翻作用可能会引起连续垂直褥式缝合中心部位小程度的裂开。如果已经进行了深部组织的缝合，那么这将不是一个显著的缺陷，因为在深层缝合的基础上伤口边缘可以被很好地对齐。

　　与单纯间断缝合相比，这项技术的拆线更为困难。尤其是在缝线留置时间过长的情况下，这些缝线常常会被愈合的表皮覆盖。

　　无论哪种缝合技术，熟悉相关的解剖学知识是至关重要的。当应用连续垂直褥式缝合时，重要的是要记清皮下深部组织的结构，这些结构可能会因缝针和缝线的通过而受到损伤，也可能因被过度束紧而受到挤压。这项技术的垂直缝合方法有助于将这些风险降至最低。

　　与不需要穿过切口线的缝合技术（如埋入式缝合、皮下缝合）相比，这项技术可能会增加缝线痕迹、组织坏死以及其他并发症的发生风险。因此，建议尽早将缝线拆除，以减少并发症的发生，在无法及时拆除缝线的情况下，应考虑采取其他的缝合技术。

六、参考文献

1.　KOLBUSZ R V, BIELINSKI K B. Running vertical mattress suture. J Dermatol Surg Oncol, 1992, 18(6): 500-502.
2.　STIFF M A, SNOW S N. Running vertical mattress suturing technique. J Dermatol Surg Oncol, 1992, 18(10): 916-917.

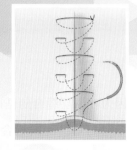

5.20 连续－单纯交替垂直褥式缝合

一、同义词

连续单纯组合式垂直褥式缝合（running combined simple and vertical mattress suture）。

视频 5-20　连续－单纯交替垂直褥式缝合

（可通过 *www.AtlasofSuturingTechniques.com* 链接获取视频）

二、应用范围

连续－单纯交替垂直褥式缝合（running alternating simple and vertical mattress suture）是一项用于伤口闭合和表皮对合的连续外翻缝合技术。同其他连续缝合技术一样，这项技术可以单独用于低张力伤口的缝合，如外阴部伤口和创伤性裂伤。当已使用深层缝合技术缝合了真皮层时，这项技术常用作第二层的浅层缝合来帮助伤口边缘外翻。其中，垂直褥式缝合部分有助于促进伤口外翻，而单纯连续缝合部分则有助于伤口边缘的对合。

三、缝合材料的选择

与所有的缝合技术一样，最好是使用符合张力要求的最小规格的缝线，以减少缝线痕迹和异物反应的发生风险。缝线的选择在很大程度上取决于解剖位置和缝合目的。在面部应用这项技术，可以使用 6-0 或 7-0 单股缝线；为了省去拆线步骤，也可以在眼睑和耳部使用快速可吸收肠线。当连续－单纯交替垂直褥式缝合的目的仅仅是促进伤口边缘的外翻时，也可以在四肢部位使用较小规格的缝线。如果伤口张力较小，可以使用 5-0 单股缝线；如果伤口处于中等张力，可以使用

4-0 单股缝线，缝合的目的主要是缓解张力和表皮对合；在某些特定的高张力区域，可以使用 3-0 单股缝线。

四、操作步骤

1. 首先进行一个单纯间断锚定缝合。

2. 垂直于表皮进针，进针点与伤口边缘之间的距离大约为缝针半径的一半。这样使缝针可以很容易地沿着自身的弧度走行，在对侧伤口与进针点至伤口边缘等距离的一点穿出。

3. 随着手腕的连贯旋转动作，缝针在真皮层内旋转，使缝针在深处比在表面咬合更多的组织，然后从对侧皮肤穿出。

4. 左手抓握手术镊夹持缝针针体，注意避免夹住针尖，针尖很容易因反复摩擦而变钝。松开持针器释放缝针，用手术镊夹持缝针并从组织中牵出。或者，可以通过持针器释放缝针后，再次在伤口对侧用持针器持针，使缝针通过自身的弧度完成旋转，而不必使用手术镊。

5. 轻柔地收紧缝线打结，注意将表皮的张力降到最低，避免过度束紧伤口边缘。

6. 剪断松散的线尾。

7. 在出针点相对于术者的近侧，距离伤口边缘约 6 mm 的位置，再次垂直于表皮进针。

8. 随着手腕的连贯旋转动作，缝针朝向术者近侧以 45° 角旋转穿入真皮（并远离前一进针点），然后缝针从对侧穿出。出针点到切口边缘的距离与前一进针点到切口边缘的距离相等。

9. 以反手的方式持针，在前次出针点同侧同一水平线距离切口边缘 3 mm 的位置垂直于表皮进针。

10. 沿着缝针的弧度旋转进针，从对侧距离切口边缘 3 mm 的位置出针。

11. 以标准的方式重新持针，在前一出针点同侧同一水平距离切口边缘约 6 mm 的位置进针。

12. 按照步骤 1，重新进针，进针点与第一次的进针点一致，对侧出针点在伤口的近端（相对于术者）和外侧（相对于切口边缘）。

13. 缝针再次朝向术者方向以 45° 角旋转穿入真皮（并远离前一进针点），然后缝针从对侧皮肤穿出。出针点到切口边缘的距离与前一进针点到切口边缘的距离相等。

14. 在对侧伤口的术者近端，与伤口边缘等距离的一点进针。

15. 依次重复步骤 7~14，直至缝合完毕。

16. 缝合完毕后，轻柔地收紧缝线打结（图 5-20A 至图 5-20I）。

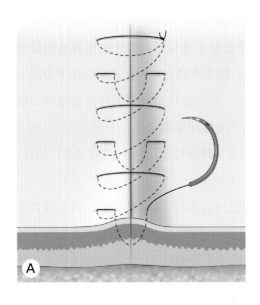

图 5-20A 连续－单纯交替式垂直褥式缝合的操作示意

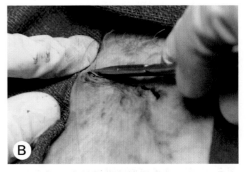

图 5-20B 放置锚定缝线，注意以 90° 角进针和出针

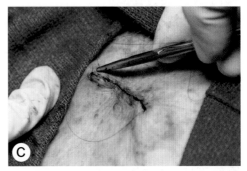

图 5-20C 开始单纯连续缝合，注意缝线沿着伤口的对角走行

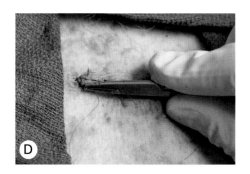

图 5-20D　垂直褥式缝合部分——从出针点内侧进针，沿着表浅的路径走行，从对侧伤口边缘出针

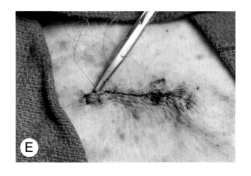

图 5-20E　连续缝合部分——从出针点外侧进针，沿着对角线的方向穿过伤口边缘

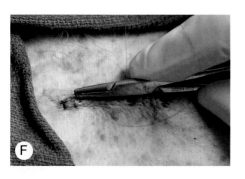

图 5-20F　放置间断单纯缝线环，直接跨过伤口边缘

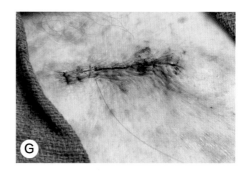

图 5-20G　第一组连续和垂直褥式缝合后的伤口外观

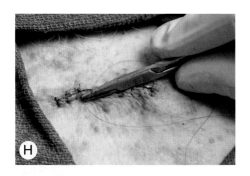

图 5-20H　继续进行垂直褥式缝合部分

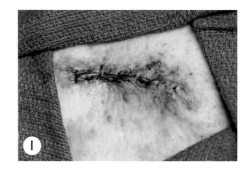

图 5-20I　清理伤口之前的外观，注意伤口边缘的完全外翻，有单纯缝线环的地方效果更好

五、技巧与要点

应用这项技术能够相对快速地放置一层外翻的垂直褥式缝合的缝线。单纯缝合线圈的加入意味着这项技术的缝合速度比连续垂直褥式缝合更快，因为单纯缝合线圈只需一次正手放置而垂直褥式缝合需要两次。而且，单纯缝合线圈的存在更便于拆线，因为间断的缝合环在拆线时更容易被夹取和切断。

与间断垂直褥式缝合一样，当伤口边缘需要内翻或已经在深部使用了埋入式缝合技术使伤口边缘形成了明显外翻时，应避免应用这项技术。

与间断垂直褥式缝合一样，垂直褥式部分第二次缝合的位置较第一次（更深层的远－远缝合）更浅，使缝线呈嵌套式放置，这样既有利于伤口外翻，也有利于伤口边缘对合。此外，每个单纯缝合在深部咬合更多的组织，使伤口边缘的外翻效果更好。

六、缺点与注意事项

与其他的连续缝合技术不一样的是，这项技术是以 45° 角进针的，从而使每个单独的垂直褥式缝合部分能够与切口边缘保持垂直，同时它的"连续"缝合特性使得缝合能沿着伤口轴线进行。这样术后的外观更整洁，可见的缝线垂直于切口边缘，这也意味着缝线的张力矢量与切口边缘上的潜在张力呈一定的角度。

作为一项连续缝合技术，整条缝线的完整性取决于两个线结的安全性。因为这项技术并不用于缓解张力，所以虽然存在缝线断裂、线结滑脱的风险，但不会导致灾难性的伤口裂开。实际上，缝线的牵引本身就提供了一部分的安全性，即使在线结断裂的情况下，也能有效地维持伤口外翻的效果。

无论哪种缝合技术，熟悉相关的解剖学知识是至关重要的。当放置垂直褥式缝合的缝线时，重要的是要记清皮下深部组织的结构，这些结构可能会因缝针和缝线的通过而受到损伤，也可能因被过度束紧而受到挤压。这项技术的垂直缝合方法有助于将这些风险降至最低。

与不需要穿过切口线的缝合技术（如埋入式缝合、皮下缝合）相比，这项技术可能会增加缝线痕迹、组织坏死以及其他并发症的发生风险。因此，建议尽早将缝线拆除，以减少并发症的发生，在无法及时拆除缝线的情况下，应考虑采取其他的缝合技术。

七、参考文献

KRUNIC A L, WEITZUL S, TAYLOR R S. Running combined simple and vertical mattress suture: a rapid skin-everting stitch. Dermatol Surg, 2005, 31(10): 1325-1329.

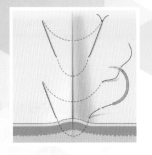

5.21 混合褥式缝合

视频 5-21 混合褥式缝合

（可通过 *www.AtlasofSuturingTechniques.com* 链接获取视频）

一、应用范围

混合褥式缝合（hybrid mattress suture）是一项用于伤口闭合和表皮对合的特定的外翻缝合技术。这项技术体现了垂直褥式缝合与水平褥式缝合两者之间的交叉。与许多间断缝合技术一样，混合褥式缝合可以单独用于小张力伤口的闭合，如小穿孔钻取活检或创伤性裂伤形成的伤口。

二、缝合材料的选择

对于所有的缝合技术来说，最好是使用符合张力要求的最小规格的缝线，以减少缝线痕迹和异物反应的发生风险。缝线的选择在很大程度上取决于解剖位置和缝合目的。在面部应用这项技术，可以使用 6-0 或 7-0 单股缝线，为了省去拆线步骤，也可以在眼睑和耳部选择使用快速可吸收肠线。当混合褥式缝合的目的仅仅是促进伤口边缘的外翻时，也可以在四肢部位使用较小规格的缝线。如果伤口的张力较小，可以采用 5-0 单股缝线；如果伤口处于中等张力，可以使用 4-0 单股缝线，缝合的目的主要是缓解张力和促进表皮对合；在某些特定的高张力区域，可以选用 3-0 单股缝线。

三、操作步骤

1. 在距离伤口边缘约 6 mm 的位置垂直于表皮进针。

2. 随着手腕的连贯旋转动作，缝针在真皮层内旋转，使缝针在深处比在表面咬合更多的组织，然后针尖从对侧皮肤穿出。如果缝针的半径太小，无法通过一次旋转运动完成这一缝合弧形路线，那么可以将这一步分为两步，即缝针先从切口边缘之间穿出，然后再重新进针并从对侧伤口穿出。

3. 左手抓握手术镊夹持缝针针体，注意避免夹住针尖，针尖很容易因反复摩擦而变钝。松开持针器释放缝针，用手术镊夹持缝针并从组织中牵出。

4. 以反手的方式持针，垂直于表皮进针，进针点与前一出针点位于切口线同侧，靠近术者的近端，距离伤口边缘约 3 mm。

5. 缝针沿着自身的弧度旋转，从对侧距离切口边缘约 3 mm 的位置穿出。

6. 轻柔地收紧缝线打结，注意将表皮的张力降到最低，避免过度束紧伤口边缘（图 5-21A 至图 5-21E）。

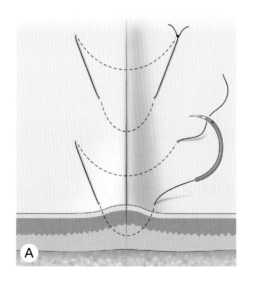

图 5-21A　混合褥式缝合的操作示意

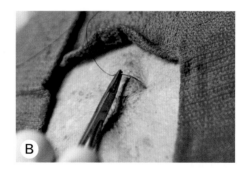

图 5-21B　在距伤口边缘较"远"的位置进针，从对侧相对远离伤口边缘的位置出针

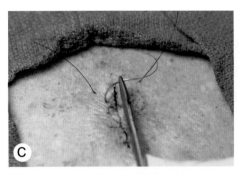

图5-21C 以反手的方式重新持针,从距伤口边缘较"近"的位置进针

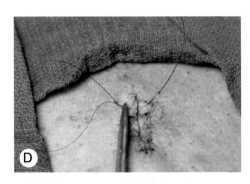

图5-21D 从对侧距伤口边缘较"近"的位置出针

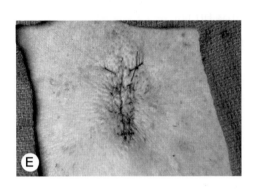

图5-21E 术后即刻的伤口外观,注意细微的梯形结构和明显的伤口外翻

四、技巧与要点

这项技术被认为是垂直褥式缝合与水平褥式缝合的结合,因同时拥有两者的优点而被提倡。

与大多数经皮缝合技术一样,垂直于表皮进针这一点非常重要,在应用这项技术时,允许缝针稍微横向地离开伤口边缘,然后完全沿着缝针的弧度走行,这将尽可能地促进伤口外翻以及伤口边缘对合。

这项技术的一个优点是,缝线没有穿过切口边缘,而且同样没有跨越伤口表面。虽然这样无法对表皮对合进行微调,但有助于降低留下不美观的缝线痕迹的风险。

与垂直褥式缝合一样,第二次缝合的位置较第一次缝合(更深的远-远缝合)更浅,使缝线呈嵌套式放置。这样既有利于伤口外翻,也有利于伤口边缘对合。

五、缺点与注意事项

实际上，与水平褥式缝合相比，这项技术并没有明显的优势。与其他经皮缝合技术相比，这项技术在伤口边缘对合方面也没有优势，因为其外翻作用可能会引起垂直褥式缝合中心部位小程度的裂开。如果已经进行了深部组织的缝合，那么这将不是一个显著的缺陷，因为在深部组织缝合的基础上伤口边缘可以被很好地对齐。如果没有深部组织缝合的基础，或者需要在垂直褥式缝合后进一步提高伤口边缘的对合程度，可以加用单纯间断缝合使伤口边缘对合得更加精确。

与其他的褥式缝合技术一样，混合褥式缝合较单纯间断缝合拆线更为困难。尤其是在缝线留置时间过长的情况下，这些缝线常常会被愈合的表皮覆盖。

与其他缝合技术一样，熟悉相关的解剖学知识是至关重要的。当进行混合褥式缝合时，重要的是要记清皮下深部组织的结构，这些结构可能会因缝针和缝线的通过而受到损伤，也可能因被过度束紧而受到挤压。

与不需要穿过切口线的缝合技术（如埋入式缝合、皮下缝合）相比，这项技术可能会增加缝线痕迹、组织坏死以及其他并发症的发生风险。因此，建议尽早将缝线拆除，以减少并发症的发生，在无法及时拆除缝线的情况下，应考虑采取其他的缝合技术。

六、参考文献

1. HOFFMAN M D, BIELINSKI K B. Surgical pearl: the hybrid mattress suture. J Am Acad Dermatol, 1997, 36(5 pt 1): 773-774.
2. MAKKAR S, SHARMA R, NANDA V. Hybrid mattress suture. Plast Reconstr Surg, 2004, 114(7): 1971-1973.

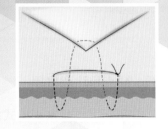

5.22 尖端缝合

一、同义词

半埋入式水平褥式缝合（half-buried horizontal mattress suture）。

视频 5-22　尖端缝合

（可通过 *www.AtlasofSuturingTechniques.com* 链接获取视频）

二、应用范围

尖端缝合（tip stitch）技术应用的目的是将组织的三个末端对合在一起，在进行皮瓣缝合时常常被使用，容许组织尖端的嵌入。这项技术还常常用于"V"形撕裂伤的修复。这种缝合方法可以理解为半埋入式水平褥式缝合。尖端缝合仅用于三段皮肤的对合，是一项特定的缝合技术。

三、缝合材料的选择

缝线的选择在很大程度上取决于缝合的位置，通常应选择适合解剖位置的最小规格的缝线。在面部，这项技术被用于皮瓣的修复，可以使用 6-0 或 7-0 单股不可吸收缝线。在躯干、四肢以及头皮部位应用这项技术，通常使用 3-0 或 4-0 不可吸收缝线。为了省去拆线步骤，也可以使用快速可吸收肠线，不过可能会增加组织反应性。

四、操作步骤

1. 通过埋入式缝合将皮瓣固定，这样尖端处于预期的位置且仅有最小的张力。
2. 在非皮瓣部分皮肤远侧的边缘处垂直进针，并朝着尖端上的计划进针点走行。

3. 用手术钳夹持缝针，同时松开持针器释放缝针。从组织中牵出缝针后，再次用持针器在正确的位置持针，以便下一次进针。

4. 在皮瓣尖端近侧部分，将缝针插入到真皮浅层，与上一次出针的深度一致。缝针平行于表皮，保持水平运动，旋转穿过尖端真皮层，在皮瓣尖端另一侧以相同的深度穿出。

5. 以反手的方式再次持针，将缝针重新插入到皮瓣非尖端皮肤近侧的真皮层，并在与初始进针点平行的位置穿出。

6. 器械打结固定缝线，应注意尽可能减少缝合处的张力，以降低皮瓣尖端坏死的风险（图 5-22A 至图 5-22G）。

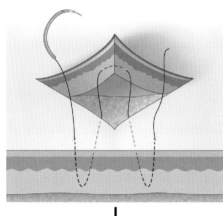

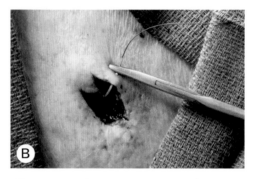

图 5-22B 在非尖端部位垂直于表皮进针，从真皮中层出针

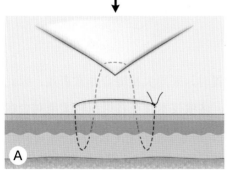

图 5-22A 尖端缝合的操作示意

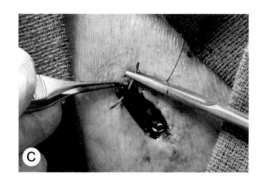

图 5-22C 再次从尖端的真皮中层进针

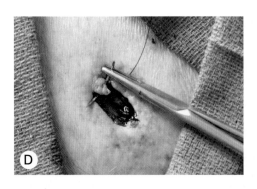

图 5-22D 缝针穿过尖端的操作示意，注意缝针没有穿透尖端的表皮

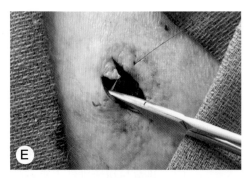

图 5-22E 从深部真皮进针，穿出到对侧非尖端伤口边缘的皮肤表面

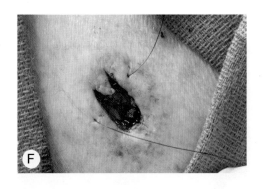

图 5-22F 打结前的缝线外观

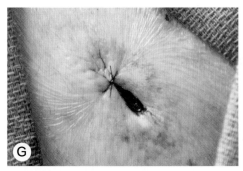

图 5-22G 缝线打结后的伤口外观，注意尖端被拉到与另一侧伤口边缘呈一条直线的位置上

五、技巧与要点

当需要将一个皮瓣的尖端放到合适的位置时，采用尖端缝合非常有效，因此该技术被频繁地用于这种情况下。重要的是，这项技术旨在将组织轻柔地对合在一起，使皮瓣被正确地嵌入到周围皮肤之间。虽然尖端缝合与半埋褥式缝合在技术上有着相似之处，但要认识到尖端缝合的设计并不是为了在明显的张力下使用，因为缝线的张力可能会导致皮瓣尖端血管蒂的坏死。在尖端缝合之前可以先进行

折返式真皮缝合、叠瓦式缝合或悬吊缝合，这样可以确保皮瓣尖端接近周围皮肤时处于无张力的状态。

六、缺点与注意事项

应用这项技术最大的风险是发生皮瓣尖端坏死，因为缝线穿过包括尖端血管在内的真皮层，可能会影响到局部的血供。这种风险可以通过相对松散的缝线打结来降低，因为这样打结时尖端处不会被过度束紧。此外，如果已经在伤口边缘缝合了足够的真皮，那么可以只缝进较少的、不到一半的皮瓣尖端真皮，这样即使是在远端皮瓣的线环收得相对较紧的情况下，血液依然能供应到尖端处。

这项技术常常有一种倾向，即皮瓣尖端可能会陷入比周围组织更深的位置。这可能与经皮缝合对皮肤非尖端部位有着向上的拉力有关。

虽然存在皮瓣尖端坏死的风险，但研究表明，尖端缝合发生血管收缩的风险低于其他缝合方法，例如在皮瓣尖端边缘放置两条垂直方向的缝线或者缝线直接穿过尖端部位。即使没有缝线穿过尖端，血管损伤以及进而引起的皮瓣尖端坏死也是临床常见的风险。因此，采用尖端缝合很可能为同时满足组织对合与充分的血供之间提供一个合理的平衡。

七、参考文献

1.　BECHARA F G, AL-MUHAMMADI R, SAND M, et al. A modified corner stitch for fixation of flap tips. Dermatol Surg, 2007, 33(10): 1277-1279.

2.　KANDEL E F, BENNETT R G. The effect of stitch type on flap tip blood flow. J Am Acad Dermatol, 2001, 44(2): 265-272.

3.　MCQUOWN S A, COOK T A, BRUMMETT R E, et al. Gillies' corner stitch revisited. Arch Otolaryngol, 1984, 110(7): 450-453.

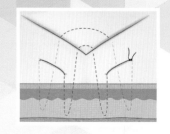

5.23 垂直褥式尖端缝合

一、同义词

改良尖端缝合（modified corner stitch）。

视频 5-23　垂直褥式尖端缝合
（可通过 *www.AtlasofSuturingTechniques.com* 链接获取视频）

二、应用范围

垂直褥式尖端缝合（vertical mattress tip stitch），又被称为改良尖端缝合（modified corner stitch）。这项技术旨在将组织的三个末端对合在一起，常常用于皮瓣的缝合，容许组织尖端的嵌入。这项技术还被视为一种尖端缝合的垂直褥式改进版，允许周围组织向伤口聚拢，同时促进伤口外翻，并降低了尖端部分位置低于周围组织的风险。这项技术仅用于三段皮肤的对合，是一项特定的缝合技术。

三、缝合材料的选择

缝线的选择在很大程度上取决于缝合的位置，通常应选择适合解剖位置的最小规格的缝线。这项技术可用于面部皮瓣的修复，选用 6-0 缝线最为合适。在躯干、四肢以及头皮部位应用这项技术，常使用 3-0 或 4-0 缝线。应用这项技术时，选择单股不可吸收缝线最为合适。

四、操作步骤

1. 通过埋入式缝合将皮瓣固定，这样尖端处于预期的位置且仅有最小的张力。
2. 在非皮瓣部分皮肤远端右侧的边缘处垂直于表皮进针，并朝着尖端走行。

这个穿过表皮的进针点应距离表皮边缘约 3 mm，具体取决于真皮层厚度和预期穿过皮瓣尖端的张力程度。然后缝针和缝线在非皮瓣皮肤的同一部分的真皮中部穿出。咬合组织的大小主要取决于缝针的大小。

3. 用手术钳夹持缝针，同时松开持针器释放缝针。从组织中牵出缝针后，再次用持针器在正确的位置持针，缝线穿过皮瓣尖端的真皮层，放置到先前放置缝线的左侧。

4. 牵拉少量的缝线，然后将缝针插入到皮瓣尖端的真皮层，深度与先前非皮瓣部分出针点相同，缝针沿着预设的圆周轨迹以一致的深度穿过皮瓣尖端的真皮层，这个圆周轨迹围绕着三部分皮肤的交汇点。然后用手术镊夹住缝针，同时松开持针器释放缝针。

5. 将注意力转移到非皮瓣皮肤边缘的近侧，将缝针插入到切口边缘的真皮中层，然后缝针从表皮穿出，与步骤 2 的操作形成镜像。

6. 再次从出针点内侧穿过表皮进针，在非皮瓣皮肤切口边缘的真皮出针。

7. 然后，将缝针重新插入到皮瓣的真皮层，与步骤 4 的操作形成镜像，在相同深度的真皮层走行，但远于步骤 4 在皮瓣尖端放置缝线的位置。

8. 将缝针插入并穿过初始进针侧的非皮瓣切口边缘的真皮，然后从原来的进针点内侧及上方穿出。

9. 器械打结固定缝线（图 5-23A 至图 5-23H）。

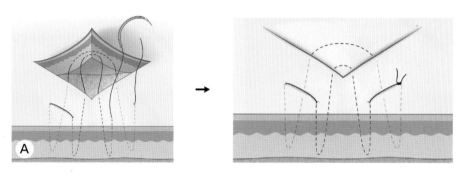

图 5-23A 垂直褥式尖端缝合的操作示意

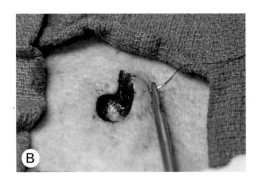

图 5-23B　从远离伤口边缘处进针，从真皮深层出针

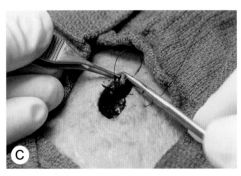

图 5-23C　穿过尖端真皮进针，沿着真皮横向走行，不穿过表皮

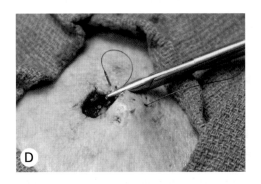

图 5-23D　穿过非尖端的真皮进针，从远离伤口边缘处出针

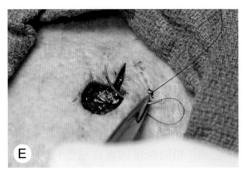

图 5-23E　从邻近伤口边缘处进针

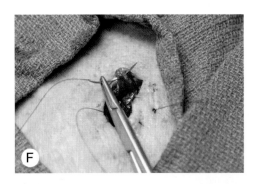

图 5-23F　从尖端真皮进针，在之前的弧形路径上方走行

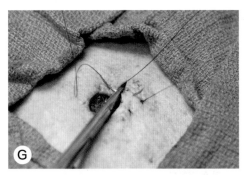

图 5-23G　从非尖端皮肤穿过真皮进针，并从初始的进针点内侧出针，然后打结固定缝线

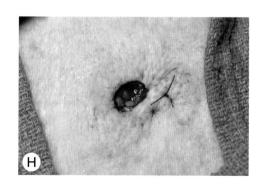

图 5-23H　术后即刻的伤口外观

五、技巧与要点

这项技术通常用来解决标准尖端缝合遇到的问题，即皮瓣尖端相对于周围皮肤有下陷的倾向。发生这种情况可能与忽视了缝合真皮层时需保持深度的一致性有关，但更可能与标准尖端缝合时经皮缝线对非尖端部分有向上的拉力有关。作为尖端缝合的垂直褥式改进版，相较于标准的尖端缝合，这项技术有着更加出色的伤口外翻效果和更低的尖端皮瓣下陷发生风险。

当需要将皮瓣尖端固定到合适的位置时，采用垂直褥式尖端缝合非常有效，因此该技术被频繁地用于这种情况下。重要的是，这项技术旨在将组织轻柔地对合在一起，使皮瓣被正确地嵌入到周围皮肤之间。虽然垂直褥式缝合与埋入式荷包缝合在技术上有相似之处，但要认识到尖端缝合的设计并不是为了在明显的张力下使用，因为缝线的张力可能会导致皮瓣尖端血管蒂的坏死。有一点需要特别强调，由于垂直褥式尖端缝合有两条缝合线圈通过了尖端，从而增加了组织绞窄和坏死的发生风险。在尖端缝合之前可以先进行折返式真皮缝合、叠瓦式缝合或悬吊缝合，这样可以确保皮瓣尖端与周围皮肤对合时处于无张力的状态。

这项技术的另一种变化形式是在进行第二次非皮瓣部位伤口边缘的缝合时将缝线埋入皮下，这样唯一的经皮缝线存在于第一次非皮瓣部位皮肤边缘的缝合中。这种情况下，在开始折返过程之前，步骤 5 和步骤 6 变成仅一次通过真皮的缝合。这样能够稍微减少感染和皮肤凹陷的发生风险，因为伤口边缘处的缝线没有穿过表皮。这种半埋式方法与垂直褥式缝合的 Allgöwer 改进版有着相似之处。

六、缺点与注意事项

应用这项技术最大的风险是发生皮瓣尖端坏死，因为两圈缝线穿过了包括尖端血管在内的真皮层，可能会影响到局部的血供。这种风险可以通过相对松散的缝线打结来降低，因为这样打结时尖端处不会被过度束紧。此外，如果在伤口边缘缝合了足够的真皮，那么可以只缝进较少的、不到一半的皮瓣尖端真皮，这样即使是在远端皮瓣的线环收得相对较紧的情况下，血液依然能供应到尖端处。

由于这项技术需要穿过皮瓣尖端放置两圈缝线，其发生组织坏死的风险高于其他的尖端缝合技术。因此，除非需要垂直褥式缝合以更好地对合伤口边缘，否则，应该优先选用其他无须额外缝线穿过皮瓣尖端的缝合技术。

虽然存在发生皮瓣尖端坏死的风险，但研究表明，尖端缝合发生血管收缩的风险低于其他的缝合方法，例如在皮瓣尖端边缘放置两条垂直方向的缝线或者缝线直接穿过尖端部位。即使没有缝线穿过尖端，血管损伤以及进而引起的皮瓣尖端坏死也是临床常见的风险。因此，采用尖端缝合很可能为同时满足组织对合与充分的血供之间提供一个合理的平衡。

七、参考文献

1. BECHARA F G, AL-MUHAMMADI R, SAND M, et al. A modified corner stitch for fixation of flap tips. Dermatol Surg, 2007, 33(10): 1277-1279.
2. KANDEL E F, BENNETT R G. The effect of stitch type on flap tip blood flow. J Am Acad Dermatol, 2001, 44(2): 265-272.

5.24 混合褥式尖端缝合

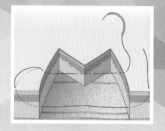

一、同义词

垂直褥式尖端缝合（vertical mattress tip stitch）。

视频 5-24　混合褥式尖端缝合
（可通过 *www.AtlasofSuturingTechniques.com* 链接获取视频）

二、应用范围

混合褥式尖端缝合（hybrid mattress tip stitch）旨在将组织的三个末端对合在一起，在皮瓣缝合与 M 成形术时常被使用，容许组织尖端的嵌入。它可以被理解为是一种混合褥式缝合，在"近 - 近"缝合这一步骤中包含了尖端真皮层的缝合。这项技术仅用于三段皮肤的对合，是一项特定的缝合技术。

三、缝合材料的选择

缝线的选择在很大程度上取决于缝合的位置，通常应选择适合解剖位置的最小规格的缝线。这项技术可用于面部皮瓣的修复，可以选用 6-0 或 7-0 单股不可吸收缝线。在躯干、四肢以及头皮部位应用这项技术，常使用 3-0 或 4-0 不可吸收缝线。为了省去拆线步骤，也可以选择使用快速可吸收肠线，不过可能会增加组织反应性。

四、操作步骤

1. 通过埋入式缝合将皮瓣固定，这样尖端处于预期的位置且仅有最小的张力。
2. 在预设皮瓣尖端位置远端 4 mm 且距离伤口边缘 6 mm 的位置垂直于表皮进针。

3. 随着手腕的连贯旋转动作，缝针在真皮层内旋转，使缝针在深处比在表面咬合更多的组织，然后从对侧皮肤穿出。如果缝针的半径太小，无法通过一次旋转运动完成这一缝合弧形路线，那么可以将这一步分为两步，即缝针先从切口边缘之间穿出，然后再重新进针并从伤口对侧出针。

4. 左手抓握手术镊夹持缝针，注意避免抓住针尖，针尖很容易因反复摩擦而变钝。

5. 以反手的方式重新持针，在距离伤口边缘约 3 mm 的位置垂直于表皮进针。进针点与出针点在切口线同侧，在出针点的远端（相对于术者），距离皮瓣尖端近端约 2 mm。

6. 缝针在皮肤浅层沿自身的弧度旋转，在伤口下方被游离的空间出针。

7. 再次以反手的方式持针，缝针适度地穿过皮瓣尖端的真皮层。缝针的走行轨迹与皮肤表面平行，注意不要穿出顶端的表皮层。

8. 再次以反手的方式持针，在对侧的真皮浅层进针，与步骤 5 和步骤 6 一样从表皮出针。

9. 轻柔地收紧缝线打结，注意将表皮的张力降到最低，避免过度束紧伤口边缘，同时注意尽可能减少缝合处的张力，以降低皮瓣尖端坏死的风险（图 5-24A 至图 5-24G）。

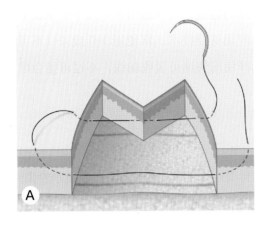

图 5-24A 混合褥式尖端缝合的操作示意

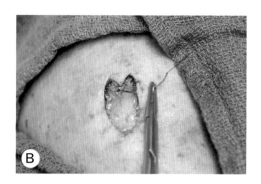

图 5-24B　在远离皮肤边缘且远离尖端的位置垂直于皮肤进针，从开放的伤口空间出针

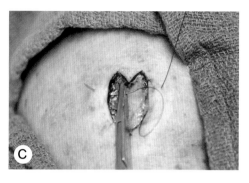

图 5-24C　从对侧伤口边缘进针，从远离伤口边缘处出针

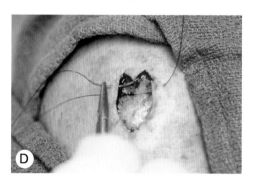

图 5-24D　在邻近皮肤边缘且邻近尖端的位置进针，从被游离的空间出针

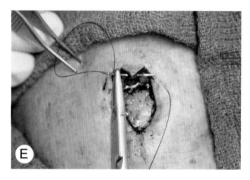

图 5-24E　缝针随后穿过尖端的真皮，但并没有穿透尖端的表皮，而是在真皮层内保持均匀的深度走行

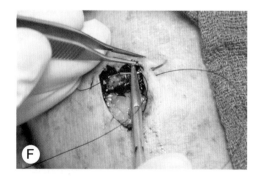

图 5-24F　再从真皮层下方进针，从靠近伤口边缘的表皮出针。随后打结固定缝线，将尖端固定

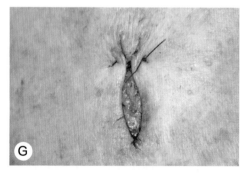

图 5-24G　术后即刻的伤口外观

五、技巧与要点

混合褥式尖端缝合技术在 M 形尖端的缝合中非常有用。重要的是，与其他的标准尖端缝合技术一样，这项技术旨在精确地对合组织，使皮瓣被正确地嵌入到周围皮肤之间。虽然混合褥式尖端缝合与混合褥式缝合在技术上有相似之处，但要认识到混合褥式尖端缝合并不是为了在明显的张力下使用而设计的，因为缝线的张力可能会导致皮瓣尖端血管蒂的坏死。在尖端缝合之前可以先进行折返式真皮缝合、叠瓦缝合或悬吊缝合，这样可以确保皮瓣与周围皮肤对合时处于无张力的状态。

需要注意的是，"近－近"这一步骤是在缝合皮瓣尖端近侧时采取的，而刚开始的"远－远"这一步骤是在缝合皮瓣尖端远侧时采取的。这种方法通过缝线形成的吊索效应将皮瓣尖端固定在预期的位置上。

这项技术中的垂直褥式缝合部分能够有效减少皮瓣尖端凹陷的发生，而这个问题偶尔会在标准的尖端缝合中出现。

六、缺点与注意事项

与其他尖端缝合技术一样，应用这项技术最大的风险是发生皮瓣尖端坏死，因为两圈缝线穿过了包括尖端血管在内的真皮层，可能会影响到局部的血供。这种风险可以通过相对松散的缝线打结来降低，因为这样打结尖端处不会被过度束紧。此外，如果在伤口边缘缝合了足够的真皮，那么可以只缝进较少的、不到一半的皮瓣尖端真皮，这样即使是在远端皮瓣的线环收得相对较紧的情况下，血液依然能供应到尖端。

虽然存在皮瓣尖端坏死的风险，但研究表明，尖端缝合发生血管收缩的风险低于其他缝合方法，例如在尖端边缘放置两条垂直方向的缝线或者缝线直接穿过尖端部位。即使没有缝线穿过尖端，血管损伤和进而引起的皮瓣尖端坏死也是临床常见的风险。因此，采用尖端缝合很可能为同时满足组织对合与充分的血供之间提供一个合理的平衡。

七、参考文献

1. KANDEL E F, BENNETT R G. The effect of stitch type on flap tip blood flow. J Am Acad Dermatol, 2001, 44(2): 265-272.

2. STARR J. Surgical pearl: the vertical mattress tip stitch. J Am Acad Dermatol, 2001, 44(3): 523-524.

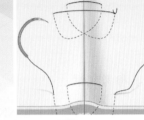

5.25 滑轮缝合

视频 5-25　滑轮缝合

（可通过 *www.AtlasofSuturingTechniques.com* 链接获取视频）

一、应用范围

　　滑轮缝合（pulley suture）得益于多重线圈的滑轮效应，常被用来闭合张力明显的伤口。这项技术可能会在伤口的表面产生明显的张力，因此通常用于头皮复位手术或其他非重要部位的整形手术。滑轮缝合也可作为一种临时性技术，在深部组织缝合前应用，可以使伤口边缘更好地对合并允许相对快速地缝合，而在深部组织缝合完成后，再将滑轮缝线拆除。

二、缝合材料的选择

　　缝线的选择在很大程度上取决于缝合的位置。这项技术是为明显张力下的伤口缝合而设计的，在头皮和背部应用可以选择 3-0 不可吸收缝线，如果缝合区域处于特别明显的张力下，那么选择 2-0 不可吸收缝线可能会更有益处。

三、操作步骤

1. 在距离伤口边缘 8~12 mm 的位置垂直于表皮进针。
2. 随着手腕的连贯旋转动作，缝针在真皮层内旋转，在切口边缘之间穿出。
3. 重新持针从对侧切口边缘的真皮层下方进针，并从距离切口边缘约 4 mm 的位置出针，出针点在初始侧进针点的远端（相对于术者）。
4. 重新持针在切口线对侧（初始进针侧）距离切口边缘约 4 mm 的位置垂直于表皮进针。

5. 随着手腕的连贯旋转动作，缝针在真皮层内旋转，在切口边缘之间穿出。

6. 重新持针从对侧切口边缘的真皮层下方进针，并从距离切口边缘 8~12 mm 的位置出针，出针点在进针点的近侧（相对于术者）。

7. 打结固定缝线（图 5-25A 至图 5-25G）。

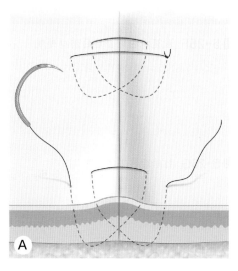

图 5-25A　轮滑缝合的操作示意

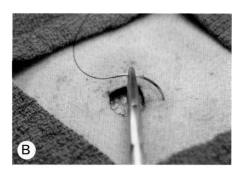

图 5-25B　从远离伤口边缘处进针，从被游离的伤口真皮层下方出针

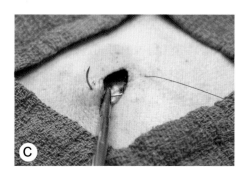

图 5-25C　再从对侧伤口边缘进针，进针点在伤口长轴方向出针点的远端，从邻近伤口边缘的位置出针

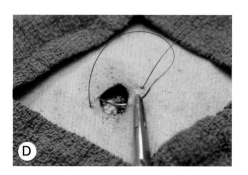

图 5-25D　在靠近伤口边缘的位置，缝针直接跨过出针点进针

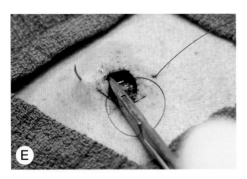

图 5-25E 再从真皮层下方进针，从远离伤口
边缘横跨最初的进针点出针

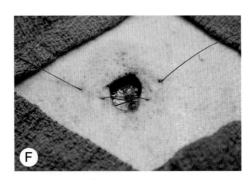

图 5-25F 放置滑轮缝合后的伤口外观

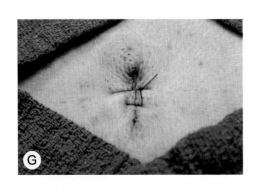

图 5-25G 打结后的伤口外观

四、技巧与要点

滑轮缝合的应用对伤口的类型有一定的选择性，它适合用于存在明显张力的伤口的缝合。由于这项技术属于经皮缝合技术，如果缝线留置的时间过长，可能会留下明显的交叉样缝线痕迹。这项技术也常在术中临时使用，以帮助放置其他的缝线，一旦其他的缝合过程结束，就可以将滑轮缝线移除。如果滑轮缝合的缝线需要被保留，应尽可能早地拆线，确保留置时间不超过 1 周。

当缝线以一个斜行的角度穿过伤口边缘时，两个缝合线环会有轻度的分离，这有助于减少组织坏死和撕裂的风险。

这项技术可用于某些埋入式滑轮缝合（如滑轮折返式真皮缝合）前的伤口准备。除了张力最大的伤口，只要进行了充分的皮下游离，合理地运用滑轮技术与更大规格的缝线，几乎可以完成所有伤口的缝合。

如果遇到张力极大的伤口，这项技术也可以进行"三环"的变化，从而产生更加明显的滑轮效应。这项技术还有一种双滑轮缝合的变式，即串联滑轮缝合（tandem pulley stitch）技术，近来也有所报道。

五、缺点与注意事项

滑轮缝合两个明显的缺点是遗留缝线痕迹和显著张力下伤口容易裂开。与不需要穿过切口线的缝合技术（如埋入式滑轮缝合）相比，这项技术可能会增加缝线痕迹、组织坏死以及其他并发症的发生风险。因此，建议尽早拆除缝线（最理想的情况为术中即拆除缝线）以减少并发症的发生，在无法及时拆除缝线的情况下，应考虑采取其他的缝合技术。

与单纯间断缝合相比，滑轮缝合的拆线过程更为困难。一般来说，内环相对容易被切断，但如果缝线留置时间过长，也可能会被周围增生的表皮组织覆盖。

六、参考文献

1.　FIELD L M. Closure of wounds under tension with the pulley suture. J Dermatol Surg Oncol, 1993, 19(2): 173-174.

2.　HITZIG G S, SADICK N S. The pulley suture. Utilization in scalp reduction surgery. J Dermatol Surg Oncol, 1992, 18(3): 220-222.

3.　LEE C H, WANG T. A novel suture technique for hightension wound closure: the tandem pulley stitch. Dermatol Surg, 2015, 41: 975-976.

4.　SNOW N S. Closure of wounds under tension with the pulley suture. J Dermatol Surg Oncol, 1993, 19(2): 174.

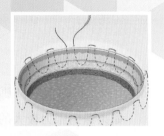

5.26 荷包缝合

视频 5-26　荷包缝合

（可通过 *www.AtlasofSuturingTechniques.com* 链接获取视频）

一、应用范围

设计荷包缝合（purse-string suture）的目的在于缩小或完全闭合缺损，其闭合效果取决于缺损部位的张力程度和大小。这是一项特定的缝合技术，因为荷包效应往往会导致周围皮肤的皱褶，这种变化发生在前臂和背部等部位通常是可接受的（而且随着时间的推移可以得到解决），但在面部等对美容效果敏感的部位则应尽量避免。这项技术的"连续"缝合性质意味着在缝合过程中的任何一处的不足都可能导致伤口裂开。因此，应用该技术通常需要选择使用更大规格的缝线。

二、缝合材料的选择

缝线的选择在很大程度上取决于缝合的位置，通常选择适合解剖位置的最小规格的缝线。在背部和肩部应用这项技术，一般使用 2-0 或 3-0 不可吸收缝线，而在四肢和头皮部位，可以使用 3-0 或 4-0 不可吸收缝线。由于这项技术需要顺滑地拉线，最好选用单股不可吸收缝线。

三、操作步骤

1. 对伤口边缘进行广泛的皮下游离。
2. 缝线的尾端位于术者和伤口远端之间，缝针在伤口远端边缘处插入表皮，其走行方向与切口平行。表皮进针点距离切口边缘 3~6 mm，具体取决于真皮的厚度和伤口闭合的预期张力。缝针和缝线在相同的深度穿过真皮深层到达被游离的皮下空间出针。

3. 用外科钳夹持缝针，同时操作手松开持针器释放缝针。外科钳夹持缝针自组织中牵出后，再次用持针器持针，在第一针的左侧重复先前的步骤。

4. 拉出一部分缝线，缝针插入到先前放置的缝线左侧的真皮中，并且重复同样的步骤。

5. 在整个伤口周围移动重复上述步骤，直到在靠近伤口远端的原始入针点的附近出针。一旦到达最接近外科医生的位置，可以采用更为便利的反手技术。

6. 在完成了整个缝合过程后，拉紧缝线，使伤口完全或部分闭合，并进行器械打结，如有需要，也可以进行徒手打结（图 5-26A 至图 5-26G）。

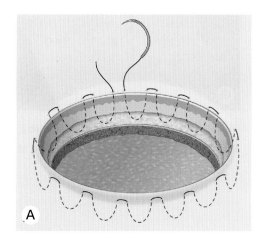

图 5-26A　荷包缝合的操作示意

图 5-26B　开始荷包缝合，注意垂直于表皮进针，沿着平行于伤口的路径走行

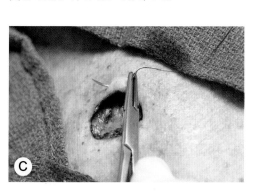

图 5-26C　完成荷包缝合的第一个缝合，注意沿着伤口的弧度走行

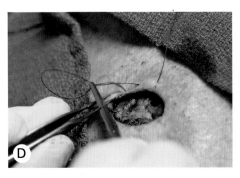

图 5-26D 开始荷包缝合的第二个缝合，再次沿着伤口的弧度走行

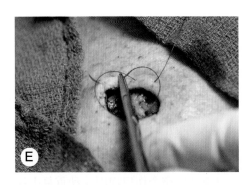

图 5-26E 完成第二个缝合

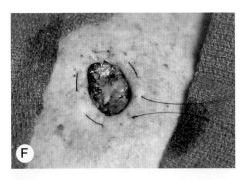

图 5-26F 现在荷包缝合的缝线环绕了整个伤口，注意这里为了演示使用了更大的咬合弧度

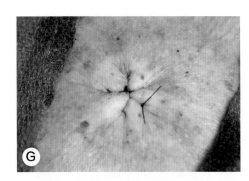

图 5-26G 完成的荷包缝合，注意伤口的星状外观，当在真皮层更厚的区域缝合或者缝合范围更大时，星状外观会更加明显

四、技巧与要点

荷包缝合是一种有效缩小创面的缝合方法，在多数情况下，仅放置一条荷包缝合的缝线就能够将整个伤口完全地闭合，因此，它也是分层修复梭形切口的一种替代方法。不过，最近的一项随机对照试验表明，作为深部组织缝合基础上第二层的荷包缝合并不会明显改善瘢痕增生的情况。

有研究建议，针对一些背部和四肢的缺损，特别是在皮肤缺乏弹性的老年患者中，应用荷包缝合相比传统的线性闭合方法可以达到更好的闭合效果。线性闭合通常留有瘢痕，并且需要一个更长的切口线。而荷包缝合虽在术后早期可能在局部出现皱褶，不过这种现象会随着时间的推移而消失。而在躯干和四肢部位愈合良好的线性闭合也会留下微小的瘢痕，即使是在有着张力的情况下闭合的伤口。

在实际应用中，这项技术通常是用于患者不愿意接受传统的线性闭合或者有其他合并症不能额外增加切口长度而无法实施线性闭合的情况下。

与线性的连续真皮缝合技术一样，该技术可用作改良的绞式缝合或滑轮缝合，因为多个缝合线环有助于减少整个大环中的任何一个小环的张力，可以在明显的张力下闭合伤口。然而，由于每一次缝合都没有被固定，重要的是要保证线结的牢固性。

这项技术通常使用单股缝线，单股缝线可以使拉线过程更加顺滑，并且拆线更为方便、直接。

在伤口渗出的情况下，荷包缝合也可以用于止血。对于血管分布密集区域（如头皮）的伤口，可以在远离伤口边缘的地方进行荷包缝合，出血的小血管被包含在荷包缝合的线圈内，当收紧线圈时，缝线能够束紧这些小血管，从而达到止血效果。此外，还可以使用双环荷包缝合，其止血效果更好。

在明显张力下收紧缝线打结存在一定的困难，因为高张力状态下的缝线往往在打第一个结后就会滑落。在缝线打结过程中，使用止血钳来固定线结可能有助于解决这一问题。

五、缺点与注意事项

与其他经皮缝合技术一样，应用这项技术可能会留下缝线痕迹，因为缝线是在明显张力下收紧打结的，而且为了使伤口边缘对合牢固，通常缝线留置的时间较长。该技术的这一问题可能比其他经皮缝合技术更为明显。因此，如果要使用荷包缝合，最好是采用皮下埋入的方式。

这种闭合所引起的皮肤皱褶在缺乏弹性的皮肤中可以很快得到解决，但在其他区域可能会持续存在。患者应该认识到，术后在伤口中心会有一定程度的皱褶，这是在手术预期内的。与埋入式荷包缝合一样，如果乳头被局部肿瘤侵蚀，但不需要完全重建，可以应用这项技术辅助重建乳头乳晕复合体。

由于整个伤口的闭合是由一个单一的线结固定住的，这项技术存在更高的伤口裂开风险。因为线结失效或是任何一处的缝线断裂都会导致整个区域立即失去张力。考虑到线结可能断裂，可以尝试更能确保线结安全性的措施，例如重视打结的牢固性、增加打结次数、增加额外的缝线或留下比传统线结更长的线尾等。

相较于垂直方向的缝合方法（如折返式真皮缝合或埋入式垂直褥式缝合），荷包缝合提供的伤口外翻作用更小。因此，可以考虑在浅层增加外翻缝合，如垂直褥式缝合，以改善这一问题。不过，由于这项技术通常是在外科医生对缝合术后伤口的美观性方面没有较高要求的情况下所采用的，单独应用该技术作为局部缺损的闭合措施是合理的。

六、参考文献

1. COHEN P R, MARTINELLI P T, SCHULZE K E, et al. The cuticular purse string suture: a modified purse string suture for the partial closure of round postoperative wounds. Int J Dermatol, 2007, 46(7): 746-753.

2. COHEN P R, MARTINELLI P T, SCHULZE K E, et al. The purse-string suture revisited: a useful technique for the closure of cutaneous surgical wounds. Int J Dermatol, 2007, 46(4): 341-347.

3. FIELD L M. Inadvertant and undesirable sequelae of the stellate purse-string closure. Dermatol Surg, 2000, 26(10): 982.

4. GREENBAUM S S, RADONICH M. Closing skin defects with purse-string suture. Plast Reconstr Surg, 1998, 101(6): 1749-1751.

5. HARRINGTON A C, MONTEMARANO A, WELCH M, et al. Variations of the pursestring suture in skin cancer reconstruction. Dermatol Surg, 1999, 25(4): 277-281.

6. HOFFMAN A, LANDER J, LEE P K. Modification of the purse-string closure for large defects of the extremities. Dermatol Surg, 2008, 34(2): 243-245.

7. JOO J, CUSTIS T, ARMSTRONG A W, et al. Purse-string suture vs second intention healing: results of a randomized, blind clinical trial. JAMA Dermatol, 2015, 151: 265-270.

8. KU B S, KWON O E, KIM D C, et al. A case of erosive adenomatosis of nipple treated with total excision using purse-string suture. Dermatol Surg, 2006, 32(8): 1093-1096.

9. MAHER I A, FOSKO S, ALAM M. Experience vs experiments with the purse-string closure: unexpected results. JAMA Dermatol, 2015, 151: 259-260.

10. MARQUART J D, LAWRENCE N. The purse-string lockdown. Dermatol Surg, 2009, 35: 853-855.

11. PATEL K K, TELFER M R, SOUTHEE R. A "round block" purse-string suture in facial reconstruction after operations for skin cancer surgery. Br J Oral Maxillofac Surg, 2003, 41(3): 151-156.

12. PELED I J, ZAGHER U, WEXLER M R. Purse-string suture for reduction and closure of skin defects. Ann Plast Surg, 1985, 14(5): 465-469.

13. RANDLE H W. Modified purse string suture closure. Dermatol Surg, 2004, 30 (2 pt 1): 237.

14. ROMITI R, RANDLE H W. Complete closure by purse-string suture after Mohs micrographic surgery on thin, sun-damaged skin. Dermatol Surg, 2002, 28(11): 1070-1072.

15. SPENCER J M, MALERICH S A, MOON S D. A regional survey of purse-string sutures for partial and complete closure of Mohs surgical defects. Dermatol Surg, 2014, 40(6): 679-685.

16. TEITELBAUM S. The purse-string suture. Plast Reconstr Surg, 1998, 101(6): 1748-1749.

17. ZHU J W, WU X J, LU Z F, et al. Purse-string suture for round and oval defects: a useful technique in dermatologic surgery. J Cutan Med Surg, 2012, 16(1): 11-17.

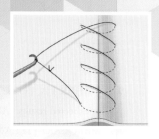

5.27 绞式缝合

视频 5-27　绞式缝合

（可通过 *www.AtlasofSuturingTechniques.com* 链接获取视频）

一、应用范围

这是一项特定的术中组织扩展技术。当伤口处于明显的张力下并且无法使用埋入式或者经皮滑轮缝合来闭合时，可以应用临时的绞式缝合（winch stitch），利用其"机械性组织伸展"原理，来帮助这些特定缺损的闭合。术中，在完成其他减张缝合后即可将该缝线移除。

二、缝合材料的选择

这是一项临时缝合技术，选择缝线时应重点考虑其弹性以及抗张性能，而不是是否会留下缝线痕迹。在应用这项技术时，2-0 或 3-0 单股不可吸收缝线可用于大多数部位的缝合，如躯干和头皮部位。

三、操作步骤

1. 垂直于表皮进针，进针点与伤口边缘之间的距离大约为缝针半径的一半。这样使缝针可以很容易地沿着自身的弧度走行，在对侧伤口与进针点至伤口边缘等距离的一点穿出。
2. 随着手腕的连贯旋转动作，缝针在真皮层内旋转，针尖从对侧皮肤穿出。
3. 左手抓握手术镊夹持缝针，注意避免夹住针尖，针尖很容易因反复摩擦而变钝。

4. 用止血钳将缝线松散的尾端固定在适当的位置。

5. 朝着术者方向，依次重复步骤 1~3，直至完成所需的缝合循环数。

6. 将缝线的前端与缝线的松散端打结固定在一起（图 5-27A 至图 5-27H）。

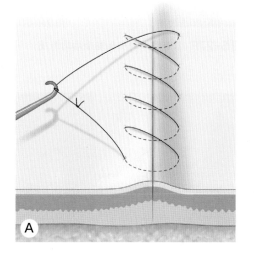

图 5-27A 绞式缝合的操作示意

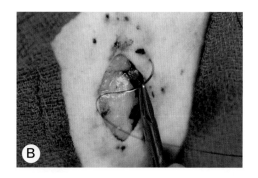

图 5-27B 邻近伤口边缘垂直于表皮进针

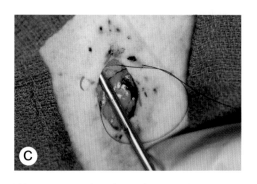

图 5-27C 从对侧进针，穿过皮肤出针

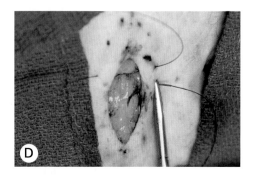

图 5-27D 沿着伤口边缘走行，再次垂直于皮肤进针

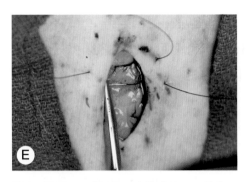

图 5-27E 从对侧伤口边缘进针，沿着伤口长轴继续用这种方式缝合

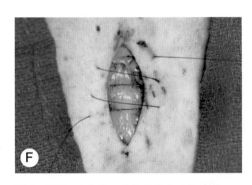

图 5-27F 沿着伤口的长轴缝合后的外观

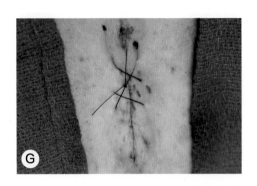

图 5-27G 在伤口上方将缝线的两端打结

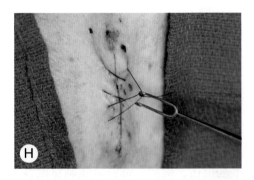

图 5-27H 用皮肤拉钩牵拉打结的缝线环以进一步收紧缝线

四、技巧与要点

这是一项多滑轮式组织扩展技术，通过多次缝合来减少张力，以使伤口边缘更好地对合。在绞式缝合完成后，可以使用皮肤拉钩牵拉缝线，间断地系紧缝线，允许更大幅度的皮肤伸展。

这项技术实际上并不是一种闭合方法。换句话说，绞式缝合并不是在适当的位置放置缝线以使伤口张力减少或使伤口边缘对合，而是使在高张力状态下不容易实施的常规减张缝合可以在绞式缝合的基础上得以顺利实施。

在缝合时，每一次缝合咬合的皮肤面积应足够大，以尽可能地减少缝线撕裂皮肤的风险。否则，处于极端张力下的伤口，尤其是那些真皮相对缺乏弹性的伤口，缝线很容易撕裂皮肤，进而导致额外的皮肤损伤以及伤口愈合的美容效果不佳。

五、缺点与注意事项

依据张力程度、真皮层的厚度及弹性，绞式缝合可能会导致一些意外的表皮和真皮损伤。因此，只有在绝对需要时，才能应用这项技术。虽然绞式缝合只是一种临时缝合方法，但仍然有发生组织坏死的可能，而且即便没有发生组织坏死，也可能对真皮内血管造成挤压损伤。

虽然绞式缝合的目的是利用组织的机械拉伸原理，但它并不是一项动态缝合技术，因为缝线的尾端是打结固定在一起的。因此，为了利用组织"拉伸"的优势，需要每隔几分钟就用皮肤拉钩牵拉缝线，但要注意缝线是在最初缝合后系紧的，无法固定到新的位置。

与其他的缝合技术一样，熟悉相关区域的解剖学知识是至关重要的。外科医生要非常熟悉浅表及深部组织的结构，这些结构可能会因缝针和缝线的通过而受到损伤。例如，缝针可能刺穿血管，导致组织出血增加。

考虑到这项技术可能存在的问题，在可行的情况下，在高张力区采用双环或埋入式滑轮缝合技术来闭合伤口是最好的选择。但绞式缝合仍能起到有效的辅助作用，在极端张力下，可能需要依靠机械拉伸来适当扩展皮肤，从而使非常紧绷的伤口变得松弛。

六、参考文献

CASPARIAN J M, MONHEIT G D. Surgical pearl: the winch stitch-a multiple pulley suture. J Am Acad Dermatol, 2001, 44(1): 114-116.

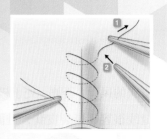

5.28 动态绞式缝合

一、同义词

改良绞式缝合（modified winch stitch）。

视频 5-28　动态绞式缝合

（可通过 *www.AtlasofSuturingTechniques.com* 链接获取视频）

二、应用范围

与标准的绞式缝合一样，动态绞式缝合（dynamic winch stitch）是一项特定的术中组织扩展技术。当伤口处于明显的张力下并且无法使用埋入式或者经皮滑轮缝合来闭合时，可以应用临时的绞式缝合，利用其"机械性组织伸展"原理，来帮助这些特定缺损的闭合。术中，在完成其他的减张缝合后即可将该缝线移除。

三、缝合材料的选择

这是一项临时缝合技术，选择缝线时主要考虑其弹性以及抗张性能，而不是是否会留下缝线痕迹。在应用这项技术时，2-0 或 3-0 单股不可吸收缝线可用于大多数部位的缝合，如躯干和头皮部位。

四、操作步骤

1. 垂直于表皮进针，进针点与伤口边缘之间的距离大约为缝针半径的一半。这样使缝针可以很容易地沿着自身的弧度走行，在对侧伤口与进针点至伤口边缘等距离的一点穿出。

2. 随着手腕的连贯旋转动作，缝针在真皮层内旋转，针尖从对侧皮肤穿出。

3. 左手抓握手术镊夹持缝针针体，注意避免夹住针尖，针尖很容易因反复摩擦而变钝。

4. 用止血钳将缝线松散的尾端固定在适当的位置。

5. 朝着术者方向，依次重复步骤 1~3，直至完成所需的缝合循环数。

6. 将缝线的前端拉紧，并用止血钳固定。

7. 等候片刻，待组织被拉伸后，再用止血钳轻轻牵拉缝线，这样增加了缝线的张力，并使伤口边缘更加靠近。当达到最大拉力时，在皮肤和缝线接合处放置另外一把止血钳将缝线固定。最后将牵拉缝线前端的止血钳撤出。重复这一步骤，直至达到预期的张力缓解程度。

8. 一旦放置好正式的缝线后，再将止血钳与临时缝线移除（图 5-28A 至图 5-28H）。

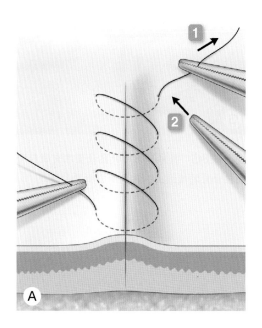

图 5-28A　动态绞式缝合的操作示意

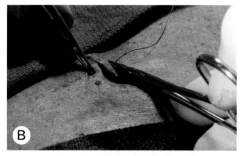

图 5-28B　垂直于皮肤进针，从对侧出针

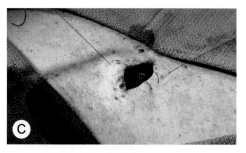

图 5-28C　继续重复这个步骤，用单纯连续缝合的方式放置一些咬合范围大且深的缝线

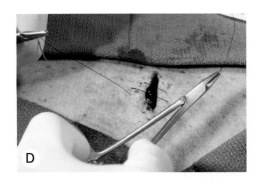

图 5-28D 用止血钳或持针器夹住缝线的前端和尾端，使缝线保持张力，利用滑轮技术轻轻地将伤口边缘牵拉对合在一起

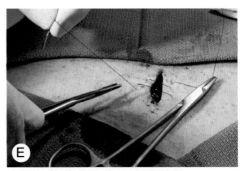

图 5-28E 用持针器牢牢地夹住缝线的一端，并拉紧另一端，在出针点放置一把持针器或止血钳固定缝线

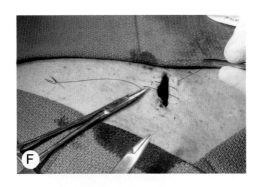

图 5-28F 用另一把持针器或止血钳向一侧牵拉，收紧缝线

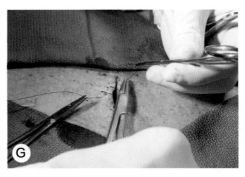

图 5-28G 将第三把持针器放置在皮肤和缝线接合处的缝线上，再次加固拉紧的缝线

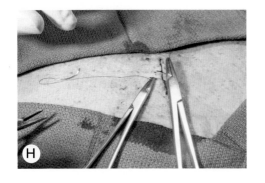

图 5-28H 继续重复这个步骤直到完全对齐伤口边缘，这时可以放置固定的缝线横跨暂时对齐的伤口边缘

五、技巧与要点

这是一项多滑轮组织扩展技术，通过多次缝合来减少张力，以使伤口边缘更好地对合。动态绞式缝合实际上并不是一种闭合方法。换句话说，绞式缝合并不是在适当的位置放置缝线以使伤口闭合或使伤口边缘对合，而是使在高张力状态下不容易实施的常规减张缝合可以在绞式缝合的基础上得以顺利实施。

在缝合时，每一次缝合咬合的皮肤面积应足够大，以尽可能地减少缝线撕裂皮肤的风险。否则，处于极端张力下的伤口，尤其是那些真皮相对缺乏弹性的伤口，缝线很容易撕裂皮肤，进而导致额外的皮肤损伤以及伤口愈合的美容效果不佳。

六、缺点与注意事项

依据张力程度、真皮层的厚度及弹性，动态绞式缝合可能会导致一些意外的表皮和真皮损伤。因此，只有在绝对需要时，才能应用这项技术。虽然这只是一种临时缝合方法，但仍然有发生组织坏死的可能，而且即便没有发生组织坏死，也可能对真皮内血管造成挤压损伤。

与其他缝合技术一样，熟悉相关区域的解剖学知识是至关重要的。外科医生要非常熟悉浅表及深部组织的结构，这些结构可能会因缝针和缝线的通过而受到损伤。例如，缝针可能刺穿血管，导致组织出血增加。

考虑到这项技术可能存在的问题，在可行的情况下，在高张力区采用双环或埋入式滑轮缝合技术来闭合伤口是最好的选择。但动态绞式缝合仍能起到有效的辅助作用，在极端张力下，可能需要依靠机械拉伸来适当扩展皮肤，从而使非常紧绷的伤口变得松弛。

七、参考文献

CASPARIAN J M, RODEWALD E J, MONHEIT G D. The "modified" winch stitch. Dermatol Surg, 2001, 27(10): 891-894.

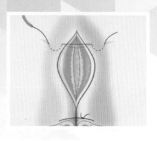

5.29 伦勃特缝合

视频 5-29 伦勃特缝合

（可通过 *www.AtlasofSuturingTechniques.com* 链接获取视频）

一、应用范围

伦勃特缝合（Lembert suture）是一项特定的缝合技术，旨在促进伤口边缘的内翻，主要用于重建生理性的褶皱。这项技术可以用来重建腋窝皱褶、重塑耳轮或重建下巴纹。

二、缝合材料的选择

对于所有的缝合技术来说，最好是使用符合张力要求的最小规格的缝线，以减少缝线痕迹和异物反应的发生风险。一般情况下，伦勃特缝合多用于面部和耳部，可以采用 6-0 或 7-0 单股缝线，为了省去拆线步骤，也可以选择使用快速可吸收肠线。

三、操作步骤

1. 在距离伤口边缘约 8 mm 的位置垂直于表皮进针。
2. 随着手腕的连贯旋转动作，缝针在真皮浅层内旋转，从进针点同侧距离伤口边缘 2 mm 的位置穿出。
3. 左手抓握手术镊夹持缝针，并从组织中牵出，之后再用持针器持针。
4. 在对侧距离伤口边缘 2 mm 的位置垂直于皮肤进针。
5. 顺着缝针的弧度在真皮浅层内旋转，从进针点同侧距离伤口边缘 8 mm 的位置穿出。
6. 轻柔地收紧缝线打结，注意将表皮的张力降到最低，避免过度束紧伤口边缘（图 5-29A 至图 5-29G）。

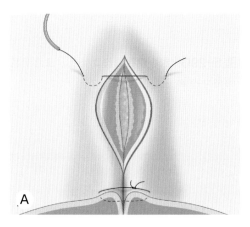

图 5-29A　伦勃特缝合的操作示意

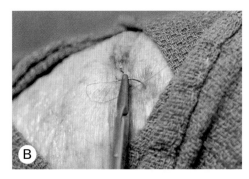

图 5-29B　从伤口边缘外侧较远的位置进针

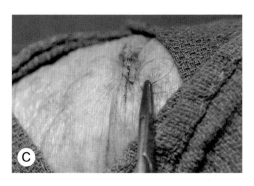

图 5-29C　从同侧的伤口边缘出针

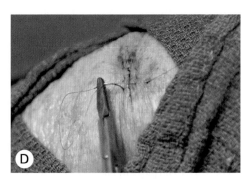

图 5-29D　从对侧伤口边缘稍近的位置进针

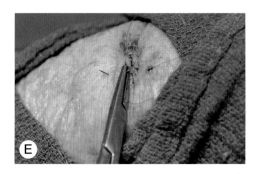

图 5-29E　从伤口边缘外侧更远的位置出针

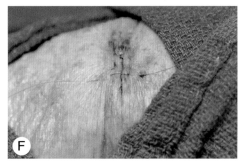

图 5-29F　打结前的伤口外观

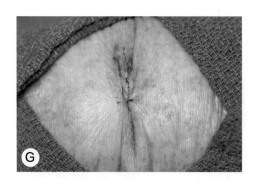

图5-29G 术后即刻的伤口外观，注意明显的伤口内翻

四、技巧与要点

伦勃特缝合最初是为了肠缝合而设计的，该部位的缝合需要达到内翻效果。由于缝合中没有缝线穿过伤口边缘，减少了异物对伤口愈合的不良影响。当需要重建生理性的褶皱时，这项技术是非常有用的，尤其是传统的外翻缝合有一种使生理性皱褶消失的倾向。由于人们的目光会自然地被皮肤的皱褶或皱纹吸引，这个小小的变化可能对最终的修复结果产生明显的影响。

五、缺点与注意事项

这项技术可能会形成明显的伤口内翻，通常仅用于需要重建生理性皱褶的情况。伤口的内翻可能导致远期的美容效果不佳，因此，应该对该技术在伤口内翻方面的获益与瘢痕的长期美容效果不理想进行权衡。此外，伦勃特缝合引起的伤口边缘的过度内翻在拆线后有所缓解，可以使伤口边缘重新对合并愈合。

伦勃特缝合实际上没有使伤口边缘对齐的作用，因此最好是在深部真皮缝合后应用，此时伤口边缘已经被对合在一起。

与其他的经皮缝合技术一样，这项技术也会留下缝线痕迹，不过，及时拆线有助于减少这一问题的发生，或者可以选择使用快速可吸收肠线。

六、参考文献

Antoine Lembert 1802-1851. Study on intestinal suture with a description of a new procedure for performing this surgical operation. 1826.Dis Colon Rectum, 1988, 31(6): 489-494.

5.30 水平褥式 – 单纯间断组合式缝合

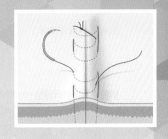

一、同义词

鲁索（Rousso）缝合。

视频 5-30　水平褥式 – 单纯间断组合式缝合
（可通过 *www.AtlasofSuturingTechniques.com* 链接获取视频）

二、应用范围

水平褥式 – 单纯间断组合式缝合（combined horizontal mattress and simple interrupted suture）是一项组合式外翻缝合技术，由水平褥式缝合变化而来，用于伤口闭合与表皮对合。与多数间断缝合技术一样，它可以单独用于小张力伤口的缝合，如小穿孔钻取活检或创伤性裂伤形成的伤口，也可以作为深层缝合后的第二层的浅层缝合。同其他的褥式缝合一样，它也可以用于缺乏弹性的皮肤的缝合，因为更广泛的锚定缝合可能有助于限制组织的撕裂，这在单纯间断缝合中可能发生。

三、缝合材料的选择

对于所有的缝合技术来说，最好是使用符合张力要求的最小规格的缝线，以减少缝线痕迹和异物反应的发生风险。缝线的选择主要取决于解剖位置与缝合目的。应用这项技术缝合小张力的伤口时，可以使用 5-0 单股缝线；对于中等张力的伤口，缝合的目的是张力缓解和表皮对合，常选用 4-0 单股缝线；在某些特定的高张力区域，可以选择 3-0 单股缝线。这项技术很少用于眼睑和面部的缝合，如果确实需要，也可以选用 6-0 或 7-0 单股缝线。缝合眼睑及耳部的伤口，可以选用快速可吸收肠线，以省去拆线步骤。

四、操作步骤

1. 垂直于表皮进针，进针点与伤口边缘之间的距离大约为缝针半径的一半。这样使缝针可以很容易地沿着自身的弧度走行，在对侧伤口与进针点至伤口边缘等距离的一点穿出。

2. 随着手腕的连贯旋转动作，缝针在真皮层内旋转，使缝针在深处比在表面咬合更多的组织，然后针尖从对侧皮肤穿出。

3. 左手抓握手术镊夹持缝针针体，注意避免夹住针尖，针尖很容易因反复摩擦而变钝。松开持针器释放缝针，用手术镊夹持缝针并从组织中牵出。

4. 以反手的方式重新持针，在术者近侧再次垂直进针，进针点与前一出针点位于切口线同侧。

5. 缝针在真皮层内旋转，然后从伤口边缘的右侧（相对于术者）出针。该过程与步骤 2 和步骤 3 形成镜像。

6. 然后以标准的方式持针，并在同侧伤口边缘初始进针点的远端垂直进针。

7. 随着手腕的连贯旋转动作，缝针在真皮层内旋转，使缝针在深处比在表面咬合更多的组织，然后从对侧皮肤穿出。

8. 轻柔地收紧缝线打结，注意将表皮的张力降到最低，避免过度束紧伤口边缘（图 5-30A 至图 5-30G）。

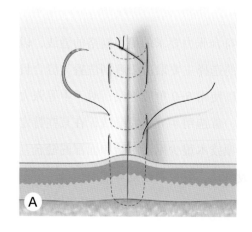

图 5-30A 水平褥式 – 单纯间断组合式缝合的操作示意

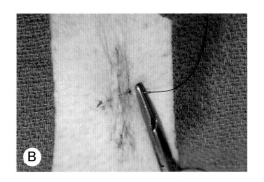

图 5-30B 垂直于表皮进针，从对侧伤口边缘出针

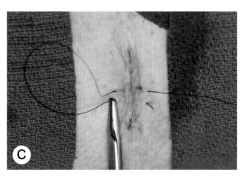

图 5-30C 反手持针，在伤口同侧沿着长轴从靠近出针点的位置穿过表皮进针，与前一步的操作形成镜像

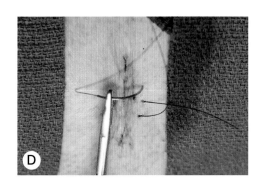

图 5-30D 在伤口同侧沿着长轴从初始进针点的远端再次进针

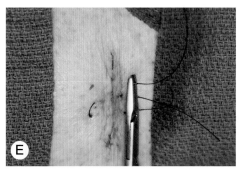

图 5-30E 缝针沿着自身的弧度穿过真皮，从对侧伤口穿出

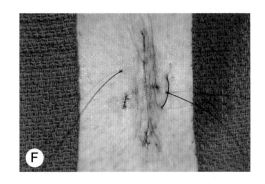

图 5-30F 放置所有缝线后的伤口外观

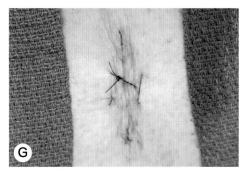

图 5-30G 术后即刻的伤口外观，注意伤口边缘的外翻

五、技巧与要点

这项技术可以理解为是水平褥式缝合与单纯间断缝合的组合。和锁边褥式缝合一样，该方法中缝线是横跨伤口边缘的，这样便于拆线。

缝合过程中垂直于表皮进针这一点非常重要，在应用这项技术时，允许缝针稍微横向地离开伤口边缘，然后完全沿着缝针的弧度走行，这将尽可能地促进伤口边缘外翻以及伤口边缘对合。

与单纯间断缝合一样，应注意避免在表皮下过浅地缝合组织，这是由缝针没有以垂直的角度进入皮肤且没有沿着缝针的弧度走行所引起的。这样可能会导致伤口内翻，因为过浅的组织缝合所产生的向下的牵拉张力会将伤口边缘向外和向下牵拉。

由于缝合的弧线中同时包含了表皮层和真皮层，应该避免过度收紧缝线打结，否则可能会导致伤口边缘的绞窄。

六、缺点与注意事项

无论哪种缝合技术，熟悉相关的解剖学知识是至关重要的。要记清皮下深部组织的结构，这些结构可能会因缝针和缝线的通过而受到损伤。同样，如果过于收紧缝线打结，缺损深部的组织结构可能会被挤压，损伤血管而引起组织坏死，甚至理论上可能损伤浅表神经。与单纯间断缝合相比，水平褥式－单纯间断组合式缝合引起的这些问题更为严重，因为较宽的缝合弧及其水平缝合部分包含了更多的皮肤及深部组织，组织绞窄的风险也随之增加。

与不需要缝线穿过切口线的缝合技术（如埋入式缝合或皮下缝合）相比，这项技术可能会增加缝线痕迹、组织坏死以及其他并发症的发生风险。因此，建议尽早将缝线拆除，以减少并发症的发生，在无法及时拆除缝线的情况下，应考虑采取其他的缝合技术。

七、参考文献

KINMON K J, ROSEN R G, PERLER A D, et al. The Rousso stitch: a new everting skin closure technique. J Foot Ankle Surg, 2003, 42(4): 244-246.

5.31 格子缝合

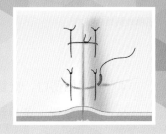

 视频 5-31　格子缝合
（可通过 *www.AtlasofSuturingTechniques.com* 链接获取视频）

一、应用范围

格子缝合（lattice stitch）是一项特定的缝合技术，通常用于真皮缺乏弹性或存在明显张力的伤口，这类伤口应用传统的缝合技术无法通过有效地拉拢组织或缓解张力来使伤口边缘良好地对合在一起。该技术的基本原理是将几条间断的缝线平行于伤口边缘放置，然后用组成方格的方法将间断缝线（包含伤口边缘）系紧，从而提高了修复的稳固性并使表面的张力被分散。

二、缝合材料的选择

对于所有的缝合技术来说，最好是使用符合张力要求的最小规格的缝线，以减少缝线痕迹和异物反应的发生风险。缝合小张力的伤口适合选用 5-0 单股缝线；缝合中等张力的伤口通常选用 4-0 单股缝线；缝合某些特定的高张力区域最好是选用 3-0 单股缝线。

三、操作步骤

1. 与切口线平行实施单纯间断缝合，形成锚定框架：在距伤口边缘约 8 mm 的位置垂直于表皮进针。
2. 随着手腕的连贯旋转动作，缝针在真皮层内旋转，其走行轨迹与切口线平行。
3. 将缝线松散地打结，并在缝线与皮肤间留下间隙。

4. 在对侧伤口，重复步骤 1~3，形成同样的锚定框架。

5. 然后放置一条单纯间断缝合的缝线，包含两侧的锚定框架。在两侧框架周围稍外侧处（缝线中点）将缝针垂直穿入表皮。

6. 随着手腕的连贯旋转动作，缝针在真皮层内旋转，使缝针在深处比在表面咬合更多的组织，从对侧框架稍外侧的位置出针。

7. 轻柔地收紧缝线打结，注意将表皮的张力降到最低，避免过度束紧伤口边缘（图 5-31A 至图 5-31H）。

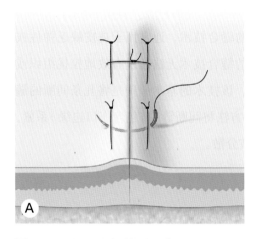

图 5-31A 格子缝合的操作示意

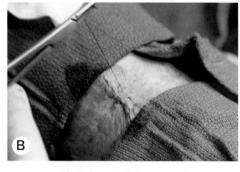

图 5-31B 穿过表皮进针，缝针的走行轨迹与切口线平行

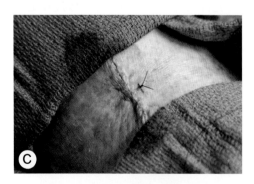

图 5-31C 打结固定缝线并剪去线尾，形成一个平行于切口边缘的单纯间断缝合

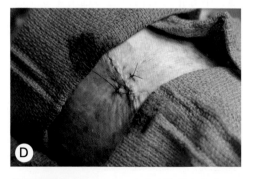

图 5-31D 在对侧伤口边缘重复这个步骤，形成一个格子框架

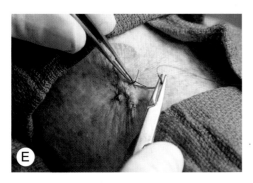

图 5-31E 从单纯间断缝合缝线的远侧下方进针

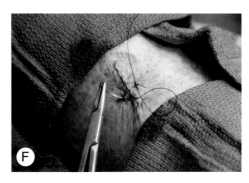

图 5-31F 在对侧重复上述步骤

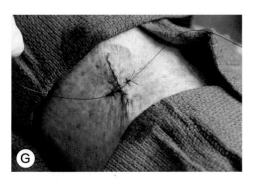

图 5-31G 格子框架支撑横跨伤口的缝线

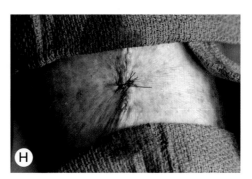

图 5-31H 术后即刻的伤口外观

四、技巧与要点

格子缝合主要用于真皮缺乏弹性以及组织易撕裂的伤口的闭合，例如小腿与前臂上大范围的皮肤光化学损伤的伤口。设计锚定缝合的目的是分散伤口边缘的张力，从而减少组织撕裂的风险并且均匀地分散穿过伤口的张力。

该技术可以与多种缝合技术相结合，例如交叉格子缝合，其中贯穿伤口的缝线从一个锚定点斜行到达下一个锚定点；双格子缝合，即在每组锚定结构间放置两条缝线；堆叠（近-远）格子缝合，相邻的锚定缝线放置在与伤口边缘不同距离的位置，并有一定的重叠。

五、缺点与注意事项

格子缝合主要的缺点是耗时长、使用的缝线较多以及过度缝合后组织坏死的风险增加，特别是在有多条紧密放置的锚定缝线的情况下。由于每条穿过切口的缝线都需要与两条锚定缝线连接，该技术可能要比其他缝合技术花费更多的时间。此外，这项技术需要使用较多的缝线，这意味着在闭合较长的伤口时需要用到更多的缝线材料。

平行于切口线放置多条锚定缝线可能会损伤血管，进而增加伤口边缘坏死的风险。因为伤口周围有很大一部分皮肤被缝线环绕，可能导致表皮下血管被束紧和挤压。

与其他缝合技术一样，熟悉相关的解剖学知识是至关重要的，要记清皮下深部组织的结构，这些结构可能会因缝针和缝线的通过而受到损伤。

与不需要缝线穿过切口线的缝合技术（如埋入式缝合或皮内缝合）相比，这项技术可能会增加缝线痕迹、组织坏死以及其他并发症的发生风险。因此，建议尽早将缝线拆除，以减少并发症的发生，在无法及时拆除缝线的情况下，应考虑采取其他的缝合技术。一些研究表明，在没有进行真皮减张缝合的情况下，单独应用间断缝合可能会增加伤口的裂开风险。因此，建议这项技术用于小张力的伤口或与深层减张缝合配合使用。

六、参考文献

KNOELL K A. The lattice stitch technique. Arch Dermatol, 2011, 147(1): 17-20.

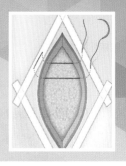

5.32 胶带支撑技术

视频 5-32　胶带支撑技术

（可通过 *www.AtlasofSuturingTechniques.com* 链接获取视频）

一、应用范围

通常情况下，针对皮肤缺乏弹性的伤口使用传统的缝合技术容易导致组织撕裂的发生。胶带支撑技术（adhesive strip bolster technique）是一项特定的缝合技术，专门用于缝合皮肤缺乏弹性的伤口。该技术通过在伤口周围的皮肤上粘贴胶带，使皮肤的抗撕裂能力大大提高，甚至可以用于小腿和前臂皮肤严重缺乏弹性的伤口。

二、缝合材料的选择

使用这种方法时，需要在外科器械包中准备无菌胶带。除了无菌胶带，也可以使用其他形式的无菌粘贴敷料。缝合前臂的伤口，可以使用 4-0 单股不可吸收缝线，而缝合下肢伤口更多使用的是 3-0 单股不可吸收缝线。

三、操作步骤

1. 将胶带贴在伤口周围的皮肤上，注意应快速地贴在伤口边缘干燥的皮肤上，使胶带粘贴牢固。

2. 实施水平褥式缝合，注意需穿过皮肤和胶带。垂直于表皮进针，进针点与伤口边缘之间的距离大约为缝针半径的一半。这样使缝针可以很容易地沿着自身的弧度走行，在对侧伤口与进针点至伤口边缘等距离的一点穿出。

3. 随着手腕的连贯旋转动作，缝针在真皮层内旋转，使缝针在深处比在表面咬合更多的组织，然后穿过对侧的皮肤和胶带出针。

4. 以反手的方式重新持针，在出针点同侧的近端（相对于术者）垂直穿过表皮和胶带进针。

5. 沿着缝针的弧度旋转走行，从伤口右侧（相对于术者）出针。与步骤2和步骤3的操作呈镜像。

6. 轻柔地收紧缝线打结，注意将表皮的张力降到最低，避免过度束紧伤口边缘（图5-32A至图5-32G）。

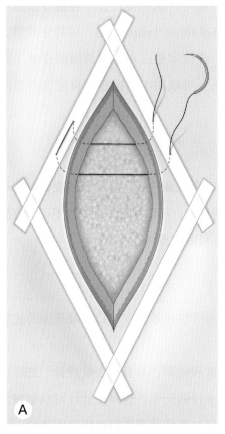

图5-32A 胶带支撑缝合的操作示意

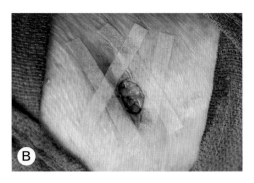

图5-32B 将胶带固定在伤口周围

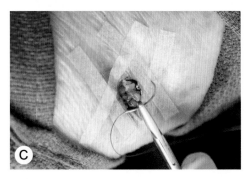

图5-32C 缝针垂直穿过胶带中心，注意两条胶带的重叠区域能够提供最好的支撑效果

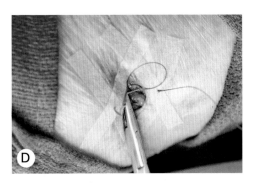

图 5-32D　从对侧伤口出针

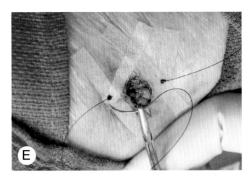

图 5-32E　再从同侧伤口进针，继续进行水平褥式缝合

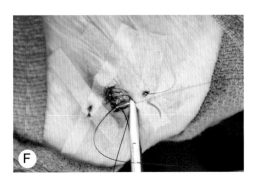

图 5-32F　从对侧伤口出针

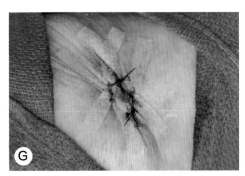

图 5-32G　实施一个中心水平褥式缝合和两个单纯间断缝合后的伤口外观

四、技巧与要点

这项技术主要用于皮肤缺乏弹性或者组织易撕裂的伤口的闭合，例如小腿和前臂上的大范围皮肤光化学损伤的伤口。相较于其他的缝合技术（如格子缝合），它的操作速度要快得多，同时还弥补了格子缝合的伤口缝合过度的不足。

除了使用胶带作为皮肤的支撑，这项技术还可以进行一些变化，如使用水胶体敷料或液体胶（氰基丙烯酸酯胶）作为支撑材料。这种液体胶可以在皮肤上硬化，增加了缺乏弹性的皮肤的强度，其作用类似于胶带。使用液体胶虽然能使伤口变得美观而且易于护理，但是独立包装的胶水的额外成本使其在应用中受到限制。无论使用哪种支撑材料，其作用原理都是一样的——使用支撑材料来加强缺乏弹性的皮肤的强度，而且可以用于皮肤菲薄的部位。

为了缝合更多的真皮，这项技术通常采用水平褥式缝合，但也可以酌情使用其他的缝合技术，例如单纯间断缝合或垂直褥式缝合。

应用这项技术时，需要注意避免在表皮下过浅地缝合组织，这通常是由缝针没有以垂直的角度进入皮肤且没有沿着缝针的弧度走行所引起的。这样可能会导致伤口内翻，因为过浅的组织缝合所产生的向下的牵拉张力会将伤口边缘向外和向下牵拉。

这项技术也可以在采用经皮入路的缝合方法（如经皮折返式真皮缝合）时使用可吸收缝线，经皮缝合能够缝进部分的胶带，从而提高缝合的安全性。在这种情况下，大约在术后 2 周即可移除胶带。

五、缺点与注意事项

需要告知患者这些胶带随着时间的推移会变硬。通常这些胶带也可以作为伤口的敷料，在术后 10~14 天被移除，移除后可以发现伤口是干净、干燥且完整的。

与其他缝合技术一样，熟悉相关的解剖学知识是至关重要的，要记清皮下深部组织的结构，这些结构可能会因缝针和缝线的通过而受到损伤。

与不需要缝线穿过切口线的缝合技术（如埋入式缝合或皮下缝合）相比，这项技术可能会增加缝线痕迹、组织坏死以及其他并发症的发生风险。因此，建议尽早将缝线拆除，以减少并发症的发生，在无法及时拆除缝线的情况下，应考虑采取其他的缝合技术。这项技术常用于真皮缺乏弹性的伤口的闭合，对于这类伤口应用埋入式缝合技术通常无法达到预期的效果。

六、参考文献

1.　MAZZURCO J D, KRACH K J. Use of a hydrocolloid dressing to aid in the closure of surgical wounds in patients with fragile skin. J Am Acad Dermatol, 2012, 66(2): 335-336.
2.　TAYEBI B, KANISZEWSKA M, MAHONEY A M, et al. A novel closure method for surgical defects in atrophic skin using cyanoacrylate adhesive and suture. Dermatol Surg, 2015, 41(1): 177-180.

5.33 弗罗斯特缝合

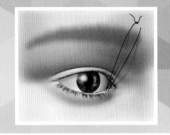

一、同义词

临时性眼睑悬吊缝合（temporary eyelid suspension suture）。

二、应用范围

弗罗斯特缝合（Frost suture）是一项特定的缝合技术，用于固定下睑缘，预防术后眼睑外翻。通常在眼部手术后，局部会发生水肿并将下眼睑向下牵拉，应用这项技术能够有效地避免这一问题。需要注意的是，它并不是专门用来矫正睑外翻的手术方法。

三、缝合材料的选择

弗罗斯特缝合通常使用 4-0 单股不可吸收缝线。

四、操作步骤

1. 闭合伤口后，在睑板或其下方进针。
2. 通过手腕的旋转完成进针和出针，大约咬合 3 mm 的组织。
3. 然后重新持针，穿过眉毛内侧上方的皮肤，保持角度，并调整好下睑使其位于正确的解剖位置。
4. 轻柔地收紧缝线打结，形成一个吊带。此外，眉毛内侧上方的锚定点可以用胶带粘贴固定（图 5-33A 至图 5-33D）。

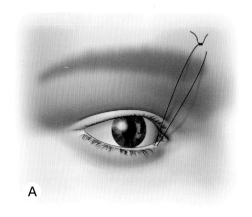

图 5-33A 弗罗斯特缝合的操作示意

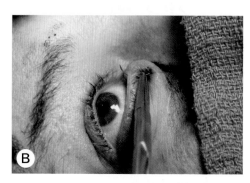

图 5-33B 从泪点侧面穿过睑板进针

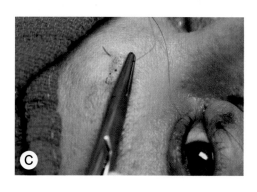

图 5-33C 穿过眉毛内侧的皮肤进针，进行单纯间断缝合

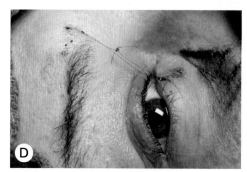

图 5-33D 缝合后的伤口外观，眼睑被悬挂在解剖位置，减少了术后最初几天内发生水肿性眼睑外翻的风险

五、技巧与要点

实施这项缝合技术前，熟悉眼睑部位的解剖学知识是非常重要的。需注意的是，缝线应穿入睑板或直接穿入到下方，但应避免损伤到泪小管及泪点。设计该技术的目的是防止眼睑因术后水肿而发生外翻，然而，它不能用于睑外翻的矫正。术后 3 天左右可以移除缝线，但如果术后水肿及出血比较严重，也可以推迟拆线。如果需要，可以使用胶带或液体胶固定眉上的锚定点。此外，还可以根据术后水肿程度来适当调整缝线的张力。

六、缺点与注意事项

下睑内侧的缝合应该由对眼部解剖结构十分熟悉的外科医生来完成。由于缝线吊带位于眼前方，为了防止缝线被意外拉扯，需做好患者的健康教育工作，也可以考虑指导患者佩戴眼罩。

七、参考文献

DESCIAK E B, ELIEZRI Y D. Surgical pearl: temporary suspension suture (Frost suture) to help prevent ectropion after infraorbital reconstruction. J Am Acad Dermatol, 2003, 49(6): 1107-1108.

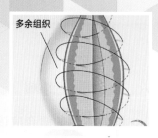

多余组织

5.34 连续褶皱缝合

视频 5-34　连续褶皱缝合
（可通过 *www.AtlasofSuturingTechniques.com* 链接获取视频）

一、应用范围

连续褶皱缝合（running pleated suture）旨在纠正创口两侧组织长度不一的问题，这在皮瓣修复中很常见。当推进或旋转皮瓣时，通常在皮瓣的顶端形成 Burow 三角，以计算或调整伤口两端组织数量的差异。这项技术就是通过缝合形成多个小的皱褶，这些小皱褶可被当作沿伤口分布的微小 Burow 三角，最终形成更短的瘢痕。

二、缝合材料的选择

与其他缝合技术一样，最好是使用符合张力要求的最小规格的缝线，以减少缝线痕迹和异物反应的发生风险。这项缝合技术多用于面部伤口，通常使用 6-0 或 7-0 单股不可吸收缝线。若在身体的其他部位应用，则可以选用 5-0 缝线。

三、操作步骤

1. 垂直于表皮进针，进针点与伤口边缘之间的距离大约为缝针半径的一半。这样使缝针可以很容易地沿着自身的弧度走行，在对侧伤口与进针点至伤口边缘等距离的一点穿出。
2. 随着手腕的连贯旋转动作，缝针在真皮层内旋转，使其在深处比在表面咬合更多的组织，然后从对侧皮肤穿出。

3. 轻柔地收紧缝线打结，注意将表皮的张力降到最低，避免过度束紧伤口边缘。这样就形成了连续皱褶缝合的第一个锚定线结。修剪缝线松散的尾端，然后重新持针。

4. 从先前的线结的近端（相对于术者）开始缝合，从没有多余组织的一侧伤口垂直于表皮进针，进针点与伤口边缘之间的距离大约为缝针半径的一半。

5. 随着手腕的连贯旋转动作，缝针在真皮层内旋转，针尖从被游离的间隙穿出。

6. 重新持针，将缝针插入到对侧伤口边缘的真皮浅层，形成一个更浅的缝合路径。

7. 重复步骤 4~6，直至缝合完毕，有多余组织的伤口一侧针距相对较大。

8. 在进行伤口下端顶部的最后一次缝合时，以反手的方式持针，垂直于皮肤进针，在出针点同侧的近端（相对于术者）进针，并从对侧出针，与其他的缝合操作呈镜像。

9. 拉出一部分缝线，在缝针对侧保留一个缝线线环。

10. 使用器械打结固定缝线线环与线尾（图 5-34A 至图 5-34H）。

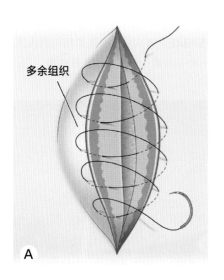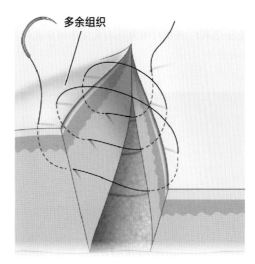

图 5-34A 连续褶皱缝合的操作示意

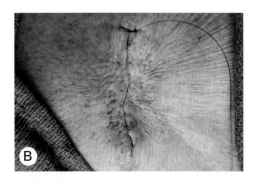

图5-34B 将锚定缝线打结，注意在锚定线结的伤口一侧有多余的组织存在

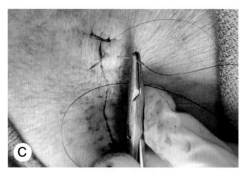

图5-34C 从有多余组织的一侧浅浅地穿过真皮进针，与锚定缝线保持适当的距离

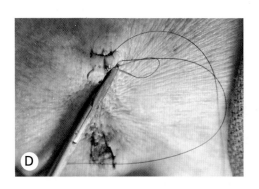

图5-34D 再从对侧靠近锚定缝线的位置较深地进针

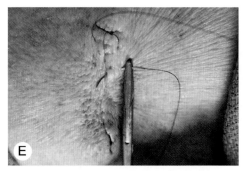

图5-34E 再从有多余组织的一侧浅浅地缝合一针，与前一针保持适当的距离

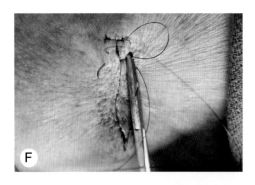

图5-34F 较深地缝合一针，从没有过多组织的一侧靠近前一缝线的位置出针

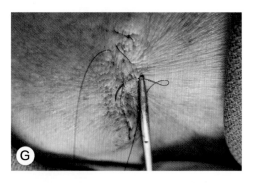

图5-34G 沿着伤口的走行继续缝合

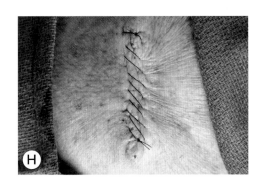

图 5-34H 术后即刻的伤口外观，注意伤口边缘的多余组织已经明显减少

四、技巧与要点

虽然这项技术最初被定义为一种皮瓣修复方法，不过也可用于创缘两侧组织不对等的情况。在有过多组织的一侧缝合的范围大但较浅，在有较少组织的一侧缝合的范围小但更深，这样在有过多组织的一侧形成皱褶并固定在对侧伤口边缘。在进行连续褶皱缝合之前，需要放置深层缝线，以缓解伤口边缘的张力。

五、缺点与注意事项

通常在术后早期可见一些皱褶，尤其是在有过多组织的一侧。在大多数部位，随着时间的推移，皱褶会随着伤口的愈合而消失。

与其他的连续性缝合技术一样，该技术中整条缝线的完整性取决于两个线结的牢固性，而缝线上任何一处的意外都可能导致整条缝线的完整性丧失。但这项技术是为低张力环境而设计的，即便是发生缝线断裂，其余的缝线仍能维持残余表皮的对合以及伤口边缘长度的一致。由于所有的缝合线环都是连续放置的，这项技术无法像单纯间断缝合那样对表皮的对合进行微调。

与其他缝合技术一样，熟悉相关的解剖学知识是至关重要的，要记清皮下深部组织的结构，这些结构可能会因缝针和缝线的通过而受到损伤。同样，如果打结过紧，深部组织结构可能会被过度束紧和挤压，这样可能损伤血管而引起组织坏死，甚至理论上可能损伤浅表神经。这一问题可以通过在缝合时保持适当的松弛度来避免。

与不需要缝线穿过切口线的缝合技术（如埋入式缝合或皮下缝合）相比，这项技术可能会增加缝线痕迹、组织坏死以及其他并发症的发生风险。因此，建议尽早将缝线拆除，以减少并发症的发生。

六、参考文献

KOUBA D J, MILLER S J. "Running pleated" suture technique opposes wound edges of unequal lengths. Dermatol Surg, 2006, 32(3): 411-414.

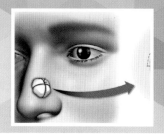

5.35 连续枕垫缝合

视频 5-35　连续枕垫缝合

（可通过 *www.AtlasofSuturingTechniques.com* 链接获取视频）

一、应用范围

　　连续枕垫缝合（running bolster suture）是一项特定的缝合技术，将枕垫作为植皮顶端的固定材料，即通过连续缝合将缝线固定在枕垫上，而传统方法则是将多个间断缝合的缝线固定在敷料垫上。

二、缝合材料的选择

　　与所有的缝合技术一样，为了尽可能减少缝线痕迹与异物反应的发生，最好是选用符合张力要求的最小规格的缝线。由于该技术中缝线不需要承受明显的张力，通常情况下适合选用 5-0 或 6-0 单股缝线。

三、操作步骤

1. 固定好移植皮肤后，在移植物边缘外侧 3 点钟的方向、距离约 5 mm 的位置垂直进针，与移植皮肤相切。
2. 随着手腕的连贯旋转动作，缝针在真皮层旋转，针尖从距离进针点 2~3 mm 的位置穿出。
3. 用止血钳固定缝线的游离端。
4. 在移植皮肤 9 点钟的方向进针，按照步骤 1 和步骤 2 操作。
5. 在移植皮肤 12 点钟的方向进针，按照步骤 1 和步骤 2 操作。

6. 在移植皮肤 6 点钟的方向进针，按照步骤 1 和步骤 2 操作。

7. 缝针在 9 点钟与 12 点钟方向的缝线周围穿过。

8. 将非黏性敷料或纱布裁剪成大小合适的枕垫，从大约 5 点钟方向将其塞入到移植皮肤的上方。

9. 分别向 3 点钟和 9 点钟方向拉紧缝线，轻轻地在枕垫顶端打结，将枕垫固定住（图 5-35A 至图 5-35E）。

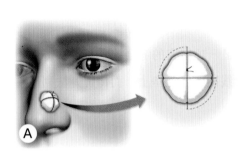

图 5-35A 连续枕垫缝合的操作示意

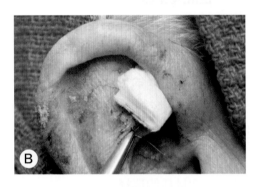

图 5-35B 放置支撑枕垫后，平行于支撑物边缘进针，从与支撑物边缘等距离的远侧出针

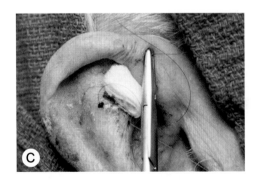

图 5-35C 缝针直接跨过支撑物从出针点穿过皮肤进针，继续走行并且直接跨过伤口边缘从最初的进针点出针

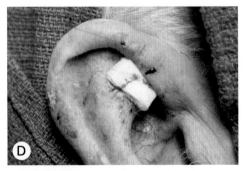

图 5-35D 固定支撑物之前的伤口外观

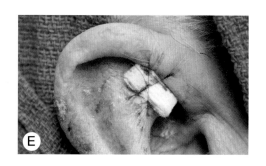

图 5-35E 放置缝线后的伤口外观

四、技巧与要点

这是一项特定的技术，是传统的全厚皮片移植缝合的一种替代方法。这是一项连续性缝合技术，只需打一个结就可以迅速地将枕垫固定在适当的位置。

全厚皮片移植的优点在于，一旦固定住就可以保持供体与受体之间的直接接触，并减少了横向移动的可能。而枕垫敷料固定在移植皮肤表面能够维持恒定的压力，有助于减少血肿的形成。

连续枕垫缝合还有一种变式，即每条连续支撑缝线都跨过枕垫的中心，这样就无须锁定最后一圈缝线。该技术还有一个简化版本（图 5-35B 至图 5-35E）用于固定小型皮肤移植物，即最初在 6 点进针，从 9 点出针，然后跨过支撑——枕垫，再在 3 点进针，从 12 点出针，最后将缝线收紧打结，即可固定垫料。

五、缺点与注意事项

这项技术最明显的不足是整条缝线的完整性取决于一个线结，缝线上任何一处的意外都可能导致整条缝线的完整性丧失。由于需要固定枕垫，这项技术需要增加额外穿过皮肤的缝线，这样既延长了操作时间，又增加了发生感染和留下缝线痕迹的风险。尽管如此，能确保全厚皮片皮肤移植到位，与这样做可能导致的并发症（移植物坏死、血肿形成等）相比，显然前者更为重要。

六、参考文献

1. ADAMS D C, RAMSEY M L, MARKS V J. The running bolster suture for full-thickness skin grafts. Dermatol Surg, 2004, 30(1): 92-94.

2. SKOUGE J W. The running bolster suture for full thickness skin grafts. Dermatol Surg, 2004, 30(8): 1180-1181.

5.36 垂直褥式 – 真皮组合式缝合

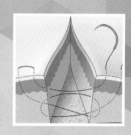

一、同义词

皮下环式缝合（subcutaneous loop suture）。

视频 5-36　垂直褥式 – 真皮组合式缝合
（可通过 *www.AtlasofSuturingTechniques.com* 链接获取视频）

二、应用范围

垂直褥式 – 真皮组合式缝合（combined vertical mattress-dermal suture）是一项组合式缝合技术，是垂直褥式缝合与真皮缝合的结合。这项技术的目的在于闭合有深层缺损的伤口同时促进伤口的外翻，这样就不需要进行双层缝合。

三、缝合材料的选择

对于所有的缝合技术来说，最好是使用符合张力要求的最小规格的缝线，以减少缝线痕迹和异物反应的发生风险。缝线的选择主要取决于解剖位置与缝合目的。缝合小张力的伤口，可以选用 5-0 单股不可吸收缝线；缝合中等张力的伤口，宜选用 4-0 单股缝线；缝合某些特定的高张力伤口，可以选用 3-0 单股缝线。

四、操作步骤

1. 在距离伤口边缘约 6 mm 的位置垂直于表皮进针。
2. 随着手腕的连贯旋转动作，缝针在真皮层内旋转，使其在深处比在表面咬合更多的组织，然后针尖从伤口边缘穿出。
3. 重新夹持缝针，再次在对侧伤口边缘的真皮层进针，从伤口边缘穿出。

4. 以反手的方式持针，穿入到初始进针侧的真皮深层，并从伤口边缘穿出。

5. 再次持针，从对侧伤口边缘的真皮层下方进针，在距离伤口边缘 6 mm 的位置穿出。

6. 以反手的方式持针，在出针点同侧同一水平距离伤口边缘 3 mm 的位置垂直于表皮进针。

7. 缝针沿着自身的弧度表浅地走行，在对侧距离伤口边缘 3 mm 的位置出针。

8. 轻柔地收紧缝线打结，注意将表皮的张力降到最低，避免过度束紧伤口边缘（图 5-36A 至图 5-36H）。

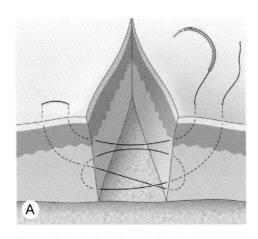

图 5-36A 垂直褥式 - 真皮组合式缝合的操作示意

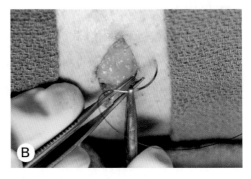

图 5-36B 在远离伤口边缘的位置垂直进针，从开放的伤口边缘出针

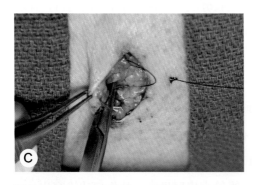

图 5-36C 从对侧真皮深层进针

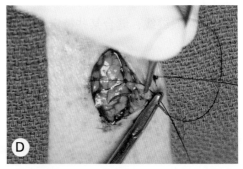

图 5-36D 在初始进针侧穿过真皮深层进针

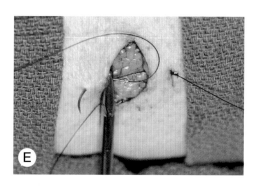

图 5-36E　在对侧真皮层下方进针，向上穿过皮肤出针，远离伤口边缘

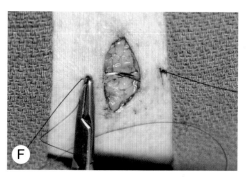

图 5-36F　在出针点同侧邻近伤口边缘的位置进针，沿着表浅的路径走行，从被游离的边缘出针

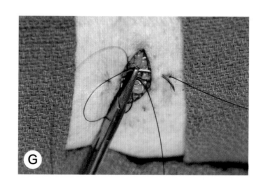

图 5-36G　在对侧伤口边缘进针，沿着表浅的路径走行，从邻近伤口边缘的位置出针

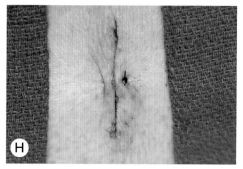

图 5-36H　术后即刻的伤口外观，注意伤口边缘的外翻

五、技巧与要点

这项技术被定义为一种简单的闭合方法，用来闭合深部组织（避免形成无效腔）同时使表皮对合以及形成外翻。该技术最适合用于闭合小的缺损及小穿孔钻取活检形成的伤口，仅需一根不可吸收缝线就可以闭合整个伤口。和标准的垂直褥式缝合一样，它可以使伤口有明显的外翻效果，能够用于绝大多数类型伤口的闭合，但在需要伤口内翻的情况下应避免使用。

与大多数经皮缝合技术一样，垂直于表皮进针这一点非常重要，在应用这项技术时，允许缝针稍微横向地离开伤口边缘，然后完全沿着缝针的弧度走行，这将尽可能地促进伤口外翻以及伤口边缘对合。

和垂直褥式缝合一样，该技术还有一个优点，即没有缝线穿过切口边缘，虽然这样无法对表皮的对合进行微调，但可以有效地减少缝线痕迹的遗留。

六、缺点与注意事项

由于这项技术中真皮缝合部分与垂直褥式缝合部分使用的是同一根缝线，如果拆线过早，没有残余缝线的支撑作用，伤口有开裂的风险；但如果缝线留置的时间过长，也有留下缝线痕迹的风险。进行真皮缝合时，可能很难充分暴露伤口的深层，在进行深层缝合时有一定的难度。由于这项技术在表皮和真皮同时留有多个线环，拆线时可能需要施加更大的力量才能将缝线完整地去除。此外，拆线时有发生缝线断裂的可能，要保持动作轻柔，持续地牵拉。

与其他缝合技术一样，熟悉相关的解剖学知识是至关重要的，要记清皮下深部组织的结构，这些结构可能会因缝针和缝线的通过而受到损伤。不过，这项技术中的垂直褥式缝合部分可能有助于降低这些风险。

与不需要缝线穿过切口线的缝合技术（如埋入式缝合或皮下缝合）相比，这项技术可能会增加缝线痕迹、组织坏死等并发症的发生风险。因此，应尽早将缝线拆除，以减少并发症的发生，在无法及时拆除缝线的情况下，应考虑采取其他的缝合技术。

七、参考文献

NAIMER S A, BITON A, TOPAZ M. The subcutaneous loop: a single suture technique for skin closure after superficial and subcutaneous surgery. J Drugs Dermatol, 2006, 5(10): 966-968.

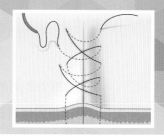

5.37 十字缝合

视频 5-37　十字缝合

（可通过 *www.AtlasofSuturingTechniques.com* 链接获取视频）

一、应用范围

十字缝合（cross stitch）是一项特定的缝合技术，用于伤口闭合、止血以及表皮的对合。它可以被认为是一种单纯连续缝合，但没有初始的锚定线结，并且在到达伤口末端后以相反的方向向最初的伤口顶端移动。虽然十字缝合有着简洁、对称的术后外观，但它需要放置大量的经皮缝线且没有额外功能性的获益，因此在临床实践中很少用到。

二、缝合材料的选择

对于所有的缝合技术来说，最好是使用符合张力要求的最小规格的缝线，以减少缝线痕迹和异物反应的发生风险。缝线的选择主要取决于解剖位置与缝合目的。十字缝合通常用于创缘对合与创口止血，后一种情况可以适当选用较粗的缝线。对于面部的伤口，应选择使用 6-0 或 7-0 单股缝线，用于表皮的对合。在四肢部位应用这项技术，可以选择 5-0 或 6-0 单股缝线；在中等张力的伤口，可以选用 4-0 单股缝线，用于表皮对合、减张以及止血。

三、操作步骤

1. 垂直于表皮进针，进针点与伤口边缘之间的距离大约为缝针半径的一半。这样使缝针可以很容易地沿着自身的弧度走行，在对侧伤口与进针点至伤口边缘等距离的一点穿出。

2. 随着手腕的连贯旋转动作，缝针在真皮层内旋转，使其在深处比在表面咬合更多的组织，然后针尖从对侧皮肤穿出。

3. 松开持针器释放缝针，左手抓握手术镊夹持缝针并从组织中牵出。

4. 留下一个游离的缝线尾端，暂时不打结。可以用止血钳将其固定，以免后续操作中不小心牵拉到。

5. 从前一缝合的近端（相对于术者）开始缝合，依次重复步骤 1~3，直至伤口顶点。

6. 到达顶点后再次朝相反方向重复步骤 1~3，缝线与之前放置好的缝线交叉呈现"X"形的外观。

7. 一旦到达顶点，器械打结固定缝线（图 5-37A 至图 5-37G）。

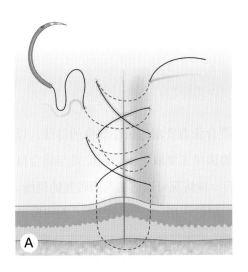

图 5-37A 十字缝合的操作示意

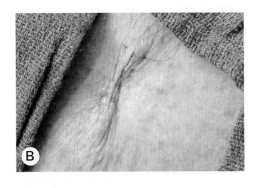

图 5-37B 开始缝合，注意留置的缝线尾端，并且没有传统的锚定线结

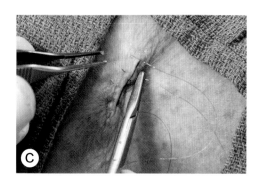

图 5-37C　第二针，单纯连续缝合

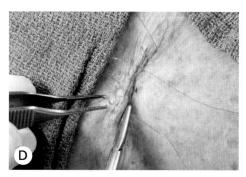

图 5-37D　继续进行连续缝合直至伤口末端

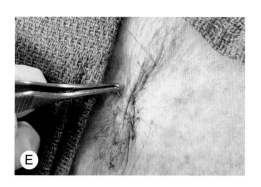

图 5-37E　缝合到达伤口末端后，转向相反方向缝合，朝着最初的缝合点走行

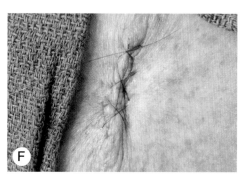

图 5-37F　拉紧缝线，形成十字图形

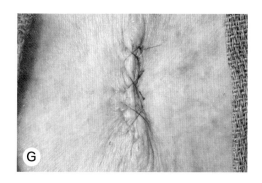

图 5-37G　术后即刻的伤口外观

四、技巧与要点

与单纯连续缝合技术一样，垂直于表皮进针这一点非常重要，在应用这项技术时，允许缝针稍微横向地离开伤口边缘，然后完全沿着缝针的弧度走行，这将尽可能地促进伤口外翻以及伤口边缘对合。

与其他缝合技术一样，应注意避免在表皮下过浅地缝合组织，这是由缝针没有以垂直的角度进入皮肤且没有沿着缝针的弧度走行所引起的。这样可能会导致伤口内翻，因为过浅的组织缝合所产生的向下的牵拉张力会将伤口边缘向外和向下牵拉。

为了保持外露的缝线长度一致，并且使所有的缝合线环保持平行，每一次缝合的组织范围保持一致是很重要的。因此，每一次缝合都应该从创缘外侧的同一距离处开始，并且保持间距一致。

在应用这项技术时，不要过于收紧缝线打结，使皮肤和缝线之间保持一定间隙是有益的，这样有助于减少因术后水肿引起的缝线痕迹。

五、缺点与注意事项

这项技术存在两个主要的缺点：第一，整条缝线的完整性取决于单个线结的牢固性，当该技术仅用于调整表皮的对合时，局部张力低，线结的失效不太可能致使伤口裂开，但是当伤口存在明显的张力时，一旦线结断裂，发生伤口裂开的可能性很大。第二，额外一排的单纯间断缝合的缝线不仅对伤口边缘的对合以及伤口的安全性没有实质性帮助，反而增加了留下缝线痕迹的风险。因此，除非用于止血，否则在大多数情况下这项技术不是一个理想的选择。

与其他连续性缝合技术一样，每个连续缝合线环的设计都是为了保持同等的张力，因此，在较大张力的伤口区域，如中心部分，伤口有裂开或留下缝线痕迹的风险。

无论哪种缝合技术，熟悉相关的解剖学知识都是至关重要的，要记清皮下深部组织的结构，这些结构可能会因缝针和缝线的通过而受到损伤。例如，缝针可能刺穿血管，导致组织出血；同样，如果打结过紧，深部组织可能会被挤压，损伤血管而引起组织坏死，甚至理论上可能损伤浅表神经。

与不需要缝线穿过切口线的缝合技术（如埋入式缝合或皮内缝合）相比，这项技术可能会增加缝线痕迹、组织坏死以及其他并发症的发生风险。因此，应尽早将缝线拆除，以减少并发症的发生，在无法及时拆除缝线的情况下，应考虑采取其他的缝合技术。

六、参考文献

JOHNSON T M, BICHAKJIAN C K, WANG T S. Surgical pearl: the cross-stitch. J Am Acad Dermatol, 2001, 44(4): 673-674.

第 6 章

不同部位的缝合方法与技巧

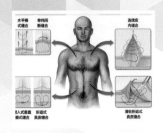

6.1 胸部、背部及肩部

胸部、背部和肩部伤口的修复难度通常不大，因为这些部位有着充足的、较为松弛的皮肤可以利用，患者对这些部位伤口外观的美观性方面的期望值较低，而且没有解剖位置较为危险或是对整形效果要求高的部位（这两种部位的缝合难度是最高的，因为这些部位增生性瘢痕形成的概率以及在日常活动中由重复性动作形成的张力都是相当高的）。

这些区域的重建方案是灵活多变的。选择重建方案时应考虑伤口张力在缝合时以及缝合后的一段时间内保持最小。预估患者的活动水平是非常重要的。在重建过程中，患者的体位以及活动空间受到限制，这些区域的伤口可能处于轻微张力的状态。然而，即使是在术后短期内，患者也可能非常活跃，伤口的张力可能因患者活动增加而呈指数级增长。根据预期所需承受的张力程度，针对同一伤口可以有不同的缝合方案，设计一个着眼于术后并使患者获得良好活动水平的缝合方案是非常重要的。

简而言之，应尽可能以线性的方式来闭合伤口，这样可以在留下最小瘢痕的同时达到最大程度的愈合效果，而且降低了皮瓣或皮肤移植坏死的风险，这通常是最经济有效的方法。

大部分情况下，躯干部位皮肤和软组织的重建并不困难。与头颈部不同，这些部位没有需要避开的危险区域，而且皮下组织相对较厚，能够提供更大且更平坦的缝合环境。

有几个部位需要特别提及——乳头与脐部，这两处被认为是整形的次级重要部位。与面部重建一样，重要的是要认识到，人们的目光常常被这些部位所吸引，如果它们的完整性受到破坏，那么可能导致与瘢痕的实际尺寸和性质不成比例的整体形象的降低。因此，对于这些部位，应尽量保持其形态的完整性。

对于乳头和乳晕，缝合时应注意将乳晕周围的缺损局限于该区域。这可以通过在乳晕周围使用皮瓣旋转来完成，利用乳晕边界隐藏切口线的能力。同样，皮瓣换位、M 成形术以及其他改变 Burow 三角的方法等都可以避免将切口延伸到乳晕上。对于乳晕内的缺损，原则上应将修复限制在乳晕范围内。对于乳头及乳晕完全缺失的情况，一些基本的缝合技术有助于重建这些解剖标志。例如，重建乳晕时可以使用荷包缝合形成近似乳晕的圆形外观，重建乳头时则可以使用大幅度的荷包缝合使中央的皮肤组织聚集成束，从而形成近似乳头的外观。

脐部也被认为是一个独特的整形亚单位。对于脐部缺损或伤口的修复，应尽可能地将切口线局限在脐内，如果缺损的面积较大，也可以选择重建脐部。值得注意的是，为了重建脐部周围皮肤自然凹陷的效果，可以采用皮肤内翻缝合技术，例如使用单纯埋入式真皮缝合或内翻水平褥式缝合。此外，伦勃特缝合或其连续缝合的变式、库欣（Cushing）缝合，也可以形成明显的伤口内翻。

严格遵循技术细节是所有缝合方法的基本要素。因为，即使是计划最周到的皮瓣缝合或经过深思熟虑所采用的缝合技术，也可能会遗留缝线痕迹或在手术修复后出现其他问题。

一、缝合材料的选择

在缝合高张力区域（如胸、背及肩部）的伤口时，需要考虑到患者在术后恢复期至少有中等强度的活动，使用比原计划稍粗的缝线（缝线必须被放置在正确的平面上）效果可能更好。

通常，2-0 或 3-0 可吸收缝线可以用于这些区域筋膜和真皮的缝合修复。虽然在缝合较厚的背部真皮时有时也可以选用 0 号缝线，但除非是很罕见的情况，否则一般不会选择使用比 2-0 更粗的缝线，尤其是在伤口已经被适当游离的情况下。

缝合高张力的伤口时，缝针型号的选择同样重要。当需要穿过较厚的背部真皮层时，使用较小型号的缝针很容易弯曲，而使用较大的半圆形针，如 CP-2 针及其他效果相似的缝针，就能够顺利地穿透最厚的真皮层而且不会弯曲变形。

不同的人背部皮肤的厚度也不相同，尤其是一些年龄较大的女性，其背部真皮层相对较薄且松弛，选用 3-0 缝线更为合适。

二、缝合技术的选择

在所有的缝合技术中，最常用于这些部位的是折返式真皮缝合与埋入式垂直褥式缝合。与前两种技术相比，蝶形缝合的操作难度较大且外翻效果不如折返式真皮缝合那么好，但它也是一种可以选择的方案。对于高张力的区域，伤口的外翻特别重要，背部和肩部的伤口外翻可能使其在术后形成一个脊样隆起，这通常是可以接受的，而且随着伤口的愈合和缝线的吸收，这个脊样隆起最终将成为更不明显的瘢痕。

在伤口张力特别高的情况下，应用各种滑轮缝合技术可以到达更好的伤口边缘对合效果，甚至是在面部极高张力的区域。埋入式滑轮缝合利用其滑轮效应的机械特点，不会有留下缝线痕迹和组织坏死（可能与经皮滑轮缝合有关）的风险。

对于背部的伤口，常用的两种有效的埋入式滑轮缝合技术分别为滑轮折返真皮缝合和滑轮埋入式垂直褥式缝合。前者在伤口外翻效果方面有着显著的优势，而且缝线被置于真皮深层而不是切口边缘之间。在使用大规格的缝线时，这一优势将变得更加明显（图 6-1）。

虽然也可以使用绞式缝合或连续外置滑轮缝合，但在这些解剖位置应用通常是没有必要的，因为这些部位的真皮层较厚，允许放置大量的埋入式缝线，所以应用容易放置缝线且有效的埋入式滑轮缝合技术可能更为合适。

包括单纯间断缝合在内的表层缝合技术既能有效地提高缝合的安全性，还能使伤口边缘之间的对合更加精准。这些方法也可用于椭圆形切口，以便减少初期皮肤折角的形成，特别是在高张力区域伤口的大部分被过度翻转时，因为椭圆形切口顶端的过度外翻可能会增加皮肤折角形成的风险。

对于极高张力的伤口，采用间断水平褥式缝合并选用较大规格缝线（如 3-0 合成缝线），能有效提高伤口外翻的效果和伤口的安全性。然而，需要注意的是，为了减少缝线痕迹的发生风险，应尽早拆除缝线（5~7 天）。其他褥式缝合技术，如垂直褥式缝合或混合褥式缝合，也可以用于高张力的伤口。

连续皮内缝合也可用于表层的缝合。重要的是，这种方法几乎不增加伤口的强度，但能够使伤口边缘对合得更加精准。根据经验，仔细放置足够数量的埋入式缝线，能够在很大程度上减少放置经皮缝线的需要。

对于背部和肩部的椭圆形切口，可以使用埋入式垂直褥式缝合来闭合伤口的两端，而使用折返真皮缝合来闭合中央部分。这样，在极高张力的情况下，伤口的中央及周围都能有足够的外翻，同时也有助于减少伤口顶端过度外翻的风险。

对于伤口浅表部分的闭合，如果在小张力下能够有效闭合伤口，那么可以选用连续皮内缝合来促进伤口边缘的对合，但如果闭合时存在明显张力或者患者术后活动的幅度较大，放置一组单纯间断缝合的缝线可能是有效的。水平褥式缝合可以用于伤口的中央，能够提高伤口的安全性，不过应该避免在伤口的两端应用，否则很容易发生过度外翻而形成折角。

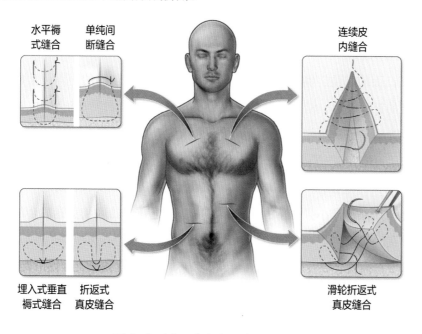

图 6-1 胸部及背部常用的缝合技术

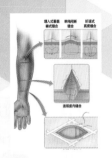

6.2 手臂

同胸部、肩部一样，手臂上的伤口通常可以直接缝合，因为除了较大的组织缺损外，一般都有足够的组织用来填充缺损。在选择手臂部位伤口缝合的方法时，解剖位置（上臂、手臂内侧，屈肌、伸肌表面）以及肩部皮肤缺乏弹性的程度都应纳入考虑。

经典的四肢伤口闭合方法主张沿着四肢的长轴进行缝合。虽然这种方法用于较大范围的组织缺损是合理的，但对于许多较小的组织缺损来说，垂直于长轴或沿对角线进行缝合可能更有益。无论哪种情况，术前花时间评估皮肤缺乏弹性的程度及缝合方向对于设计理想的伤口闭合方案是至关重要的。常规的缝合方向是沿着缺乏弹性的皮肤张力线或兰格线（Langer's lines），但也并不总是如此，因为伤口的闭合不仅要考虑将整个伤口的张力降至最低，而且要尽量避免锥样隆起和皮肤折角的形成。

存在凸面的部位，例如前臂和额头，术后很难保证创面的平坦，常常呈现出一定程度的锥样隆起。沿着上臂和前臂的长轴缝合伤口同样可能会形成折角样的外观，因为伤口的中央相对于周围皮肤被收紧，导致在伤口两端出现明显的锥样隆起。如果可能，在这些解剖部位，水平方向的缝合方法是更好的选择。

前臂伤口的缝合有一个主要的难点，即在光暴露区域皮肤容易发生严重的萎缩。而即便是处于较小张力下的伤口，在皮肤缺乏弹性的区域实施缝合的难度也很大，因为缝线有撕裂皮肤的可能，甚至是在没有明显张力的情况下。使用经皮缝合、水平方向缝合以及胶带支撑缝合均能有效地闭合皮肤缺乏弹性的伤口。

一、缝合材料的选择

缝合上臂中等张力的伤口，通常选用 3-0 或 4-0 可吸收缝线，而大部分的前臂伤口可以选用 4-0 可吸收缝线。手臂部位较少有高张力的伤口，如果有，可以选用 2-0 可吸收缝线，例如年轻患者上臂黑色素瘤局部切除后的伤口。如果使用经皮缝合技术，通常可以选用 5-0 不可吸收缝线。5-0 单股可吸收缝线也能用于上臂创口的皮下缝合。对于缺乏弹性的皮肤，应避免进行皮下缝合，因为几乎没有真皮组织可供缝针抓取，而且周围可供缝合的皮肤体积小，这意味着缝线吸收的时间可能会延长。

二、缝合技术的选择

大多数手臂伤口的缝合采用的是垂直方向的埋入式缝合技术，其中，折返式真皮缝合的效果较好，也可以采用埋入式垂直褥式缝合。广泛的皮下游离有利于伤口的闭合，而且椭圆形伤口两端的皮下游离能够有效地减少术后折角样外观的出现。

一般来说，线性闭合要比皮瓣闭合的效果更好，而且除了最极端的情况，手臂上的大部分缺损都可以以线性的方式闭合。在某些特定的情况下，也可以采用 S 成形术来减少锥样隆起外观的出现（图 6-2）。

虽然大部分的手臂伤口使用的是埋入式垂直褥式缝合和折返式真皮缝合，不过也可以使用其他的缝合技术。闭合存在明显张力的伤口可以采用滑轮缝合技术，例如滑轮折返式真皮缝合或埋入式滑轮垂直褥式缝合。然而，这些技术只能在必要的情况下使用，因为与单纯缝合相比，这些技术会增加缝线的使用数量。低张力的伤口可以使用连续埋入式缝合，但一般情况下更倾向于间断埋入式缝合，以避免发生缝线断裂的问题。

如果需要应用浅表组织缝合技术（包括连续皮内缝合），那么应注意避免在前臂皮肤缺乏弹性的部位应用。其他常用的浅表组织缝合技术还包括单纯连续缝合以及连续水平褥式缝合。对于前臂皮肤缺乏弹性的伤口，可以选用经皮折返式真皮缝合、经皮埋入式垂直褥式缝合或者埋入式（或经皮）水平褥式缝合。如果伤口皮肤萎缩的程度非常严重，那么选用胶带支撑缝合可能是最合适的。

在其他解剖位置，通常是将折返式真皮缝合（用于伤口大部分的区域）与埋入式垂直褥式缝合（用于伤口的两端）结合起来应用，这样不仅可以达到较好的伤口外翻效果，同时可以避免切口两端的过度外翻（会形成锥样隆起）。

对于极高张力的伤口，可以在伤口中央应用滑轮折返真皮缝合或滑轮埋入式垂直褥式缝合，而在伤口的其余部分应用标准折返真皮缝合或埋入式垂直褥式缝合。

同样，当应用浅表组织缝合技术时，在伤口中央选用水平褥式缝合而在伤口的两端选用单纯间断缝合是一种合理且有效的方案。

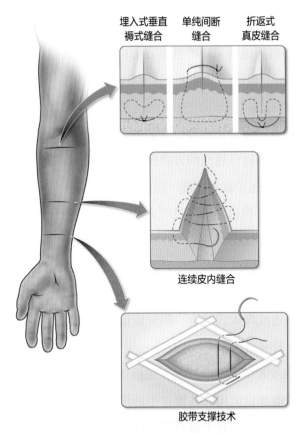

图 6-2 手臂常用的缝合技术

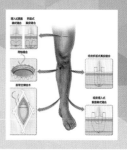

6.3 腿部

在考虑下肢伤口的闭合时，需谨记膝盖以上与膝盖以下部位的伤口缝合方案是截然不同的。大腿部位伤口的闭合类似于真皮层厚度适中的上臂伤口，该部位处于稳定的张力之下。相比之下，小腿部位的伤口闭合往往要困难得多。膝盖以下部位的伤口往往存在较高的张力而且容易发生血液循环障碍，相比身体的其他部位，在这个部位实施缝合不仅存在一定的难度，而且更容易发生感染和裂开。

当缝合膝盖以下的伤口时，一个重要的原则是，需要预判缝合失败的风险程度，因此应尽可能地使组织的缺损最小化。当闭合大部分小腿部位的缺损时，应把对锥样隆起的外观欠美观的顾虑放在一边。这些区域的高张力还意味着，随着时间的推移，跨越伤口中央的张力能使最初缝合形成的脊样隆起变得平坦，而且折角样的外观最终也将消失。

与其他需要经常运动的区域相比，对于腿部伤口的闭合，规划理想的伤口缝合轴线更为重要。闭合腿部的伤口前应该先进行下肢屈伸检查，针对不同类型的患者制定个性化的方案，比如，每天大部分的时间都在静坐的患者的缝合轴线可能与频繁活动的患者略有不同。

一、缝合材料的选择

大腿部位大部分伤口的缝合可以选用 3-0 可吸收缝线，不过对于处于较小张力下的小伤口也可以选用 4-0 可吸收缝线。小腿伤口的缝合通常选用 3-0 可吸收缝线，但在使用胶带支撑技术时，也可以选用 3-0 不可吸收缝线。

二、缝合技术的选择

常规用于腿部大部分伤口的缝合技术包括折返式真皮缝合与埋入式垂直褥式

缝合。通常情况下，这些缝合技术都可以用于大腿部位，然而，如果伤口存在明显张力且缺损范围较大，那么可以使用上述传统技术的滑轮变式。在闭合小腿部位的伤口时，可能会遇到一些困难，即这些伤口通常为深窄类型且皮肤缺乏弹性，可能无法使用埋入式垂直方向的缝合技术。在这种情况下，经皮折返式真皮缝合是一种有效的选择，其他的方法还包括经皮埋入式垂直褥式缝合（虽然咬合浅可能导致菲薄的皮肤撕裂）和经皮水平褥式缝合（水平方向允许更大范围且更坚实的咬合），除此之外，胶带支撑技术与水平褥式缝合相结合也是一种常用的闭合方法（图 6-3）。

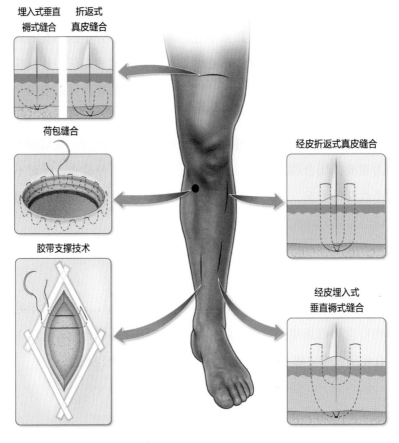

图 6-3 腿部常用的缝合技术

对于浅表伤口的闭合，可以选择连续皮内缝合技术以及单股可吸收缝线，这样有助于创缘的对合。包括单纯间断缝合、水平褥式缝合以及垂直褥式缝合在内的间断缝合方法常用于大腿部位的伤口。

闭合小腿部位的伤口时，注意不要缝合得过紧，因为当创缘不能精确对合时可能需要再添加额外的缝线。在其他的解剖部位，如面部，放置额外的缝线是允许的，但在血供不足的小腿部位，在非必要的情况下应尽量避免添加额外的缝线。荷包缝合是小腿部位伤口闭合时的另一个选择。因为小腿伤口的美容效果通常不太理想，而使伤口的面积尽可能小是该部位缝合中最重要的原则，所以荷包缝合可以作为一种有效的辅助手段。由于小腿部位的皮肤通常缺乏弹性，经皮荷包缝合可能是最合适的缝合方式。闭合大腿部位的伤口，通常是在伤口两端应用埋入式垂直褥式缝合而在其余位置应用折返式真皮缝合。闭合膝盖部位的伤口，通常是在折返式真皮缝合的上方增加水平褥式缝合，这样能够有效减少这些高活动性区域的伤口张力。

在小腿部位，经皮荷包缝合可与单纯间断缝合或水平褥式缝合相结合，来促进创缘的对合。可以通过对伤口其余部分进行二次缝合来加强小腿较大缺损的部分闭合（使用荷包缝合）。

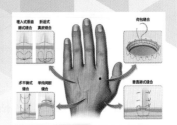

6.4 手部与足部

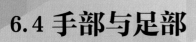

手足部伤口的缝合是最具有挑战性的。首先，这些部位活动量大且承受着持续的压力，尤其是在进行握拳或抓取物品的动作时，手背部的皮肤会受到明显的拉伸。其次，这些部位会受到反复的摩擦，比如将双手放入口袋或穿脱鞋子时。在日常活动中双手经常暴露在细菌环境中，而足部也因穿鞋而被长时间包裹住且沐浴时被浸泡在大量细菌环境中，因此，这些部位有着更高的感染风险。考虑到这些因素，手足部伤口的修复最好是选用较小程度的经皮缝合。与其他的解剖位置一样，如果可能的话，最好是选择线性闭合方式，大部分手足部缺损的修复缝合都可以采用线性闭合。小心地进行广泛的皮下游离对缝合是非常有帮助的，因为这些部位的皮下血管很容易被看到。与所有缝合技术一样，评估患者该部位的活动量有助于确定最佳的缝合轴线。一般情况下，纵向走行的伤口沿着手足长轴方向缝合最佳，这样既可以将伤口张力最小化，又可以降低术后淋巴水肿的发生率。也就是说，在设计缝合方案时，必须考虑到不同个体以及不同伤口之间的差异。

一、缝合材料的选择

缝合手足部的伤口通常选用 3-0 或 4-0 可吸收缝线。虽然这些部位的皮肤往往存在明显的张力，但选用较小型号的缝针（如 PS-3 或 P-3）是最合适的，因为这些部位的缺损范围通常不大，而且真皮厚度适中。通常年轻患者的皮肤相对紧致且有弹性，而随着年龄的增长以及光照损伤的累积，皮肤会出现一定程度的萎缩。缝合浅表伤口时，5-0 可吸收缝线可用于皮内缝合，5-0 不可吸收缝线多用于经皮缝合。闭合年轻患者足部的伤口常采用间断经皮缝合，这时应选用 4-0 或 3-0 不可吸收缝线。

二、缝合技术的选择

对于手足部大部分的伤口，一般可以选用折返式真皮缝合或埋入式垂直褥式缝合。若遇到狭长的伤口，也可以选用经皮缝合技术，例如经皮折返式真皮缝合、经皮埋入式垂直褥式缝合以及埋入式水平褥式缝合等（图6-4）。

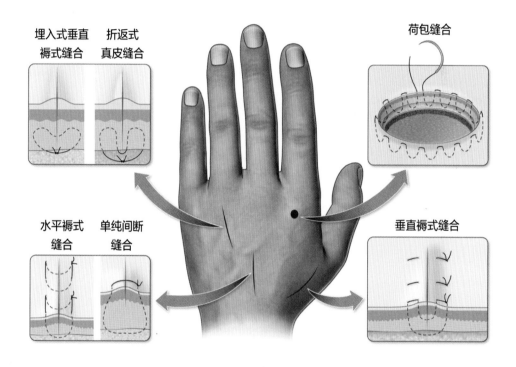

埋入式垂直褥式缝合　折返式真皮缝合

荷包缝合

水平褥式缝合　单纯间断缝合

垂直褥式缝合

图6-4 手足部常用的缝合技术

对于存在明显张力的伤口，应选用滑轮折返式真皮缝合或滑轮埋入式垂直褥式缝合，特别是伤口中央部位。对于皮肤相对坚韧的年轻患者，宜选用外翻的水平方向或斜向的缝合技术，如蝶形缝合。当有较大的血管贴近真皮层底部时，如手背和脚背，经皮缝合要小心谨慎。如果在适当的伤口平面已经进行了范围较广的皮下游离，那么在进行埋入式缝合时这些较大的血管很容易被发现。经皮缝合很容易穿透浅表血管，因此，除非必要，最好是避免使用传统的经皮缝合技术，如单纯连续缝合。相反地，可以使用胶带支撑技术或连续皮内缝合，特别是在手背血管密集区。这样做还有一个额外的好处，即术后缝线不会突出皮肤表面，在将手放入口袋或皮包时，不太会发生缝线被意外钩住或牵拉的情况。在某些特定的情况下，也可能会用到荷包缝合，但术后伤口的美观效果不如线性闭合方式。

6.5 头皮

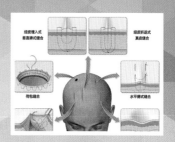

与小腿部位的伤口类似，头皮部位的伤口通常比较狭窄而且存在明显的张力。大多数头皮修复手术都发生在老年秃头男性中，这可能与常年光损伤促进了皮肤癌的发展有关。在这种情况下，头皮可能会有轻度的萎缩，而且组织活动度不定，一些患者的头皮表现出明显弹性且有较多的缝合可利用的组织，而另一些患者的头皮则表现为紧绷状态且松弛程度极低。

对于有头发的头皮部位伤口，例如非黑色素瘤皮肤癌或毛囊囊肿切除术后的头皮伤口，通常是在较厚的真皮层实施缝合。由于没有受到相当程度的光化学损伤，这些部位的皮肤通常不会发生萎缩。在这种情况下，较厚的真皮缝合的优势可能会因缝合含毛发的伤口的复杂性而减弱。

和其他的解剖位置一样，应尽可能地选用线性闭合方式。头皮上大部分较小的缺损都可以采用线性闭合方式，不过，较大的头皮缺损则可能需要皮瓣或皮肤移植来闭合。当然，更窄的头皮伤口也可以选择二次缝合。

重要的是要记住，光暴露区域的皮肤通常存在明显的萎缩，缺乏弹性。即使是在较小张力的情况下，在缺乏弹性的伤口进行缝合的难度也很大，因为即使不存在明显的张力也可能会发生缝合组织的撕裂。头皮的凸面特点也给缝合操作带来了一定的挑战，因为凸面伤口修复后会形成明显的折角样外观，即使是较大长宽比的窄椭圆形伤口也可能出现这种状况，采用包括折角定位缝合在内的特定缝合技术可能会有所帮助。

一、缝合材料的选择

修复中等张力头皮部位的缺损，可以选用 3-0 可吸收缝线，而在低张力的情况下，如毛囊囊肿切除后的缺损修复，可以选用 4-0 可吸收缝线。中等型号的缝针，

411

如 FS-2，适用于大多数情况下的头皮缝合。头皮部位的浅表缝合可以选用 3-0 不可吸收缝线（用于缓解伤口的张力）或 5-0 不可吸收缝线（用于促进创缘的对合）。

二、缝合技术的选择

折返式真皮缝合或埋入式垂直褥式缝合可用于头皮部位大部分伤口的闭合。如果头皮伤口是狭窄的，那么可以选用经皮折返式真皮缝合、经皮埋入式垂直褥式缝合或经皮水平褥式缝合（图 6-5）。之所以选择经皮折返式真皮缝合，是因为这项技术容易实施而且发生组织撕裂的可能性极低。而如果使用经皮垂直褥式缝合，特别是用于缺乏弹性的头皮部位时，浅表放置的缝线可能会使组织撕裂。如果伤口存在明显的张力，可以选用滑轮折返式真皮缝合或滑轮埋入式垂直褥式缝合，尤其

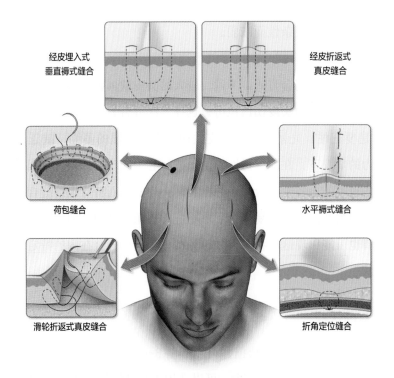

图 6-5 头皮部位常用的缝合技术

是用于伤口中央。对于狭窄的轻度至中度张力的伤口，选择连续经皮折返式真皮缝合可能更为合适，因为这项技术在狭窄的伤口放置缝线更容易。

头皮凸面的伤口缝合后容易形成折角样的外观，这一问题可以通过折角定位缝合来解决。通常在术后，伤口的两端会存在凹陷，但这并不是患者主要的顾虑，而且随着缝线的吸收，皮肤凹陷现象将逐渐消失。在进行所有凸面伤口的闭合时，外科医生应避免过分纠结于术后的折角样外观，因为即使进行了广泛的折角矫正，它们仍然可能明显存在。

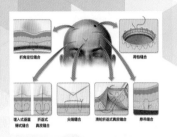

6.6 额头

前额伤口的缝合给外科医生带来了独特的挑战和机遇。凸面可能会增加折角样外观的形成，即使是长宽比较大的椭圆形伤口也会残留锥样隆起的外观。此外，额头上的皮肤相对固定、活动性差且缺乏弹性，再加上附近眉毛的存在，如果缝合不当，可能会导致长久的两边眉毛不对称的情况。通过精确的术前评估并选择合理的缝合方法，能够有效地避免这些问题的发生。

在设计额头闭合方案以及选择缝合技术时，还需要考虑额部的生理性皱纹，尤其是老年男性肌肉发达的额纹。因为通过缝合手术显著地淡化皱纹，会吸引人们的注意并被认为是一个精心的修复设计。在这种情况下，选择内翻技术可能更为合适。相反，那些想通过注射肉毒素来减轻额纹的人可能会受益于外翻技术，因为应用外翻技术愈合后伤口留下的瘢痕难以察觉。

和其他解剖位置一样，线性闭合要比皮瓣和移植物闭合的效果更好。因为一般情况下，线性缝合是直接贯穿前额的，这样缝线可以隐藏在生理性皱纹中。但是这需要与可能伴随的眉毛不对称的风险进行权衡。如发生这种情况，缝合时将修复的下半部分固定在适当的位置，或最大限度地调动修复的上半部分，例如实施悬吊缝合，可能有所帮助。偶尔，在某些情况下，尤其是修复中央位置的组织缺损，可能会引起眉毛的轻微抬高，这是可接受的。

对于前额部位的较大缺损，通常选用垂直方向的缝合技术。正如前额正中处皮瓣，可以通过全层（全厚度）切口或帽状腱膜下游离来进一步调动组织，并允许直接进行线性闭合。

一、缝合材料的选择

对于轻度至中度张力的伤口，一般选用5-0可吸收缝线。通常选用小号的缝针，如 P-3 反向缝针。对于高张力的伤口，可选择 4-0 可吸收缝线，特别是在做了一个较深的切口并以折叠缝合或深层软组织缝合进行闭合的情况下。较小规格的 6-0 或 7-0 不可吸收缝线则可用于经皮缝合。

二、缝合技术的选择

与面部大多数的伤口一样，常用的方法有折返式真皮缝合和埋入式垂直褥式缝合（图6-6）。

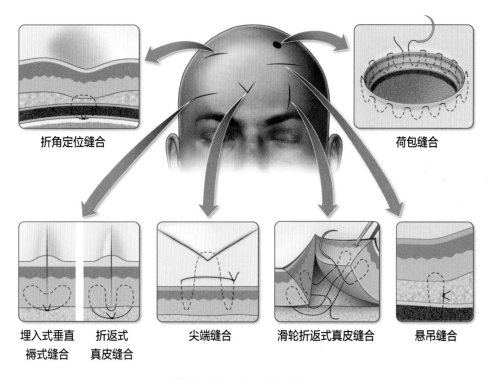

折角定位缝合

荷包缝合

埋入式垂直 褥式缝合　折返式 真皮缝合　尖端缝合　滑轮折返式真皮缝合　悬吊缝合

图6-6 *额部常用的缝合技术*

正如之前所提及的，该部位的缝合有一个重要的例外，即当试图将缝线隐藏在额纹或皮肤皱褶处时将使用内翻缝合技术。这种方法应该用于有较深额纹以及不打算使用肉毒素或其他方法来淡化额纹的患者中。采用单纯埋入式真皮缝合（用于深部缝合）并结合内翻水平褥式缝合或伦勃特缝合（用于经皮缝合），可以促进伤口边缘的内翻。

鉴于额头部位的缝合可能抵消折角外观矫正的效果，在这种情况下，可考虑应用折角定位缝合。术后早期的凹陷通常会随着时间推移而解决，这样既可使创面变得相对较短，还能有效避免明显的折角外观的出现。当需要推进皮瓣时，尖端缝合及其变式也常被使用。对于额头上部的较大缺损，有时可以使用荷包缝合或它的改良版，虽然无法形成细长的线状瘢痕，但它可以比单独的二期愈合更快速。

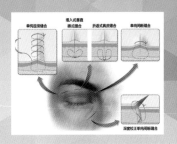

6.7 眼睑

眼睑部位的真皮层菲薄，而且有些区域几乎没有脂肪层，因此，对于外科医生而言，眼睑部位的缝合是一项充满挑战性的工作。眼睑部位的组织较少，这有助于可吸收缝线的分解，但同样也增加了发生缝线排异或脓肿形成的风险。而且，高弹性的眼睑皮肤意味着存在残余拉力使伤口皮肤变形而致睑外翻（眼睑牵拉异常中最极端的结果）的风险，因此无论如何都应尽力避免。

眼睑部位的修复具有一定的挑战性，通常很少使用传统的埋入式缝合技术。而且，大部分眼睑部位的修复都没有明显的张力，这意味着连续缝合与经皮缝合可能更为适合，虽然这些技术在许多部位为了减少瘢痕扩散的风险是需要谨慎使用的。有时应避免对内眦眼睑的修复，因为该区域采用二期愈合的效果更好。

一、缝合材料的选择

采用可吸收缝线进行眼睑部位的修复时，通常选用 5-0 或 6-0 多股编织 / 单股缝线。注意避免选用较粗的缝线，因为相对于较薄的真皮层，线结中大量缝线的存在可能会阻碍其降解的过程。缝合眼睑部位的伤口，通常选用精细的 P-3 缝针就足够了。在实施经皮缝合时，最好选用 6-0 或 7-0 单股缝线，也可以使用快速可吸收肠线（或是新型快吸收合成缝线）。选用快速可吸收缝线可以省去拆线步骤，不过这类缝线的组织反应性较高，使用前需要权衡利弊。

二、缝合技术的选择

尽管眼睑部位的真皮层非常薄，但一般情况下还是采用传统的缝合技术，例如折返式真皮缝合或埋入式垂直褥式缝合，需要注意的是要避免在表皮下过浅地缝合组织（图 6-7）。

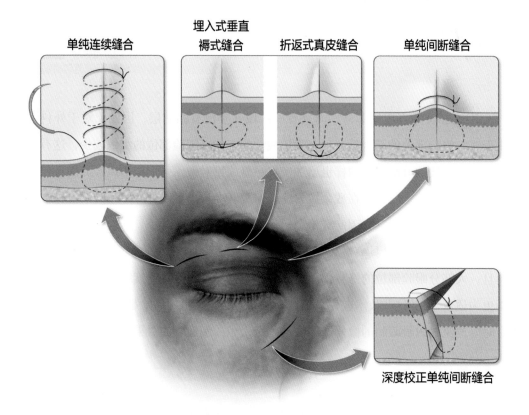

图 6-7 眼睑部位常用的缝合技术

对于真皮层很薄或皮肤明显缺乏弹性的患者，放置可吸收缝线的过程也是一种挑战。在这种情况下，选用单纯间断缝合更为合适，或者单纯连续缝合也可以使用。虽然应该避免过度睑外翻，但也可以使用经皮外翻缝合技术，例如连续水平褥式缝合或连续对角褥式缝合。不同于其他存在明显张力的解剖位置的修复，在眼睑部位通常选择经皮缝合作为较小张力区域伤口闭合的唯一方法。

当在眼睑 - 面颊对合处的下眼睑进行缝合时，在眼睑部较薄的皮肤与上颊部较厚的皮肤之间，可以看到真皮层厚度的显著差异。这种情况下，使用深度校正单纯间断缝合能够使伤口边缘精确地对合在一起。

弗罗斯特缝合可以用于减少由术后组织水肿所引起的睑外翻风险。需要记住的一个重点是，当睑外翻已经发生时，这种方法将不再有效。这项技术的设计目的是尽量减少术后水肿和瘀斑，进而预防眼睑外翻的发生。弗罗斯特缝合的优点应与患者意外牵拉缝线的风险（缝线被意外牵拉可能会引起局部疼痛并引发破坏性的后果）进行权衡。因此，弗罗斯特缝合只能保留较短的时间，并且需要用敷贴覆盖住伤口，以尽量避免缝线意外牵拉的发生。

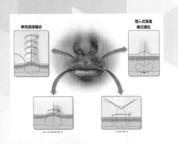

6.8 唇部

与眼睑一样，唇部也是一个特殊的部位。唇部只有少量的真皮成分，需要考虑采用其他的修复策略，因为这个部位只能由肌肉来固定。跨过唇部的任何横向张力往往都会转化为一种长期持续的残余拉力，这种拉力通常不会随着时间的推移而消失。

在唇部的修复和重建中，唇缘的精确对合是至关重要的。嘴唇上尤其是唇红缘上任何残存的皮肤折角，都不会随着时间的推移而消失。因此，在需要的时候，适当扩大直线切口以及进行楔形切除是非常重要的。虽然这些内容超出了本书的范围，然而认识到唇部解剖的微妙之处以及唇部整形学的相关细节，是对该整形美容以及功能敏感区域进行修复的一个关键先决条件。

虽然线性闭合一如既往地作为该部位的首选方法，不过缺乏骨性附着意味着唇部残余张力的问题无法得到解决。因此，较大缺损伤口可能更适合皮瓣缝合。一些非常规的缝合技术，如尖端缝合、埋入式尖端缝合、垂直褥式尖端缝合以及混合褥式尖端缝合可能会在唇部伤口闭合中被用到。

一、缝合材料的选择

通常情况下，与面部其他部位的伤口修复一样，唇部伤口可选用 5-0 或 6-0 可吸收缝线。根据外科医生的需要，可以选用多股编织缝线或单股缝线。唇部的修复通常采取分层方式缝合，可吸收缝线既适用于肌层缝合也适用于真皮层缝合。对于全层缺损，当内部黏膜面需要优先修复时，首选快速可吸收肠线来对合该层面（通常对合难度较大）。对于大多数的唇部修复来说，6-0 或 7-0 不可吸收缝线是合适的。经皮唇部修复经常使用柔软性好的丝线，虽然它的组织反应性很强，但是柔韧性很好，在进行唇红缘修复以及唇黏膜修复时，是一个很好的选择，避免了使用尼龙缝线可能造成的戳刺效应。在这些区域同样可以选用快速可吸收缝线，从而无须拆线。

二、缝合技术的选择

标准的埋入式真皮缝合，如折返式真皮缝合与埋入式垂直褥式缝合，经常用于唇部伤口的闭合（图 6-8）。但在唇红缘附近使用时是一个例外，为了保持白线的完整性，应避免此处发生过度外翻。在这些区域，选用埋入式垂直褥式缝合或单纯埋入式真皮缝合可能更为合适。和眼睑部位一样，嘴唇代表一个自由的边缘，如果有折角样外观或明显的外翻形成的话，这些外观即使可以恢复正常也会非常缓慢。

经皮缝合在黏膜面应用时需要保持谨慎，放置缝线时要注意唇部丰富的血管，

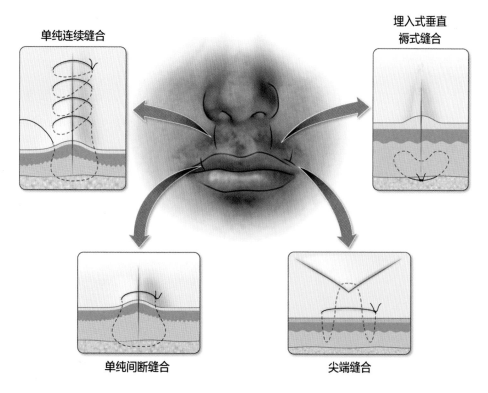

图 6-8 唇部常用的缝合技术

避免意外刺穿血管。相反，如果有轻度渗血，可以采用单纯间断缝合或单纯连续缝合，因为放置缝线能够对这些小血管施加间接压力，从而达到止血的目的。如果在最终缝合前进行了有效的止血，那么很少用到连续锁边缝合（明确用于止血）。如果需要，在应用连续锁边缝合时，应避免缝合线环牵拉过紧，因为这很容易导致组织坏死。

单纯间断缝合和深度校正单纯间断缝合也可用于微调唇缘的对合。这些间断缝合的方法能够保证创缘精准地对合在一起，这在对美容效果敏感的部位是非常重要的，因为在这些部位即使是仅仅一毫米的误差也可能影响到整个面部的美容效果。

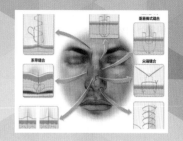

6.9 鼻部

鼻部是关注皮肤缺损修复的临床医生经常遇到的手术部位，该部位有非黑色素瘤皮肤癌的发展倾向，而且突出位于面部的中央，因此，鼻部的修复是非常重要的。

面部属于整形敏感区域，认识到面部皮肤与组织重建修复的整形美容效果的重要性是手术的基本前提，这一点在鼻部修复中尤为重要。在处理鼻部缺损时，必须要考虑到鼻部的整体美观效果，并注意鼻部的自然边界与轮廓，这也是鼻重建的基本原则。

鼻部三维结构的复杂性同样需要特别关注。这不仅对面部解剖很重要（如鼻翼沟如果受到累及必须重建），而且对需要单独缝合和重建的各层组织（从软骨到肌肉再到皮肤）也非常重要。

外科医生必须充分考虑鼻部重建位置的解剖学结构，从而选择一种最为合适的鼻部缺损修复方法。有些是出于对伤口闭合的需要，因为狭窄的鼻部伤口无法进行经典的垂直方向埋入式缝合，而另一些则是出于对重建生理性凹陷的需要，如鼻翼沟和鼻唇沟。

鼻部的伤口往往使用线性闭合方式，即便是较大的缺损。通常情况下，广泛的皮下游离及组织募集都可以使伤口沿着中线修复，甚至是在一些一开始被认为是不可修复的伤口。另外，还需要注意对皮肤折角的矫正，这是非常重要的。当然，局部皮瓣及皮肤移植也常常用于鼻部缺损的修复，例如较大的皮瓣（前额旁正中皮瓣）可以用于鼻尖部较大缺损的修复。

鼻部修复通常是在皮脂腺丰富的皮肤上进行的，可以在术后3~9个月实施皮肤磨削术来清除鼻部明显的修复瘢痕，但相对于周围皮肤可能会出现凹陷，因此需要告知患者做好充分的心理准备。

一、缝合材料的选择

一般情况下，选择5-0可吸收缝线用于鼻部深层结构的重建。但根据患者个人情况的不同，也可能会使用到更粗或更细的缝线。P-3反三角针是鼻部手术中最常用的缝针类型。不过，有些鼻部的伤口较为狭窄，这时宜选用较小的1/2弧圆针（如P-2针），以方便将缝针插入伤口并放置垂直方向的埋线。若无此类型的缝针，也可以考虑使用小的三角针（甚至是锥形缝针），但不是反三角针。因为，当反三角针沿着浅层的路径走行并穿过真皮上层时，有些缺乏弹性的皮脂腺丰富的皮肤会发生撕裂。

如果采用经皮缝合技术，应选择6-0或7-0缝线，因为外层的缝线通常承受较小张力。此外，还可以选用快速可吸收肠线，这样可以省去拆线的步骤，不过这种缝线的组织反应性较高。

二、缝合技术的选择

标准的埋入式缝合，例如折返式缝合或埋入式垂直褥式缝合，常常用于鼻部伤口的缝合。对于较小的伤口，放置垂直方向的缝线往往很困难，使用更小的P-2缝针可能使垂直方向的缝合相对轻松，但是相比垂直褥式缝合，这种1/2弧圆针更适合用于折返式缝合（图6-9）。

闭合狭窄的鼻部伤口的另一个方法是使用垂直方向缝合的经皮技术，例如经皮折返式缝合或经皮埋入式垂直褥式缝合。虽然经皮水平褥式缝合无法使创缘精确地对合且有更高的组织坏死风险，但在某些情况下仍然可以使用。如果采用经皮缝合，应考虑不同的鼻部皮肤类型，因为皮脂腺丰富的皮肤更容易在经皮缝合部位发生凹陷。

在进行鼻面沟缝合时，应避免过度的伤口边缘外翻，因为该区域的外翻不会随着时间的推移而消失，最终可能会残留脊样隆起。同样，鼻翼沟及其他生理性皱褶的重建可以使用内翻缝合技术，如单纯埋入式缝合、内翻水平褥式缝合或伦勃特缝合。

悬吊缝合可用于重建更明显的皮肤褶皱，如鼻面沟和鼻唇沟。除标准悬吊缝合外，还可以采用结上缝合和埋入式垂直褥式悬吊缝合。而后者有一个优点，即一旦放置了埋入真皮的缝线并确立了皮肤隆起（或缺乏内翻）的程度，就可以将缝线固定住。

悬吊缝合还可用来保持鼻翼瓣的开放。传统方法是将移植软骨作为"桥"来打开鼻翼瓣，而该方法只需放置一根悬吊缝合的缝线就可快速达到相同的目的，同时还具有复发率低、无须软骨移植等优点。

衍缝缝合（quilting sutures）可以用于大皮瓣移植，这种方法既可以保持鼻部的自然轮廓，还可以减少术后血肿的形成。它可以被概念化为一种经皮定位缝合的外部缝合，能够将表皮固定到下层软组织上。

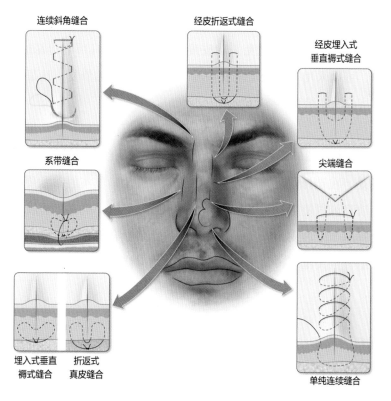

图 6-9 鼻部常用的缝合技术

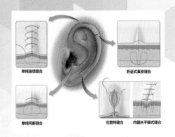

6.10 耳部

耳部和鼻部类似，也有一个复杂的三维脊谷样结构，如果需要重建恢复正常的外观，就必须遵循这些解剖结构的特征。耳软骨提供了基本的结构完整性，其构成了耳部游离缘部分。因此，了解和认识耳部支撑软骨的强度，是重建耳朵外观的重要原则，这一原则不仅能够指导耳部皮肤的修复，还可以指导用线性的方法来闭合耳部较大的缺损。

通常情况下，耳后、耳后沟和乳突的皮肤可用于耳轮及周边部位的皮瓣修复。虽然术后早期的外观呈现为耳部被固定于后侧，不过这会随着时间的推移而得到缓解，因此，耳后沟皮瓣转移是一个很好的耳轮修复的方法。

一般情况下耳部应尽量避免采取皮瓣修复，但对于耳部非边缘区域的伤口，如耳窝部位，可以采用耳后全层皮肤作为供体来完成移植修复，这是因为耳后区域提供了丰富的供体组织。

耳部皮瓣修复也是非常独特的，因为皮瓣可在三维空间扭转。推进皮瓣或旋转皮瓣也具有显著的扭转成分，这样可以调动更多的组织并使移动性提高。

重要的是，在选择修复方法时可将整形效果作为最基本的参考要素。许多沿着耳轮的小缺陷可以使用垂直于耳轮的小的复合线性修复技术，而较大的缺陷可能需要单个或两个推进皮瓣修复。沿着耳部的精确缝合能有效隐藏耳部瘢痕，外翻效果对于愈合至关重要，尤其是在使用横向定向修复以使缝线穿过整形亚单位的边界时。

一、缝合材料的选择

通常情况下，5-0 可吸收缝线可以用于大部分耳部深层组织的修复。不过，当需要固定大皮瓣或者固定在耳后时，则需要使用较粗的缝线。虽然耳部缝合最常使用的是 P-3 反三角针，但对于较窄的伤口修复，可能需要较小的 P-2 缝针。

经皮缝合通常使用 6-0 不可吸收缝线，也可使用 5-0 或 6-0 快速可吸收肠线，这样可省去拆线步骤。对于皮肤移植，5-0 或 6-0 快速可吸收肠线或新型的快速可吸收合成线都是很好的选择，这样可以避免因拆线而对脆弱的供体皮肤造成损伤，甚至影响伤口愈合。

二、缝合技术的选择

对于耳朵大部分缺损的修复，较常使用的是外翻折返式真皮缝合或埋入式垂直褥式缝合，因为这两种方法都能够更好地使伤口边缘对合及外翻。对于耳部的狭窄缺损，选用经皮缝合方法更为合适。经皮水平褥式缝合是另一种闭合狭窄缺损的有效方法，该方法只需留置很少的缝线，而每根缝线可以缝及较广泛的区域。如果需要重建生理性凹陷，可以采用内翻水平褥式缝合或伦勃特缝合。若要使凹陷更加明显，也可使用悬吊缝合，但在缝合至下层软骨时应小心谨慎（图 6-10）。

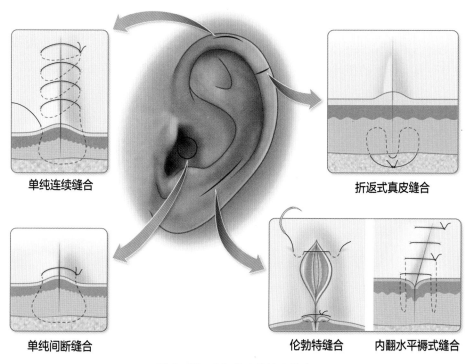

图 6-10　耳部常用的缝合技术

固定移植皮肤时，放置一系列的单纯间断缝线通常是最好的方法，也可以使用单纯连续缝合。无论采用哪种方法，缝合时都应从移植皮肤开始，并将其固定至周围的皮肤上，这样可以减少缝合过程中移植物的移动。选用快速可吸收肠线最为简单，可以避免拆线。如果使用支撑物来固定移植皮肤，那么需要使用连续 / 间断支撑缝合。

出版后记

随着外科学理论与技术的不断进步，外科医生们越来越注重追求理想的手术效果，而缝合作为外科手术的基本操作正是实现这一理想效果的重要一步。针对不同的解剖位置、伤口情形以及手术目的，选择适宜的缝合材料和方法对术后伤口愈合的功能性和美观性方面有着重要的影响。对于医学生以及低年资的外科医生来说，了解、掌握直到熟练应用各项缝合技术是外科学习的一个重点，因此也更需要这样一本专注于缝合技巧教学的著作。深部组织的缝合是所有缝合技术的重点，亦是本书介绍的重点，故也值得高年资外科医生借鉴。

本书将缝合技术主要分为两个部分，一是用于深部组织（真皮、筋膜）的缝合技术，二是用于皮肤外部浅表结构的缝合技术。所有手术缝合的基本原则都应该是将伤口精细地对合在一起，并将张力从表层转移到深部，以实现在张力最小的情况下闭合伤口。理论上来说，所有的缝合都应属于第一类（深部组织的缝合），但实际应用中常使用的是分层缝合的方法，因此掌握这两类缝合技术是必需的。本书在这两部分中分别详细阐述了常见的 39 种深部组织的缝合技术以及 37 种浅表结构的缝合技术。除了学习和掌握各项缝合技术之外，实际应用中也需要面对不同的解剖位置应该选择哪一种适合的缝合方式的现实问题。没有一项技术可以适用于任何情况，某些能够有效减少伤口张力的缝合技术，如折返式真皮缝合和埋入式垂直褥式缝合可以用于大部分的手术情形，滑轮缝合技术偶尔被使用，而一些经皮连续缝合技术则很少使用。外科医生们应该考虑各类伤口解剖位置以及临床各种变化的可能，选择恰当的缝合技术，才能达到预期的手术效果。本书的最后一章节就这一问题重点介绍了不同部位解剖结构的特殊性以及缝合技术的选择方法。

　　值得一提的是，虽然一些缝合技术在临床中有着各种各样的名称，但在本书中为了能够更加直观、详细地介绍它们，采用了更具有描述性的命名方法。这也正如作者所说的，"手术是艺术与科学的结合，而本书的目的在于去除缝合技术描述中的艺术性，提取本质，并尽可能用最直接的方式去描述技巧"，采用这样的命名方法是希望能够将缝合技术进行简化描述和分类，便于医学生和低年资的外科医生学习和使用，同时也希望外科医生们能够将重点放在开发更多的技术手段来提高预期的手术效果方面。这也是医学这门科学的本质——为患者服务。

服务热线：133-6631-2326　　188-1142-1266

读者信箱：reader@hinabook.com

后浪出版公司

2021 年 6 月